[監修]
各務　博
埼玉医科大学国際医療センター呼吸器内科教授

[編著]
埼玉医科大学国際医療センター呼吸器内科　**山口　央**
埼玉医科大学国際医療センター薬剤部　**藤堂真紀**
埼玉医科大学国際医療センター看護部　**玉木秀子**

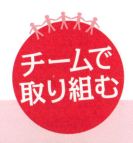
チームで取り組む

免疫チェックポイント阻害薬治療

中外医学社

執筆者（執筆順）

各務　　博	埼玉医科大学国際医療センター　呼吸器内科　教授
解良　恭一	埼玉医科大学国際医療センター　呼吸器内科　教授
北野　滋久	国立がん研究センター先端医療科，埼玉医科大学国際医療センター　客員教授
中村　泰大	埼玉医科大学国際医療センター　皮膚腫瘍科・皮膚科　教授
三浦　　雄	埼玉医科大学国際医療センター　呼吸器内科
毛利　篤人	埼玉医科大学国際医療センター　呼吸器内科
城武　　卓	埼玉医科大学国際医療センター　泌尿器腫瘍科　准教授
藤堂　真紀	埼玉医科大学国際医療センター　薬剤部　主任
小泉　綾乃	埼玉医科大学国際医療センター　薬剤部
石川　詩帆	埼玉医科大学国際医療センター　薬剤部
朝倉登美子	埼玉医科大学国際医療センター　看護部　副看護師長
岡野美由樹	埼玉医科大学国際医療センター　看護部　主任
村上　秀彰	埼玉医科大学国際医療センター　看護部　主任
早川　淑恵	埼玉医科大学国際医療センター　看護部
深見　麻里	埼玉医科大学国際医療センター　看護部
玉木　秀子	埼玉医科大学国際医療センター　看護部　看護師長
山口　　央	埼玉医科大学国際医療センター　呼吸器内科
栗原　　進	埼玉医科大学国際医療センター　内分泌・糖尿病内科　准教授
島田　祐樹	埼玉医科大学国際医療センター　支持医療科
中島理津子	埼玉医科大学国際医療センター　内分泌・糖尿病内科，埼玉医科大学病院　内分泌内科・糖尿病内科
及川　洋一	埼玉医科大学病院　内分泌内科・糖尿病内科　准教授
島田　　朗	埼玉医科大学病院　内分泌内科・糖尿病内科　教授
塩野　文子	埼玉医科大学国際医療センター　呼吸器内科
中埜信太郎	埼玉医科大学国際医療センター　心臓内科　教授
新井　　晋	埼玉医科大学病院　消化器内科・肝臓内科
塚崎　邦弘	埼玉医科大学国際医療センター　造血器腫瘍科　教授
寺本由紀子	埼玉医科大学国際医療センター　皮膚腫瘍科・皮膚科　講師

監修の序

　免疫チェックポイント阻害薬が本邦で臨床応用されてから5年が経ちました．進行期がんでも長期生存を望むことができる免疫チェックポイント阻害薬治療を手に入れ，がん治療は大きな転換点を迎えています．

　一方で，免疫関連有害事象と呼ばれる免疫チェックポイント阻害薬特有の副作用の理解が深まってきました．特筆すべきことは，免疫関連有害事象は免疫チェックポイント阻害薬の抗腫瘍効果という恩恵を受けている患者さんに集中して生じるということです．免疫関連有害事象を生むメカニズムと抗腫瘍T細胞免疫の賦活化は表裏一体の関係にあります．免疫関連有害事象をマネジメントするということは，免疫チェックポイント阻害薬の抗腫瘍効果を保持しながら，臓器障害となる過剰な免疫現象を制御するという困難な作業であると言えます．さらにこの作業を困難にしているのは，免疫関連有害事象が極めて多彩であり，診療科を越えた医師の連携，患者さんも巻き込んだ看護師，薬剤師とのチーム医療を行わなければ対処できないことです．

　本書は，埼玉医科大学国際医療センターの各専門分野の医師，看護師，薬剤師の方々から，この困難な作業を適切に行う方策を解説していただくことを目的として作成されました．日々患者さんと向き合い臨床の場で活躍している著者から，免疫関連有害事象対策のこつを学び取っていただければ幸いに存じます．

2019年9月吉日

埼玉医科大学国際医療センター　呼吸器内科 教授

各務　博

編集の序

　免疫チェックポイント阻害薬の適応の広がりとともに，免疫関連有害事象（irAE）対策の重要性が広く認知されるようになりました．これは一つの大きなテーマになると考え，出版を思い立ちました．今回の成書化は「irAE」と「チーム医療」に焦点をあてたものとしては本邦初の試みであると自負しています．

　本書の対象はがん診療に携わるすべての医療スタッフです．職種の垣根を越えた内容にしたいと思い，共同編集を当院でチーム医療の中心を担っていただいている藤堂真紀薬剤師，玉木秀子看護師にお願いしました．内容に関しては，がん診療を専門としていない医療機関でも実践していただけるよう，可能な限り具体的な取り組みを記載することを心がけました．

　一方で，免疫チェックポイント阻害薬治療の進化を俯瞰できるよう，腫瘍免疫の仕組みや，治療に関する最新の話題も含めた幅広い内容になっています．読者の皆様のがん診療，irAE対策の一助になれば幸いです．

　今回の出版にあたっては沢山の方々にご協力いただきました．本企画を後押ししていただいた監修者の各務 博先生，共同編集者の藤堂薬剤師，玉木看護師，そして執筆に多くの時間を割いていただいたエキスパートの方々に深く感謝申し上げます．

　また，本企画はわれわれからの持ち込み企画だったのですが，請け負っていただいた中外医学社の皆様には大変お世話になりました．特に，小川孝志さん，佐渡眞歩さん，桑山亜也さんには企画から編集にわたりご尽力いただきました．ありがとうございました．

2019年9月吉日

編著者を代表して
埼玉医科大学国際医療センター　呼吸器内科
山口 央

目　次

第1章
免疫チェックポイント阻害薬の特徴と免疫関連有害事象　2

■1　免疫チェックポイント阻害薬はなぜがんに効くのか？
〈各務 博〉　2

- はじめに　2
- T細胞免疫の役割　3
- がん抗原　3
- がん免疫サイクル　4
- 抗腫瘍免疫を担うT細胞（CD8$^+$T細胞とCD4$^+$T細胞）　5
- がん免疫編集　6
- T細胞免疫を減弱させるメカニズム　7
- 免疫チェックポイント阻害薬はなぜがんに効くのか　8

■2　免疫チェックポイント阻害薬の種類と適応がん種
〈解良恭一〉　10

- はじめに　10
- 免疫チェックポイント阻害薬の種類　10
- 免疫チェックポイント阻害薬の今後の展開　19

■3　なぜ免疫関連有害事象(irAE)が起こるのか？　〈北野滋久〉　22

- irAEの機序　22
- irAEの診断　25
- irAEに対する対処法　26
- 血球貪食症候群　28
- おわりに　28

i

目次

4 抗PD-1/PD-L1抗体，抗CTLA-4抗体単剤での副作用の特徴 〈中村泰大〉 31
- はじめに 31
- 単剤療法で用いられるICIと対象疾患 32
- ICIとirAEの発生頻度 32
- 抗PD-1抗体 33
- 抗PD-L1抗体 36
- 抗CTLA-4抗体 37
- irAEの出現時期 37
- おわりに 38

5 化学放射線療法後の抗PD-L1抗体による地固め療法（非小細胞肺がん） 〈三浦 雄〉 40
- はじめに 40
- PACIFIC試験とは 41
- 化学放射線療法による放射線肺臓炎 44
- 肺臓炎・放射線肺臓炎のマネジメント 46
- おわりに 48

6 免疫チェックポイント阻害薬と化学療法の併用（非小細胞肺がん） 〈毛利篤人〉 50
- はじめに 50
- 臨床試験について 52
- 実際の投与方法 57
- 有害事象 58
- おわりに 61

7 抗PD-1/PD-L1抗体と抗CTLA-4抗体の併用 〈城武 卓〉 63
- 免疫チェックポイント阻害薬併用療法の治療効果 63
- ICI併用療法の副作用 66

目 次

第2章
チーム医療の取り組み　　76

1　ICIサポートチームの作り方とその運用　〈藤堂真紀〉　76
- がん治療におけるチーム医療　76
- ICIサポートチームの作り方　77
- 運用　78
- 横断的チーム　79

2-1　チームにおける薬剤師の役割　〈藤堂真紀〉　81

2-2　外来における薬剤師の役割　〈藤堂真紀〉　84
- 外来における薬剤師業務の変遷　84
- 病棟薬剤師と外来薬剤師の連携・情報共有　86
- 投与前から投与後の症状評価・モニタリング　86
- 問診票の活用　87
- 外来での継続した患者教育　88
- 主治医との連携・コミュニケーション　89
- 看護師との連携・コミュニケーション　91
- その他の職種との連携・コミュニケーション　91
- 抗がん剤の調製監査・調製・投与実施まで　91
- 院内のスタッフ教育　91
- 保険薬局薬剤師との連携　91

2-3　病棟における薬剤師の役割　〈小泉綾乃, 石川詩帆〉　93
- 病棟における薬剤管理業務とは　93
- ICI治療を当院で施行する前に病棟薬剤師が準備したこと　94
- 入院でICIを導入する場合の薬剤師の患者教育・指導　95
- 外来担当薬剤師との連携　97
- irAE出現後の病棟薬剤師の役割　97
- 適応外使用薬剤が使用される場合　98

2-4　irAE発症後の薬学的管理　〈藤堂真紀〉　100
- ステロイドの薬物動態　100
- おさえておきたいステロイドの副作用　102
- ステロイド治療で注意すべき薬物間相互作用　103
- 服薬指導のポイント　105

目次

見逃してはいけない注意すべきステロイドの副作用と対処法	…………	105

■ 3-1　病棟における看護師のサポート
〈朝倉登美子，岡野美由樹，村上秀彰〉 118

免疫チェックポイント阻害薬導入における病棟看護師の役割	………	118
チームイミュニティの中で求められる看護師の能力	………………	119
病棟での具体的な業務内容	………………………………………	119

■ 3-2　抗PD-1/PD-L1抗体導入クリニカルパス（埼玉医大方式）運用の実際
〈早川淑恵，深見麻里〉 125

はじめに	…………………………………………………………	125
入院日（1日目）	…………………………………………………	126
薬剤投与（2日目）	………………………………………………	126
退院日（3日目）	…………………………………………………	127

■ 3-3　通院治療センターにおける看護師の役割
〈玉木秀子〉 129

はじめに	…………………………………………………………	129
ICI投与における通院治療センターの看護師の役割	………………	129
外来治療の流れ	……………………………………………………	134
外来の相談体制	……………………………………………………	136

■ 4　免疫チェックポイント阻害薬の事前検査と治療開始後のモニタリング
〈藤堂真紀〉 139

検査内容の決定	……………………………………………………	139
運用	………………………………………………………………	139

■ 5　irAEと救急受け入れ体制
〈玉木秀子〉 143

免疫関連有害事象の救急事例	……………………………………	143
当院の救急体制	……………………………………………………	143
患者教育	…………………………………………………………	144
事例	………………………………………………………………	144
理想的なバックアップ体制	………………………………………	145

第3章
症状に基づく irAE マネジメント　　　　　　　　　　　　　150

1　総論：irAE を見逃さないために　〈山口 央〉　150
- はじめに　150
- irAE に関する教訓的な ICI 使用患者　152
- irAE を見逃さないために：症状とモニタリング検査の重要性　154
- 情報収集の方法　157
- 埼玉医科大学国際医療センターの取り組み　158
- おわりに：耳を傾けることの重要性　158

2　食欲不振，倦怠感　〈栗原 進〉　161
- 概要　161
- 免役チェックポイント阻害薬を使用する前の
  スクリーニング検査　162
- 免役チェックポイント阻害薬使用中のフォローアップと
  追加検査　164
- irAE 発症後の治療とフォローアップ　165

3　脱力感，運動機能障害　〈島田祐樹〉　167
- はじめに　167
- 脱力感，運動機能障害をみたら　167
- irAE-MG　169
- ICI 開始後に筋力低下，CK 上昇をみたら　175
- おわりに　178

4　口渇，多飲，多尿
　〈中島理津子，栗原 進，及川洋一，島田 朗〉　180
- はじめに　180
- 中枢性尿崩症　181
- 1 型糖尿病　184

5　呼吸困難，咳嗽　〈塩野文子〉　189
- 呼吸困難を呈する疾患　189
- 間質性肺疾患の診断　191
- 免疫チェックポイント阻害薬による間質性肺疾患の頻度　192
- 免疫チェックポイント阻害薬による間質性肺疾患の CT 画像　195

目次

治療		195
ICI 使用前評価の重要性		197

■6 浮腫（むくみ） 〈中埜信太郎〉 201

はじめに		201
ICI 治療中にみられる浮腫の評価		202
浮腫の治療		204
ICI に合併する心筋炎		206
がんに伴う心筋合併症：onco-cardiology の視点から		208

■7 腹痛，下痢，血便 〈新井 晋〉 213

はじめに		213
病態と臨床症状		214
診断		216

■8 関節痛 〈島田祐樹〉 221

はじめに		221
ICI 開始前に関節痛を認めたら		221
関節痛を認めないが自己抗体で異常を認めたら		224
irAE としての関節痛		226
おわりに		229

■9 発熱，出血傾向 〈塚崎邦弘〉 232

はじめに		232
血球貪食症候群		233
免疫学的血小板減少性紫斑病		237
おわりに		239

■10 皮疹，痒み 〈寺本由紀子〉 242

はじめに		242
皮膚障害の種類		242
発生頻度		244
発生時期		246
治療		246
臨床的バイオマーカーとしての白斑		248
おわりに		250

付録 ... 254
索引 ... 258

第1章

免疫チェックポイント阻害薬の特徴と免疫関連有害事象

第1章 免疫チェックポイント阻害薬の特徴と免疫関連有害事象

1 免疫チェックポイント阻害薬はなぜがんに効くのか？

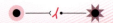

- T細胞免疫本来の役割は非自己を駆逐し，自己を守ること．
- がん細胞に集積した遺伝子変異の産物が，T細胞免疫の攻撃目標．
- がん発生初期に始まったT細胞免疫が弱体化した結果，臨床的ながんとなる．
- 免疫チェックポイント分子はT細胞免疫弱体化メカニズムの一つ．

はじめに

　免疫チェックポイント阻害薬（immune checkpoint inhibitor: ICI）は，悪性黒色腫，肺がん，頭頸部がん，泌尿器科がん，ホジキン病，胃がん，などで使われるようになっているが，今後さらに広いがん種で使われると予想されている．多くの抗がん剤は特定のがん種に限られた効果しか発揮しないのに，ICI がこれほど広い範囲のがん種に奏効するのはなぜなのだろうか．

　ICI の特徴は，リンパ球という免疫を担っている細胞の力を奪う programmed cell death-1（PD-1）や cytotoxic T lymphocyte-associated antigen-4（CTLA-4）というタンパク質を標的とすることで，リンパ球を活性化し，リンパ球の力でがん細胞を攻撃してもらうことにある．つまり，ICI という薬は，直接がん細胞に影響することはない．細胞傷害性抗がん剤や分子標的治療薬と呼ばれる薬が，がん細胞そのものの増殖にかかわる仕組みを標的にしているのと大きく異なっている．

　ICI が，がんに奏効するメカニズムを理解するためには，T細胞免疫が腫瘍を認識し破壊するメカニズム，およびその抗腫瘍T細胞免疫を抑制するメカ

ニズムを理解することが必要である．

☑ T細胞免疫の役割

　免疫本来の役割は，自己細胞と非自己細胞を見分け，非自己細胞を駆逐することにある．これは，多細胞生物に進化したすべての生物にみられるシステムであり，主に感染性微生物により多細胞生物としての個の生存が脅かされることを防いでいる．自然免疫と呼ばれる多細胞生物進化の初期に出現した免疫システムは，感染性微生物に特徴的な分子を捉えて攻撃・駆逐を行っている．しかし，この戦略では細胞内に寄生して自己細胞のマシナリーを使って増殖し，ほんのわずかな遺伝子産物しか持たないウイルスなどを覚知することは難しい．この難問に対する答えとして，細胞が作っているタンパク質の断片をすべて提示させて，正常ゲノム産物以外を作っている細胞は"非自己"に寄生されていると認識して攻撃・駆逐できるシステム・獲得免疫が作られた．T細胞は，T細胞レセプター（TCR）と呼ばれるセンサーを用いて，提示された抗原を監視する番人であり，獲得免疫の主役である．

　がん細胞は，遺伝子変異の結果，多細胞生物としてのルールを無視して増殖するようになった細胞と考えることができる．つまり，遺伝子変異産物由来の抗原を提示しながら有害な振る舞いをしているため，T細胞の監視により"非自己"に寄生された駆逐すべき相手と判断されている．一方，感染性微生物を除くという目的を達成しても，自己細胞に多大な傷害を与えてしまえば，個の生存という最終目的は達成できない．自己細胞を守るという本来の目的を達成するために，T細胞免疫システムには望まざる傷害を与えないようにT細胞機能を抑制するメカニズムが数多く存在している．皮肉にも自己細胞を守るためのT細胞機能抑制性システムが，がん細胞の増加を支えていると考えられている．

☑ がん抗原

　がん化には少なくともがん抑制遺伝子とがん遺伝子と呼ばれる遺伝子に変異が生じる必要がある．しかし，がん化に必須な遺伝子変異がピンポイントで生じることは稀であり，がん化とは関係のない遺伝子変異が集積している．これ

らの遺伝子変異がアミノ酸配列に変化を与えれば"非自己"抗原となる．では，変化さえしていればすべて同じように"非自己"とT細胞免疫は判断するのだろうか？　この答えは，抗原を認識する側であるTCRの選択のされ方にある．

　T細胞の抗原センサーであるTCRはランダムにre-arrangementすることで10^{18}という天文学的なオーダーの異なったアフィニティを生んでいる．生まれた後，胸腺における中枢性免疫寛容という働きにより，自己の主要組織適合抗原（major histocompatibility complex: MHC）を認識できないT細胞や，自己ゲノム産物とMHCが結合した複合体を認識するT細胞は除去される．このような巧妙な仕組みによって，MHCと自己ゲノム産物以外のペプチドが結合した複合体（MHC-ペプチド複合体）を認識するT細胞が選択される．さらに，自己ゲノム産物から遠い配列であるほど，そのMHC-ペプチド複合体を認識するT細胞はエフェクター型に分化しやすく誘導される．このように，"非自己"として認識される抗原に必要な条件は，①MHCに結合できること，②TCRに認識される配列部分が自己ゲノム産物由来配列からより大きく変化していること，と考えることができる[1]．

　T細胞免疫により強い抗腫瘍効果を得るためには，このような遺伝子変異に由来するneoantigenが重要であることが示されている[2]．実際に，ICIが良好な臨床効果を示してきたメラノーマや肺がんは，外因性発がんと呼ばれ紫外線や喫煙などにより，多くの遺伝子変異を有している．PD-1阻害剤の効果が芳しくない大腸がんの中でも，microsatellite instability（MSI）が認められる症例ではPD-1阻害剤の有効性が高い[3]．これは，遺伝子変異修復機能が破綻し遺伝子変異量が大きいためと説明されている[4]．興味深いことに，T細胞により強く認識されているneoantigen配列には一定のパターンがあり，既知の細菌やウイルス由来ペプチド配列と近似していたことが報告されている．

✅ がん免疫サイクル

　有効ながん抗原が存在したとしても，それだけでT細胞免疫が完成するわけではない．がん免疫サイクルは，T細胞免疫が惹起，維持されるメカニズムをエレガントに説明している[5]．①がん抗原のリリース→②抗原提示細胞によ

るがん抗原の取り込みと遊走→③二次リンパ臓器における抗原提示細胞によるT細胞プライミング→④プライミングされたT細胞の末梢血循環を通った遊走→⑤腫瘍局所へのT細胞浸潤→⑥T細胞によるがん細胞の認識→⑦T細胞によるがん細胞死誘導→①がん抗原のリリース，のようにがん抗原を中心にして抗原提示細胞とT細胞がバトンリレーを演じている．実は，この免疫サイクルはがん免疫に限ったことではない．"がん抗原"という言葉を"ウイルス抗原"や"自己抗原"と書き直せば，抗ウイルス免疫，自己免疫を示すことになる．

✓ 抗腫瘍免疫を担うT細胞（CD8$^+$T細胞とCD4$^+$T細胞）

T細胞には大きく分けて2種類が存在している．CD8$^+$T細胞とCD4$^+$T細胞である．この2種類のT細胞は認識する抗原が本質的に異なっている．CD8$^+$T細胞はclass Ⅰと呼ばれる種類のMHCに結合した9つのアミノ酸でできたペプチドを認識する．一方，CD4$^+$T細胞はclass Ⅱと呼ばれるMHCに結合するペプチドを認識する．MHC class Ⅱに結合するペプチドの長さは15〜24のアミノ酸と考えられている．MHC class Ⅰ分子はすべての体細胞に発現しており，自己細胞が産生しているタンパク質断片を結合させて提示することで"見える化"を担っている．MHC class Ⅱ分子はマクロファージや樹状細胞などの抗原提示細胞やB細胞など限られた細胞に発現している．通常体細胞と異なり，抗原提示細胞は外界からタンパク質を取り込み分解した後にMHC class Ⅰ，Ⅱ分子と結合させて提示する．したがって，CD8$^+$T細胞は主に体細胞上の内因性MHC class Ⅰ拘束性抗原を認識し，CD4$^+$T細胞は抗原提示細胞上の外来性MHC class Ⅱ拘束性抗原を認識していることになる．ヒトでは，MHC class ⅠはHLA A，B，Cであり，MHC class ⅡはHLA DR，DQ，DPである．

CD8$^+$T細胞

CD8$^+$T細胞は，細胞傷害性T細胞（cytotoxic T lymphocyte: CTL）に最終分化を遂げる[6]．CTLは，がん細胞表面に提示されているMHC class Ⅰ-ペプチド複合体を認識し，perforin-granzymeなどを使って標的細胞を

死に至らしめる．つまり，がん細胞を抗原特異的に直接殺す機能は，CD8$^+$T細胞にある．実際に，PD-1を発現したCD8$^+$T細胞が多数存在した症例では，PD-1阻害薬効果が高かったと報告されている[7-9]．

CD4$^+$T細胞

　Spitzerらは，腫瘍を拒絶できるほどの抗腫瘍免疫を獲得したマウスに共通する細胞を最新のテクノロジーを使って解析した結果を報告している[10]．驚いたことに，抗腫瘍効果と関連の強いリンパ球分画のトップ8のうち7つはCD4$^+$T細胞であった．活性化されたタイプ1型ヘルパーCD4$^+$T細胞(Th1)が，腫瘍，腫瘍所属リンパ節，脾臓，末梢血，骨髄という解析したすべての組織に存在していることが，強力な抗腫瘍免疫を持つマウスに共通する最も大きな特徴であった．これまでの多くの研究成果も，CTLのプライミング，増殖能，遊走能・浸潤能，殺細胞機能，代謝，生存にCD4$^+$T細胞ヘルプが必要であることを示しており，CD8$^+$T細胞はCD4$^+$T細胞の制御下にあると考えることができる．

☑ がん免疫編集

　これまでに，がん細胞は遺伝子変異に由来するneoantigenを有し，胸腺で選択されたCD4$^+$T細胞，CD8$^+$T細胞にはこれを認識して抗腫瘍免疫現象を司ることが可能であることを説明してきた．それでは，T細胞免疫はいつがん細胞を認識し始めているのだろうか．

　実は，1つの体細胞が遺伝子変異集積の結果，がん細胞に変化しクローン増殖を開始し始めた極めて早期に，がん免疫サイクルが回り始め，がん細胞は駆逐されていると考えられている．これを"拒絶相"と呼ぶ．しかし，一部のがん細胞は駆逐を逃れ"平衡相"という状態に至る．平衡相では，がん細胞の増殖と抗腫瘍免疫による破壊がバランスをとり，臨床的に検知が不可能な程度の少数細胞数に抑制された状態が続く．これは，年余にわたり継続すると考えられている．また，平衡相を司っているのは専らT細胞免疫であることが，数多くの実験で示されている．平衡状態を保てなくなるほどにT細胞免疫が弱ってくると，臨床的に検知できるほどの大きさにまでがんは増大する．これが"逃

避相"である．このような経過を説明する理論が，「がん免疫編集」である．ここで言う編集という言葉には，2つの意味が込められている．1つは，T細胞免疫という選択圧によりがん細胞は影響を受け，抗腫瘍T細胞免疫存在下でも生存できるように"編集"されていくというものであり，もう1つは，逆にがん細胞が長期間存在することにより健全であったT細胞免疫が徐々に抑制された状態に"編集"されることである．

　がん免疫編集の考え方で最も興味深い概念が，"平衡相"である．平衡相は，臨床的には検知不可能な数のがん細胞がT細胞免疫により制御されつつ存在している状態を示している．平衡相をヒトで直接証明することは難しいが，以下のような有名な話が New England Journal of Medicine 誌に掲載されている．「2人の腎不全患者が1人のドナーから腎臓の提供を受け移植を受けた．2年後2人のレシピエントはメラノーマを発症したが，原発巣はなく移植腎を含めた転移のみであった．ドナーの既往歴を調べると，死亡する16年前にメラノーマに罹患したが手術を受けて治癒していた」．この話は，ドナー体内で十数年にわたり平衡相を保ち移植片に付着していたメラノーマ細胞が，免疫抑制剤を使っていたレシピエント体内で逃避相に移行し臨床的ながんにまで進行したと考えられている．T細胞免疫が健全であったドナーにとって臨床的ながんの治癒であったにもかかわらず，同じメラノーマ細胞が免疫抑制状態では臨床的な腫瘍を形成したことを示しており，極めて示唆に富んでいる．

✅ T細胞免疫を減弱させるメカニズム

　それでは，拒絶相・平衡相というがん細胞を制御するT細胞の力がなぜどのようにして奪われ逃避相に至ってしまうのであろうか．

T細胞疲弊とPD-1

　T細胞機能を抑制するメカニズムとしてT細胞疲弊という現象がある．この現象は慢性ウイルス感染モデルで初めて示された．ウイルス感染によりいったんエフェクターT細胞として高い機能を有するようになったT細胞も，標的抗原が大量であること，長期に存在すること，$CD4^+$ T細胞からのヘルプシグナルが存在しないこと，などの要因により機能を減弱し，最終的には細胞死

に至る．これをT細胞疲弊と呼ぶ[11]．この現象でT細胞機能を抑制する分子メカニズムとして最も重要なのがPD-1である．PD-1は，TCRからの抗原刺激シグナルやCD28からの共刺激シグナルを阻害する[8, 12]．では，T細胞疲弊にはどのような意味があるだろうか．長期間大量に存在する非自己と戦い続けることは，個体としての生存を危うくしてしまうため，ある時点で折り合いをつけ共存する道を選んでいると考えられている．がん細胞は，長期間，比較的大量に存在し続けることで，この自己防衛システムを稼働させることにより自らを守っていると考えられている．

CTLA-4

PD-1とCTLA-4はT細胞機能を抑制する代表的な分子である[13, 14]．主な機能は胸腺選択後のT細胞機能を抑制する末梢性免疫寛容の維持と考えられている．CTLA-4はCD28からの共刺激シグナルを抑制し，主に二次リンパ臓器におけるT細胞プライミングを抑制していると考えられる[15, 16]．また，CTLA-4は制御性T細胞と呼ばれるT細胞免疫を抑制する細胞上に発現して，その機能を高めている．つまり，CTLA-4を抑制することは，T細胞のプライミングを活性化し，制御性T細胞機能を抑制することにつながる．

☑ 免疫チェックポイント阻害薬はなぜがんに効くのか

これまでに述べてきたように，がん細胞は遺伝子変異を持ち，T細胞免疫はその遺伝子変異に由来する産物をがん抗原として認識することで，がん細胞が発生した時点から駆逐を開始している．しかし，さまざまなT細胞抑制機構によりT細胞機能は奪われて逃避相に至り，がん細胞は臨床的な疾患となる．T細胞機能抑制に深く関わる2つの分子，PD-1とCTLA-4の機能を抑制することで，平衡相状態に戻し，長期生存効果を得るのが，ICI本来の目論見であると言える．

[参考文献]

1) Luksza M, Riaz N, Makarov V, et al. A neoantigen fitness model predicts tumour response to checkpoint blockade immunotherapy. Nature. 2017; 551: 517-20.
2) Alexandrov LB, Nik-Zainal S, Wedge DC, et al. Signatures of mutational processes

in human cancer. Nature. 2013; 500: 415-21.
3) Le DT, Uram JN, Wang H, et al. PD-1 blockade in tumors with mismatch-repair deficiency. N Engl J Med. 2015; 372: 2509-20.
4) Dudley JC, Lin MT, Le DT, et al. Microsatellite instability as a biomarker for PD-1 blockade. Clin Cancer Res. 2016; 22: 813-20.
5) Chen DS, Mellman I. Oncology meets immunology: the cancer-immunity cycle. Immunity. 2013; 39: 1-10.
6) Melief CJ. "License to kill" reflects joint action of CD4 and CD8 T cells. Clin Cancer Res. 2013; 19: 4295-6.
7) Wei SC, Levine JH, Cogdill AP, et al. Distinct cellular mechanisms underlie anti-CTLA-4 and anti-PD-1 checkpoint blockade. Cell. 2017; 170: 1120-33. e17.
8) Kamphorst AO, Pillai RN, Yang S, et al. Proliferation of PD-1$^+$ CD8 T cells in peripheral blood after PD-1-targeted therapy in lung cancer patients. Proc Natl Acad Sci USA. 2017; 114: 4993-8.
9) Thommen DS, Koelzer VH, Herzig P, et al. A transcriptionally and functionally distinct PD-1$^+$CD8$^+$T cell pool with predictive potential in non-small-cell lung cancer treated with PD-1 blockade. Nat Med. 2018; 24: 994-1004.
10) Spitzer MH, Carmi Y, Reticker-Flynn NE, et al. Systemic immunity is required for effective cancer immunotherapy. Cell. 2017; 168: 487-502. e15.
11) Wherry EJ. T cell exhaustion. Nat Immunol. 2011; 12: 492-9.
12) Hui E, Cheung J, Zhu J, et al. T cell costimulatory receptor CD28 is a primary target for PD-1-mediated inhibition. Science. 2017; 355: 1428-33.
13) Salomon B, Bluestone JA. Complexities of CD28/B7: CTLA-4 costimulatory pathways in autoimmunity and transplantation. Annu Rev Immunol. 2001; 19: 225-52.
14) Greenwald RJ, Freeman GJ, Sharpe AH. The B7 family revisited. Annu Rev Immunol. 2005; 23: 515-48.
15) Tivol EA, Borriello F, Schweitzer AN, et al. Loss of CTLA-4 leads to massive lymphoproliferation and fatal multiorgan tissue destruction, revealing a critical negative regulatory role of CTLA-4. Immunity. 1995; 3: 541-7.
16) Chambers CA, Sullivan TJ, Allison JP. Lymphoproliferation in CTLA-4-deficient mice is mediated by costimulation-dependent activation of CD4$^+$T cells. Immunity. 1997; 7: 885-95.

〈各務 博〉

第1章 免疫チェックポイント阻害薬の特徴と免疫関連有害事象

2 免疫チェックポイント阻害薬の種類と適応がん種

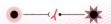

KEY MESSAGE

- 免疫チェックポイント阻害薬（ICI）である抗PD-1/PD-L1抗体および抗CTLA-4抗体は多くのがん種で使用されている．
- 抗PD-1抗体と抗CTLA-4の併用は細胞傷害性抗がん剤で高い効果がみられる．
- ICIの治療の進歩は臓器横断的にみられている．

はじめに

　免疫チェックポイント阻害薬（ICI）には，抗PD-1/PD-L1（ligand 1）抗体および抗CTLA-4抗体が現在保険診療で各適応がん種に使用されている．抗PD-1/PD-L1抗体は，がん細胞を攻撃するT細胞の働きにブレーキをかけているPD-1とPD-L1の結合を解除することで，PD-L1により抑制されていたT細胞の働きを活性化することで抗腫瘍効果をもたらすことが明らかになっている．また，抗CTLA-4抗体は，CTLA-4とB7（CD80/CD86）との結合を阻害することで，T細胞上の共刺激分子であるCD28とB7（CD80/CD86）の結合を可能にし，T細胞を再活性化する．ここでは，抗PD-1/PD-L1抗体を中心に私たちが日常診療で使用可能なICIの種類と適応がん種における治療成績などエビデンスを踏まえた内容を紹介する．

免疫チェックポイント阻害薬の種類

　現在，使用されている抗PD-1/PD-L1抗体は5剤となっている．抗PD-1抗体としてニボルマブ（商品名：オプジーボ®），ペムブロリズマブ（キイトルー

ダ®）の2剤と抗PD-L1抗体ではアテゾリズマブ（テセントリク®），デュルバルマブ（イミフィンジ®），アベルマブ（バベンチオ®）の3剤である．また，抗CTLA-4抗体はイピリムマブ（ヤーボイ®）のみである．以下，ICIと適応がん種について概説する（表1）．

ニボルマブ

　ヒト型抗ヒトPD-1モノクローナル抗体製剤であり，日本においては2014年7月4日製造販売が承認された．日本国内では，2014年7月に悪性黒色腫，2015年12月に非小細胞肺がん，2016年9月に腎細胞がん，2016年9月にHodgkinリンパ腫，2017年3月に頭頸部がん，2017年9月に胃がん，2018年8月に悪性胸膜中皮腫，2018年8月に悪性黒色腫の術後補助療法に承認された．

　未治療で*BRAF*遺伝子変異野生型の切除不能または転移性悪性黒色腫418例を対象としてニボルマブとダカルバジンを比較する第Ⅲ相試験が施行された[1]．全生存期間（overall survival: OS）についてダカルバジン群に対するニボルマブ群のハザード比は0.42であり，ニボルマブ群でOSの有意な延長が示された．OS中央値はニボルマブ群で未到達であり，ダカルバジン群で10.8カ月であった．

　既治療進行非小細胞肺がんの標準治療であるドセタキセルと比較した非盲検無作為化第Ⅲ相試験（CheckMate-057試験）の中間解析で，ドセタキセルに対して，死亡のリスクまたは病勢進行リスクを27％減少させて，OSの有意な延長を認めた．OS中央値はニボルマブ群が12.2カ月，ドセタキセル群が9.4カ月であった[2]．肺扁平上皮がんの再発例におけるニボルマブとドセタキセルとを比較した無作為化第Ⅲ相試験も行われた．OS中央値は，ニボルマブ群9.2カ月に対して，ドセタキセル群6カ月であった．死亡のリスクは，ニボルマブ群のほうがドセタキセル群よりも41％と有意に低かった[3]．そのため，既治療進行非小細胞肺がんに対して，ニボルマブ単剤が標準治療として使用されるようになった．

　根治切除不能な進行・転移性腎細胞がんに対しても有効性を検証する臨床試験が実施された．これは分子標的治療薬による治療歴のある腎細胞がん患者に

表1 • 免疫チェックポイント阻害薬と適応がん種

免疫チェックポイント阻害薬		適応がん種	投与量・投与方法
抗PD-1抗体	ニボルマブ	悪性黒色腫	1回240 mgを2週間間隔で12カ月間
		切除不能な進行・再発の非小細胞肺がん	1回240 mgを2週間間隔
		根治切除不能または転移性の腎細胞がん	
		再発性または遠隔転移を有する頭頸部がん	
		がん化学療法後に増悪した進行・再発の胃がん	
		再発性または難治性の古典的Hodgkinリンパ腫	
		がん化学療法後に増悪した進行・再発の悪性胸膜中皮腫	
	ペムブロリズマブ	悪性黒色腫	1回200 mgを3週間間隔で12カ月間
		切除不能な進行・再発の非小細胞肺がん	1回200 mgを3週間間隔
		再発性または難治性の古典的Hodgkinリンパ腫	
		がん化学療法後に増悪した根治切除不能な尿路上皮がん	
		がん化学療法後に増悪した進行・再発のMSI-Highを有する固形がん	
抗PD-L1抗体	アテゾリズマブ	化学療法既治療の切除不能な進行・再発の非小細胞肺がん	1回1200 mgを3週間間隔
		化学療法未治療の扁平上皮がんを除く切除不能な進行・再発の非小細胞肺がん	
	デュルバルマブ	切除不能な局所進行非小細胞肺がんの化学放射線療法後の維持療法	1回10 mg/kgを2週間間隔で12カ月間
	アベルマブ	根治切除不能なMerkel細胞がん	1回10 mg/kgを2週間間隔
抗CTLA-4抗体	イピリムマブ	根治切除不能な悪性黒色腫	1回3 mg/kgを3週間間隔で4回投与 他の抗悪性腫瘍剤と併用するときはニボルマブと併用すること
		根治切除不能または転移性の腎細胞がん	ニボルマブとの併用において1回1 mg/kgを3週間間隔で4回投与

対してニボルマブとエベロリムスを比較する第Ⅲ相試験として計画された（CheckMate-025試験）．本試験に821症例が登録され，ニボルマブ群410例とエベロリムス群411例に割り付けられた．OS中央値は，ニボルマブ群は25カ月，エベロリムス群は19.6カ月と有意にニボルマブ群で予後が良好であった．さらに，奏効率についてもニボルマブ群は25％，エベロリムス群は5％と有意にニボルマブ群で良好な結果が得られた[4]．

再発または転移性頭頸部扁平上皮がん（口腔，咽頭および喉頭）でⅢ期/Ⅳ期の局所治療の適応とならない361例を対象とした第Ⅲ相試験が施行された（CheckMate-141試験）．主要評価項目のOS中央値はニボルマブ群で7.49カ月，治験医師選択治療群で5.06カ月とニボルマブ群の治験医師選択治療群に対する優越性が検証された．無増悪生存期間（progression free survival: PFS）はニボルマブ群で2.04カ月，治験医師選択治療群で2.33カ月と両群に有意差は認められなかったが，奏効率はニボルマブ群13.3％，治験医師選択治療群5.8％とニボルマブ群で良好な結果が得られた[5]．

標準治療に不応または不耐容の切除不能進行・再発胃がん患者を対象にニボルマブ群とプラセボ群を割り付けて第Ⅲ相試験が施行された[6]．投与は病勢進行または耐容不能の有害事象出現まで行われ，日本，韓国，台湾の3カ国の49施設で計画され，2014年11月から2016年2月までに493名（ニボルマブ群330名，プラセボ群163名）が登録された．両群の患者背景や前治療歴に大きな差は認めなかった．OS中央値はニボルマブ群が5.32カ月，プラセボ群が4.14カ月で，ハザード比0.63と有意にニボルマブ群が優れていた．12カ月生存率はニボルマブ群が26.6％，プラセボ群が10.9％であった．OSのサブグループ解析も国別含めてすべてニボルマブ群が良好であった．PFS中央値はニボルマブ群が1.61カ月，プラセボ群が1.45カ月で，ハザード比0.60と有意にニボルマブ群が優れていた．12カ月のPFSはニボルマブが7.6カ月，プラセボ群が1.5カ月だった．奏効率はプラセボ群が0％に対して，ニボルマブ群は11.2％と有意に高く，すべて部分奏効（PR）であった．病勢制御率はニボルマブ群が40.3％，プラセボ群が25.2％と有意にニボルマブ群が良好であった．この試験結果を踏まえて転移・再発の胃がんに対してニボルマブが標準治療となった[6]．

第1章 免疫チェックポイント阻害薬の特徴と免疫関連有害事象

　さらに，再発または難治性の古典的Hodgkinリンパ腫を対象に奏効率を主要評価項目とする第Ⅱ相試験が遂行された．23症例が登録され治療奏効割合は87％で，うち完全奏効（CR）は17％，部分奏効（PR）は70％，stable disease（SD）は13％で，24週間の無増悪生存率は86％，毒性は耐容可能でありHodgkinリンパ腫に有用なレジメンであることが証明された[7]．
　このようにニボルマブは，悪性黒色腫，非小細胞肺がん，腎細胞がん，頭頸部がん，胃がん，Hodgkinリンパ腫で保険承認されているが，最近，悪性胸膜中皮腫にも適応拡大された．切除不能の進行または転移性の悪性胸膜中皮腫でペメトレキセドとプラチナ製剤の併用に不応または不耐容で前治療歴が2レジメンを超えない患者を対象に国内で第Ⅱ相試験が施行された[8]．34例中10例が奏効と判定され，奏効率は29.4％であった．

ペムブロリズマブ

　ペムブロリズマブは現在，悪性黒色腫，切除不能な進行・再発の非小細胞肺がん，再発または難治性の古典的Hodgkinリンパ腫，がん化学療法後に増悪した根治切除不能な尿路上皮がん，がん化学療法後に増悪した進行・再発の高頻度マイクロサテライト不安定性（MSI-High）を有する固形がん（標準的な治療が困難な場合に限る）に対して保険適用されるため，日常診療で使用できる．
　悪性黒色腫について，イピリムマブ未治療の切除不能または転移性悪性黒色腫患者に対するペムブロリズマブの有効性と安全性をイピリムマブと比較する第Ⅲ相試験が施行された（KEYNOTE-006試験）[9]．834症例が登録され，主要評価項目のOSは，イピリムマブ群に対するペムブロリズマブ10 mg/kgの3週毎および2週毎投与群のハザード比がそれぞれ0.68であり，ペムブロリズマブ両群の優越性が示された．OSの中央値と24カ月生存率はイピリムマブ群とペムブロリズマブ群でそれぞれ16.0カ月，43％と未到達と55％であった．また，主要評価項目のPFSも，イピリムマブ群に対するペムブロリズマブ10 mg/kgの3週毎および2週毎投与群のハザード比はそれぞれ0.61であり，PFSを有意に改善した．PFS中央値と奏効率はイピリムマブ群とペムブロリズマブ10 mg/kgの3週毎および2週毎投与群はそれぞれ2.8カ月，4.1カ月および5.6カ月と10.1％，30.4％および31.4％であった．

また，完全切除後の再発リスクが高いⅢ期の悪性黒色腫患者 1,019 例における術後補助療法としてのペムブロリズマブの有効性をプラセボと比較した第Ⅲ相試験が施行された（KEYNOTE-054 試験）[10]．ペムブロリズマブ 200 mg を 3 週間間隔で 1 年間投与した群とプラセボ群で PFS 中央値は，それぞれ未到達と 20.4 カ月であった．プラセボ群に対するペムブロリズマブ群のハザード比は 0.57 であり有意に PFS を改善した．

　化学療法未治療の，*EGFR* 遺伝子変異陰性，*ALK* 転座陰性かつ PD-L1 高発現〔TPS（tumor proportion score）≧50％〕の進行・再発非小細胞肺がん 305 例（日本人 40 例を含む）におけるペムブロリズマブとプラチナ製剤を含む化学療法の有効性および安全性を比較する第Ⅲ相試験（KEYNOTE-024 試験）が行われた[11]．ペムブロリズマブ群は化学療法群と比較して PFS を 10.3 カ月と有意に延長させ，ハザード比は 0.5 であった．ペムブロリズマブ群は化学療法群と比較して OS も有意に延長させ（1 年生存率：69.9％ vs 54.2％），ハザード比は 0.6 であった．また，治療の奏効率もペムブロリズマブ群は 44.8％で化学療法群の 27.8％に比べて良好な結果を示した．また，PD-L1 発現陽性の既治療進行非小細胞肺がんに対してドセタキセルとペムブロリズマブを比較する臨床試験（KEYNOTE-010 試験）でもドセタキセル群に比べてペムブロリズマブ群は PFS と OS を有意に延長させ，二次治療以降における有用性も明らかになった[12]．しかし，現段階ではニボルマブとペムブロリズマブとの明確な使い分けはないが，ペムブロリズマブは腫瘍細胞における PD-L1 発現が陽性の非小細胞肺がんを対象にしてその有効性が示されており，さらに初回治療からの有効性が示された点がニボルマブとは異なる点である．

　最近の臨床試験の結果では初回治療において細胞傷害性抗がん剤とペムブロリズマブ併用療法の有効性が報告された[13,14]．化学療法未治療の *EGFR* 遺伝子変異陰性および *ALK* 融合遺伝子陰性の進行・再発の非扁平上皮非小細胞肺がん 616 例に対してペムブロリズマブとペメトレキセドおよびプラチナ製剤（化学療法）併用とプラセボと化学療法併用を比較する第Ⅲ相試験が施行された（KEYNOTE-189 試験）[13]．主要評価項目である OS 中央値はペムブロリズマブ併用群で未到達，プラセボ群 11.3 カ月とハザード比 0.49 と有意に OS

を改善した．PFS 中央値はペムブロリズマブ併用群 8.8 カ月，プラセボ群 4.9 カ月とハザード比 0.52 と有意に PFS を改善した．奏効率はペムブロリズマブ併用群で 47.6％，プラセボ群 18.9％と有意に奏効率を改善した．同時に，化学療法未治療の進行・再発の扁平上皮非小細胞肺がん 559 例におけるペムブロリズマブとパクリタキセルまたは nab-パクリタキセルおよびカルボプラチン（化学療法）併用と，プラセボと化学療法併用を比較する第Ⅲ相試験が施行された（KEYNOTE-407 試験）[14]．主要評価項目である OS 中央値はペムブロリズマブ併用群で 15.9 カ月，プラセボ群 11.3 カ月とハザード比 0.64 と有意に OS を改善した．PFS 中央値はペムブロリズマブ併用群で 6.4 カ月，プラセボ群 4.8 カ月とハザード比 0.56 と有意に PFS を改善した．奏効率はペムブロリズマブ併用群で 58.4％，プラセボ群 35.0％と有意に奏効率を改善した．

再発または難治性の古典的 Hodgkin リンパ腫 210 例において非無作為化第Ⅱ相試験が施行された（KEYNOTE-087 試験）．ペムブロリズマブ 200 mg を 3 週間間隔に投与し奏効率は 69.0％，PFS 中央値は 10.8 カ月，OS 中央値は未到達であった[15]．

プラチナ製剤併用化学療法後に再発または進行した局所進行性または転移性尿路上皮がん 542 例の二次治療におけるペムブロリズマブと化学療法の有効性と安全性を比較する無作為化非盲検第Ⅲ相試験が施行された（KEYNOTE-045 試験）[16]．ペムブロリズマブ単剤群と化学療法群を無作為に割り付け評価したところ，OS 中央値はペムブロリズマブ群で 10.3 カ月，化学療法群で 7.4 カ月，12 カ月時点での全生存率はそれぞれ 43.9％と 30.7％であった．化学療法群に対するペムブロリズマブ群の OS のハザード比は 0.73 と有意に OS を改善した．しかし，PFS 中央値はペムブロリズマブ群で 2.1 カ月，化学療法群で 3.3 カ月，12 カ月時点での無増悪生存率はそれぞれ 16.8％，6.2％であり，化学療法に対するペムブロリズマブ群のハザード比は 0.98 で有意差は認められなかった．奏効率についてはペムブロリズマブ群で 21.1％，化学療法群で 11.4％と有意差を認めた．

化学療法歴のある切除不能な局所進行または転移性のミスマッチ修復（MMR）欠損または MSI-High を有する結腸・直腸がん 61 例におけるペムブロリズマブの有効性を評価する非無作為化非盲検第Ⅱ相試験が施行された

（KEYNOTE-164試験）[17]．主要評価項目である奏効率は27.9％，病勢コントロール率は50.8％であった．PFS中央値は2.3カ月，12カ月無増悪生存率は34.3％，OS中央値は未到達で，12カ月全生存率は71.7％であった．また，一次治療として標準化学療法歴のある切除不能な局所進行または転移性のMMR欠損またはMSI-Highを有する固形がん94例に対するペムブロリズマブ単剤療法の非無作為化非盲検第Ⅱ相試験も施行された（KEYNOTE-158試験）[18]．奏効率は，全症例で37.2％であり，主ながん種別の奏効例数は子宮内膜がん13/24例，胃がん6/13例，小腸がん4/13例，膵臓がん1/10例，胆道がん2/9例，副腎皮質がん1/3例，小細胞肺がん2/3例であった．腫瘍の縮小は66.7％に認められた．PFS中央値は5.4カ月，12カ月無増悪生存率は34.4％，OS中央値は13.4カ月で12カ月全生存率は55.7％であった．

アテゾリズマブ

　アテゾリズマブは，抗PD-L1ヒト化モノクローナル抗体で，2018年4月に非小細胞肺がんにおいて製造販売が承認された．プラチナ製剤併用化学療法後，増悪した進行非小細胞肺がん950例を対象にアテゾリズマブとドセタキセルを比較した非盲検無作為化第Ⅲ相試験（OAK試験）が施行された[19]．PD-L1発現を問わない有効性解析集団でOS中央値はアテゾリズマブ群で13.8カ月とドセタキセル群の9.6カ月に比べて有意にOSを延長した．PD-L1発現を有した集団ではOS中央値はアテゾリズマブ群で15.7カ月とドセタキセル群の10.8カ月であり有意差を認めた．初回治療において，化学療法未治療の非扁平上皮非小細胞肺がん1,202例に対して，①ベバシズマブ＋カルボプラチン＋パクリタキセル（化学療法群），②アテゾリズマブ＋カルボプラチン＋パクリタキセル，③アテゾリズマブ＋①化学療法群の3者を比較した第Ⅲ相試験（IMpower150試験）が施行された[20]．PFS中央値は，アテゾリズマブを含む化学療法群で8.3カ月，化学療法群で6.8カ月とハザード比0.62と有意にPFSを延長した．OS中央値はアテゾリズマブを含む化学療法群で19.2カ月，化学療法群で14.7カ月とハザード比0.78と有意にOSを延長した．奏効率についてはアテゾリズマブを含む化学療法群で63.5％，化学療法群で48.0％の結果であった．

デュルバルマブ

　デュルバルマブは，ヒト型抗ヒトPD-L1モノクローナル抗体で，2018年7月に非小細胞肺がんにおいて製造販売が承認された．PACIFIC試験は，切除不能局所進行非小細胞肺がんⅢ期に対してプラチナ製剤を含む2剤併用療法と54～66 Gyの胸部放射線治療同時併用療法を施行後，維持療法としてデュルバルマブ単剤群とプラセボ群を比較する第Ⅲ相試験である．本試験の結果，プラセボ群に比べてデュルバルマブ群はPFSを有意に延長した（16.8カ月 vs 5.6カ月，ハザード比0.52，P<0.001），治療開始12カ月後の無増悪生存率はデュルバルマブ治療群55.9％とプラセボ群35.3％と比べて有意差が得られた[21]．最近の生存解析の結果では，24カ月生存率はデュルバルマブ治療群で66.3％，プラセボ群で55.6％，OS中央値はデュルバルマブ治療群では未到達，プラセボ群では28.7カ月であった[22]．

アベルマブ

　アベルマブは，ヒト型抗ヒトPD-L1モノクローナル抗体で，2017年11月に根治切除不能なMerkel細胞がんにおいて製造販売が承認された．遠隔転移を有する根治切除不能なMerkel細胞がんのうち化学療法歴のある88例と化学療法歴のない29例を対象として10 mg/kgを2週間間隔で投与する第Ⅱ相試験が施行された．治療歴のある群の奏効率は31.8％，治療歴のない群での奏効率は62.5％と良好な結果が得られた[23]．

イピリムマブ

　イピリムマブは細胞傷害性Tリンパ球抗原（CTLA-4）に対するヒト型抗ヒトCTLA-4モノクローナル抗体で，CTLA-4とそのリガンドである抗原提示細胞上のCD80およびCD86分子の結合を阻害することにより腫瘍抗原特異的なT細胞の増殖および活性化をきたし腫瘍増殖を抑制する．保険適用疾患は，根治切除不能な悪性黒色腫でイピリムマブ3 mg/kgを3週間間隔で4回投与，ニボルマブと併用可能であり，また根治切除不能または転移性の腎細胞がんにはニボルマブとイピリムマブの併用で投与可能である．

化学療法未治療の根治切除不能なⅢ期/Ⅳ期の悪性黒色腫945例においてニボルマブとイピリムマブ併用群314例，ニボルマブ単剤群316例，イピリムマブ単剤群315例を比較する第Ⅲ相試験が施行された[24]．主要評価項目であるOS中央値は併用群で未到達，イピリムマブ単剤群で19.9カ月と併用群がハザード比0.55と有意に予後を延長した．

化学療法未治療の進行性または転移性の淡明細胞型腎細胞がん1,096例に対してスニチニブ群546例とニボルマブとイピリムマブ併用群550例を比較する第Ⅲ相試験が施行された[25]．主要評価項目であるOS中央値はニボルマブとイピリムマブ併用群で未到達，スニチニブ群で25.9カ月と併用群がハザード比0.63と有意に予後を延長した．

✓ 免疫チェックポイント阻害薬の今後の展開

昨今の免疫療法の進歩は著しく，多くのがん種でICIの有効性が証明され保険適用となり使用されるようになっている．非小細胞肺がんでは二次治療以降における治療としてICIであるPD-1抗体およびPD-L1抗体が使用されていたが，現在，初回治療においてプラチナ2剤併用療法とPD-1抗体であるペムブロリズマブあるいはプラチナ2剤併用療法とベバシズマブとPD-L1抗体であるアテゾリズマブの併用療法が化学療法のみと比べて有意にOSを延長したことが示され，日常診療で使用されるようになっている．しかし，これら細胞傷害性抗がん剤とICIが最適な治療の組み合わせかどうかは，治療に伴う有害事象の増強や長期生存への寄与の可能性などを考慮しないと結論付けることはできず今後の大きな課題と考えられる．CTLA-4抗体とPD-1抗体との併用について，悪性黒色腫および腎細胞がん以外では日常診療において使用できないが，tumor mutation burden（TMB）高発現の非小細胞肺がんにおいて初回治療においてニボルマブとイピリムマブの有効性が臨床試験の結果で報告されている[26]．細胞傷害性抗がん剤とPD-1/PD-L1抗体やCTLA-4抗体とPD-1抗体の併用療法は他がん種において有効性が証明され，今後，他がん種に応用される可能性が期待される．

第1章 免疫チェックポイント阻害薬の特徴と免疫関連有害事象

【参考文献】
1) Robert C, Long GV, Brady B, et al. Nivolumab in previously untreated melanoma without *BRAF* mutation. N Engl J Med. 2015; 372: 320-30.
2) Borghaei H, Paz-Ares L, Horn L, et al. Nivolumab versus docetaxel in advanced nonsquamous non-small-cell lung cancer. N Engl J Med. 2015; 373: 1627-39.
3) Brahmer J, Reckamp KL, Baas P, et al. Nivolumab versus docetaxel in advanced squamous-cell non-small-cell lung cancer. N Engl J Med. 2015; 373: 123-35.
4) Motzer RJ, Escudier B, McDermott DF, et al. Nivolumab versus everolimus in advanced renal-cell carcinoma. N Engl J Med. 2015; 373: 1803-13.
5) Ferris RL, Blumenschein G Jr, Fayette J, et al. Nivolumab for recurrent squamous-cell carcinoma of the head and neck. N Engl J Med. 2016; 375: 1856-67.
6) Kang YK, Satoh T, Ryu MH, et al. Nivolumab (ONO-4538/BMS-936558) as salvage treatment after second or later-line chemotherapy for advanced gastric or gastro-esophageal junction cancer (AGC): a double-blinded randomized, phase III trial. Gastrointestinal Cancers Symposium (ASCO-GI) 2017.
7) Reck M, Rodríguez-Abreu D, Robinson AG, et al. Pembrolizumab versus chemotherapy for PD-L1 positive non-small-cell lung cancer. N Engl J Med. 2016; 375: 1823-33.
8) 小野薬品工業. 国内第Ⅱ相試験 (ONO-4538-41) 試験成績 (社内資料) 承認時評価資料.
9) Robert C, Schachter J, Long GV, et al. Pembrolizumab versus ipilimumab in advanced melanoma. N Engl J Med. 2015; 372: 2521-32.
10) Eggermont AMM, Blank CU, Mandala M, et al. Adjuvant pembrolizumab versus placebo in resected stage III melanoma. N Engl J Med. 2018; 378: 1789-801.
11) Reck M, Rodríguez-Abreu D, Robinson AG, et al. Pembrolizumab versus chemotherapy for PD-L1-positive non-small-cell lung cancer. N Engl J Med. 2016; 375: 1823-33.
12) Herbst RS, Baas P, Kim DW, et al. Pembrolizumab versus docetaxel for previously treated, PD-1-positive, advanced non-small-cell lung cancer (KEYNOTE-010): a randomized controlled trial. Lancet. 2016; 387: 1540-50.
13) Gandhi L, Rodríguez-Abreu D, Gadgeel S, et al. Pembrolizumab plus chemotherapy in metastatic non-small-cell lung cancer. N Engl J Med. 2018; 378: 2078-92.
14) Paz-Ares L, Luft A, Vicente D, et al. Pembrolizumab plus chemotherapy for squamous non-small-cell lung cancer. N Engl J Med. 2018; 379: 2040-51.
15) Chen R, Zinzani PL, Fanale MA, et al. Phase II study of the efficacy and safety of pembrolizumab for relapsed/refractory classic Hodgkin lymphoma. J Clin Oncol. 2017; 35: 2125-32.
16) Bellmunt J, de Wit R, Vaughn DJ, et al. Pembrolizumab as second-line therapy for advanced urothelial carcinoma. N Engl J Med. 2017; 376: 1015-26.
17) MSD 株式会社. 承認時評価資料 国際共同第Ⅱ相試験 (KEYNOTE-164 試験).
https://www.msdconnect.jp/products/keytruda/msi-high-keynote-164.xhtml
18) MSD 株式会社. 承認時評価資料 国際共同第Ⅱ相試験 (KEYNOTE-158 試験).
https://www.msdconnect.jp/products/keytruda/msi-high-keynote-158.xhtml
19) Rittmeyer A, Barlesi F, Waterkamp D, et al. Atezolizumab versus docetaxel in patients with previously treated non-small-cell lung cancer (OAK): a phase 3, open-label, multicentre randomised controlled trial. Lancet. 2017; 389: 255-65.

20) Socinski MA, Jotte RM, Cappuzzo F, et al. Atezolizumab for first-line treatment of metastatic nonsquamous NSCLC. N Engl J Med. 2018; 378: 2288-301.
21) Antonia SJ, Villegas A, Daniel D, et al. Durvalumab after chemoradiotherapy in stage III non-small-cell lung cancer. N Engl J Med. 2017; 377: 1919-29.
22) Antonia SJ, Villegas A, Daniel D, et al. Overall survival with durvalumab after chemoradiotherapy in stage III NSCLC. N Engl J Med. 2018; 25: 1-9.
23) Kaufman HL, Russell J, Hamid O, et al. Avelumab in patients with chemotherapy-refractory metastatic Merkel cell carcinoma: a multicentre, single-group, open-label, phase 2 trial. Lancet Oncol. 2016; 17: 1374-85.
24) Larkin J, Chiarion-Sileni V, Gonzalez R, et al. Combined nivolumab and ipilimumab or monotherapy in untreated melanoma. N Engl J Med. 2015; 373: 23-34.
25) Motzer RJ, Tannir NM, McDermott DF, et al; CheckMate 214 Investigators. Nivolumab plus ipilimumab versus sunitinib in advanced renal-cell carcinoma. N Engl J Med. 2018; 378: 1277-90.
26) Hellmann MD, Ciuleanu TE, Pluzanski A, et al. Nivolumab plus ipilimumab in lung cancer with a high tumor mutational burden. N Engl J Med. 2018; 378: 2093-104.

〈解良恭一〉

第 1 章　免疫チェックポイント阻害薬の特徴と免疫関連有害事象

3 なぜ免疫関連有害事象（irAE）が起こるのか？

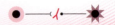

KEY MESSAGE

- 免疫チェックポイント阻害薬特有の有害事象として，免疫関連有害事象（irAE）が出現することが報告されている．
- 特徴としては，各々の有害事象は頻度が低いものがほとんどであるが，全身多岐にわたり出現し，その発現時期を予測することが難しく，対応が遅れると重篤化する場合がある．
- このため，各医療スタッフ・各診療科を横断する形のチーム体制を確立して診療に臨むことが望ましい．

irAE の機序

　免疫チェックポイント分子は活性化 $CD8^+T$ 細胞（細胞傷害性 T 細胞）に加えて，$CD4^+T$ 細胞にも発現している．したがって，免疫関連有害事象（immune related adverse event: irAE）の機序として自己細胞・組織を認識するリンパ球が体内に残存している場合，免疫チェックポイント阻害薬（ICI）により誤って活性されることよって自己抗原に反応する T 細胞受容体を持つ $CD8^+T$ 細胞による自己の細胞・組織の破壊（図1）や，$CD4^+T$ 細胞から B 細胞（→形質細胞）を介して産生された自己抗体による自己の細胞・組織の破壊（図2）が生じるものと考えられている．さらに，炎症性サイトカイン（IFN-γ，TNF-α，IL-1，IL-6，IL-12，IL-18 など）による T 細胞の活性化や，CTLA-4 発現組織に対する抗 CTLA-4 抗体（イピリムマブ）による直接の傷害（complement-dependent cytotoxicity: CDC, antibody-dependent cell-mediated cyototoxicity: ADCC）についても想定されている[1]．

　理論上，自己と非自己の識別に関わる human leukocyte antigen（HLA）

なぜ免疫関連有害事象（irAE）が起こるのか？

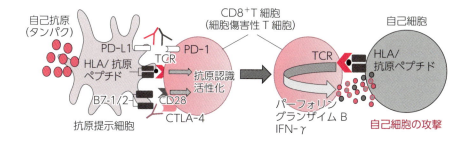

MHC class I pathway → CD8⁺T cell

TCR：T細胞受容体（抗原ペプチドの認識），HLA：ヒト白血球抗原（自己と非自己の区別）

図1・自己抗原特異的T細胞の活性化による自己細胞・組織の破壊

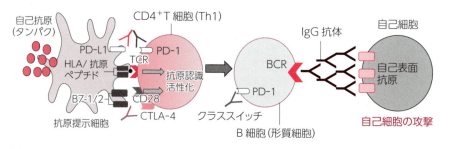

MHC class II pathway → CD4⁺T cell → B cell(plasma cell)

TCR：T細胞受容体（抗原ペプチドの認識），HLA：ヒト白血球抗原（自己と非自己の区別）
BCR：B細胞受容体

図2・自己抗体の産生による自己細胞・組織の破壊

のうち，特にCD8⁺T細胞の活性化の主刺激シグナルに関わるclass I抗原は全身の正常細胞のほぼすべてに発現しているため，あらゆる臓器・器官にirAEは起こり得る（表1）．比較的頻度の高いirAEとして胃腸障害，肝障害，皮膚障害，内分泌障害（主に甲状腺障害），肺臓炎などがあり，重症筋無力症，筋炎，1型糖尿病，Guillain-Barré症候群などは頻度が低い．脳・髄膜炎，多発筋炎（稀に呼吸筋麻痺を合併），心筋炎，下垂体不全，副腎不全，劇症1型糖尿病などのirAEについては，発症自体は比較的稀であるが重篤化あるい

表1・全身性および臓器特異的 irAE (金原史朗, 北野滋久. Medicina. 2017; 54: 1278-81[2]より改変)

irAE の発症部位		irAE の事象名	重症時のコンサルト先
全身性		疲労, 倦怠感, 発熱	
		インフュージョンリアクション	
		サイトカイン放出症候群 (CRS)	ICU
臓器特異的	皮膚	皮疹 (Stevens-Johnson 症候群も含む), 白斑, 乾癬	皮膚科
	消化器	悪心・嘔吐, 下痢, 腸炎 (稀に腸管穿孔)	消化器内科, 消化器外科 (穿孔時)
	肝胆膵	肝障害, 閉塞性胆管炎, 膵酵素上昇 (アミラーゼ, リパーゼ)	肝胆膵内科
	呼吸器	薬剤性肺障害 (ILD)	呼吸器内科
	心血管系障害	心筋炎, 血管炎	循環器内科
	筋骨格系	髄膜・脳炎, 脱髄性ニューロパチー (Guillain-Barré 症候群・慢性炎症性脱髄性ニューロパチー), 多発筋炎 (稀に呼吸筋麻痺を伴う), 関節炎	神経内科
	神経系	脳・髄膜炎, Guillain-Barré 症候群, 重症筋無力症	神経内科
	代謝・内分泌系	甲状腺機能障害, 下垂体不全 (炎), 副腎不全, 1 型糖尿病	代謝内分泌科, 糖尿病内科
	腎・泌尿器	糸球体腎炎, 間質性腎障害	腎臓内科
	血液系	血小板減少, 血球貪食症候群, 溶血性貧血	血液内科

※下線は重症化に特に注意を要するもの.
irAE の診断と治療には診断科横断的な**チーム医療**が重要

は致死的となり得る副作用である. これらに対してはオンコロジーエマージェンシーに準じた対応が必要である. 重症例では障害臓器に応じてさまざまな診療科との連携が必要である.

　障害される臓器・器官によって irAE の発症時期にはある程度の傾向があると考えられている. 治療開始後比較的早期に出現するものには皮膚障害や胃腸障害があり, 肝障害や下垂体炎はやや遅れて発症することが多いとされる. ただし, 少数例では初回投与後, もしくは治療終了後数カ月以上経過してからも

irAE が出現することもあり，発症時期を事前に予測することは事実上困難である．各種の ICI ごとの irAE の頻度としては，概して抗 CTLA-4 抗体療法によるものが最も高く，抗 PD-1 抗体療法や抗 PD-L1 抗体療法では低い傾向が報告されているが，例えば，甲状腺機能障害では頻度が逆転する場合もあるので，詳細については「がん免疫療法ガイドライン 第2版」などを参照されたい[3]．

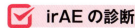
irAE の診断

irAE の診断に際しては，臓器特異的な症状や検査値異常がある場合には障害臓器の推定は比較的容易である（例：下痢→腸管，呼吸困難や咳嗽→肺，トランスアミナーゼ上昇→肝臓）．その次に irAE と類似した病態の鑑別が必要となる．主な鑑別のポイントとしては「がん自体の進行」，「感染症の合併」，「併用薬の副作用」があげられる．例として肺臓炎，下痢・大腸炎，肝障害の鑑別を示す（表2）．

一方，倦怠感・発熱・意識障害といった臓器非特異的な症状の場合には診断に苦慮することもあり，より系統的な鑑別が必要となる．意識障害をきたし得る irAE としては劇症1型糖尿病，副腎不全，脳炎，中枢神経の脱髄，肺臓炎による低酸素血症，腎不全などがあるため注意を要する．

表2・irAE の鑑別診断 （金原史朗，北野滋久．Medicina. 2017; 54: 1278-81[2] より改変）

事象名	鑑別診断		
	がん自体の進行	感染症の合併	併用薬剤の副作用
肺臓炎	肺転移，がん性リンパ管症	閉塞性肺炎，細菌性肺炎，非定型肺炎，日和見感染症	他剤による薬剤性肺障害
下痢・腸炎		感染性下痢	緩下剤による下痢，抗菌薬による下痢（偽膜性腸炎）
肝障害	肝転移，腫瘍による胆道閉塞	ウイルス性肝炎，肝膿瘍	他剤による薬剤性肝障害

irAE の診断には，鑑別診断として，
がん自体の進行，感染症の合併，併用薬剤の副作用を除外することが重要

irAEに対する対処法

　推奨されるirAEの治療は重症度によって異なるため，まず重症度の評価が重要である．重症度はCommon Terminology Criteria for Adverse Events（CTCAE）v5.0を用いてgrade 1から4までで評価することが一般的である．National Cancer Institute（NIH）[4]，もしくは，翻訳版であれば日本臨床腫瘍研究グループ（JCOG）[5]のホームページを参照されたい．

　原則として図3に示すようにgrade 2のirAEが出現すれば，投与を休止（延期）し全身ステロイド投与を検討する．Grade 3以上のirAEが出現した場合は，原則的に投与を中止（多くの種類のirAEで投与を再開しない）して，ステロイドを増量して対応する．再燃を防ぐため，原則ステロイドのテーパリングは週単位で行い，ステロイド投与は4週間以上かけて行う．例外的に，1型糖尿病や腸穿孔などステロイドを用いるべきでないirAEがあることに注意されたい．また，ステロイドの使用についてはirAEの経過に合わせて漸減・終了を目標にするが，症状の改善が遅れ長期間使用する必要がある場合には糖尿病や日和見感染症の合併にも注意が必要である．

>　≧Grade 2のirAE出現の場合
>　　治療中止（延期）して，全身ステロイド投与を検討．
>　　（例）メチルプレドニゾロン(0.5〜1.0 mg/kg/日)を行う．
>　≧Grade 3のirAE出現の場合
>　　治療中止，ステロイド増量(1.0〜2.0 mg/kg 日)を行う．
>　※再燃を防ぐため，原則ステロイドのテーパリングは週単位で行い，ステロイド投与は4週間以上かけて行うことが推奨されている．
>
> ● 多くの症例でirAEは治療中に発症するが，少数例では治療終了後数週から数カ月後に発症することもある．
> ● ベースラインと各回投与前に血液検査(CBC，生化学，血糖値，甲状腺検査など)，尿検査が推奨される．
> ● 内分泌障害(甲状腺機能低下，副腎不全，下垂体炎，1型様糖尿病)は症状が，「倦怠感」，「頭痛(頭重感)」，「発熱(微熱)」など漠然としていることが多いため注意が必要！
> ● また，不可逆になりホルモン補充療法から離脱できないことが多い．
>
>　（劇症1型）糖尿病のときは血糖コントロールを優先し，ステロイドは投与しないことが推奨されている．
>　下垂体障害：機能回復を目的としたステロイドの投与は推奨されない．

図3・irAEの対処法まとめ

下痢・腸炎：インフリキシマブ（エビデンス○）
Grade 3 以上の下痢・大腸炎に対して高用量のステロイドを投与したにもかかわらず，48～72 時間経過しても症状が改善されない場合や症状改善後に再増悪した場合は，抗 TNF-α 抗体製剤（インフリキシマブ 5 mg/kg）が追加投与される．

肝障害：ミコフェノール酸モフェチル（エビデンス△）
ステロイド不応性・難治性の免疫関連肝障害に対しては，インフリキシマブ自体に肝毒性があるために使用は原則的に禁忌である．報告は限られているが，ミコフェノール酸モフェチルの追加投与（例：1,000 mg，1 日 2 回 計 2,000 mg/日）が考慮される．

その他の irAE：各種免疫抑制剤（エビデンスは ???）
抗 TNF-α 抗体製剤，ミコフェノール酸モフェチル，抗 $\alpha_4\beta_7$ インテグリン抗体（ベドリズマブ），免疫グロブリン（大量）療法（IVIG），メトトレキサート，アザチオプリン，リツキシマブ，シクロスポリン A，抗胸腺細胞グロブリン（ATG）などが投与されることがある．

図 4・ステロイド難治性 irAE への対応例 (Brahmer JR, et al. J Clin Oncol. 2018; 36: 1714-68[6], がん免疫療法ガイドライン 第 2 版[3] をもとに作成)

ステロイド難治性の irAE については，免疫抑制剤の追加投与が検討される（図 4）が，エビデンスは限られているのが現状である．

また，実施臨床においては，患者の全身状態が不良である場合には十分な診断がつかないままに対応を迫られることがある．例えば，免疫関連肺臓炎か感染症か鑑別がただちにつかない場合は培養検査などを提出のうえ，ステロイドと抗菌薬を同時に投与で治療を開始し後日返却される検査結果や治療経過に応じて治療方法を変更していくこともときに必要であろう．

irAE の種類（発症部位）によっては対処法が異なる部分があるため，詳細については「がん免疫療法ガイドライン 第 2 版」[3] の irAE の各論（第 2 章 免疫チェックポイント阻害薬の副作用管理）を参照されたい．

ICI 投与に生じる，稀な（頻度は 1% 未満）irAE としてさまざまなものが報告されているが，理論上，irAE は体内のどの組織にも生じ得る．その中でも，「がん免疫療法ガイドライン 第 2 版」の irAE の各論には取り上げられていないが，稀ではあるものの血球貪食症候群（hemophagocytic syndrome: HPS）が生じることがあり，対応が遅れると致死的になり得る．

血球貪食症候群（HPS）

近年，ICI 投与後に低頻度ではあるが血球貪食症候群（hemophagocytic syndrome: HPS）が生じることが報告されている．発症の際には早期に対応を行わないと致死的になり得るため注意が必要である．

HPS とは，主要徴候として発熱，汎血球減少，肝脾腫，播種性血管内凝固症候群（disseminated intravascular coagulation: DIC）を認める組織球の増殖と血球貪食像を病理学的特徴とする症候群である．HPS には遺伝的素因による原発性と，感染や膠原病・悪性腫瘍などに続発する二次性のものに分類される．ICI 投与後に生じる HPS については，投与される患者さんは基本的に進行期のがん患者であるため，同剤が原因になって生じたものか，前述の二次性のものかの鑑別は必ずしも容易でないと考えられる．未解明な部分もあるが，HPS の基本病態は $CD8^+T$ 細胞を中心とするリンパ球ならびに組織球の異常な活性化と，炎症性サイトカイン（IFN-γ，TNF-α，IL-1，IL-6，IL-18）など各種のサイトカインの過剰産生（サイトカインストーム）であると考えられることから，ICI の投与によって引き起こされること自体に矛盾はない．

ICI 投与後に，持続する高熱に加えて急速な血小板数の減少を認めた場合は，ただちに血球貪食像や血清フェリチン値や可溶性 IL-2 受容体値の上昇を確認し，HPS の確定診断に努め，速やかにステロイドの全身投与を行う必要がある．

おわりに

現時点で irAE の発症を事前に予測することは困難であり実地臨床における予防法は確立していない．したがって，適切に irAE を管理するためには，発症時には速やかに診断し，適切な重症度の評価を行ったうえでなるべく早期に治療を開始する必要がある．irAE の診断を行う際には，がん自体の進行や感染症の合併，併用薬の副作用などを系統的に除外診断したうえで，頻度の高い irAE，頻度は低いが重篤な irAE に対応していくことが重要である．発症部位・病態が多様多岐にわたるため，各医療スタッフ・各診療科を横断する形のチー

なぜ免疫関連有害事象（irAE）が起こるのか？

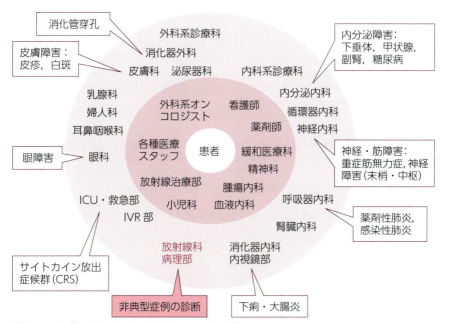

図5・がん免疫療法におけるチーム医療体制（北野滋久．癌と化学療法．2017; 44: 222-6[7]）より改変）

ム体制を確立して診療に臨むことが望ましい（図5）．このように，がん免疫療法が実地臨床に導入されるようになり，実地臨床の診療体制も大きく変わろうとしている．現状においてエビデンスが限られる中，①各 irAE に対する対処法が今後変わっていく可能性があること，②承認される ICI が増えていく中で，各社の適正使用ガイドが一致しない点が出てきていること，③今後，併用療法（免疫療法同士とは限らない）の承認が増えてくることが予想されるが，ICI 単独療法と各種併用療法では異なる対応が必要となる可能性があり得ること，④同時併用でなく，順次投与であっても irAE が高頻度で出現する組み合わせが報告される可能性があることなど，irAE については未解明の部分が多く，実臨床でのデータの蓄積が待たれる．

[参考文献]

1) Postow MA, Sidlow R, Hellmann MD. Immune-related adverse events associated with immune checkpoint blockade. N Engl J Med. 2018; 378: 158-68.
2) 金原史朗, 北野滋久. 免疫チェックポイント阻害剤の副作用について教えてください. Medicina. 2017; 54: 1278-81.
3) 日本臨床腫瘍学会, 編. がん免疫療法ガイドライン 第2版. 金原出版; 2019.
4) National Cancer Institute のホームページ. https://ctep.cancer.gov/protocolDevelopment/electronic_applications/ctc.htm
5) JCOG（日本臨床腫瘍研究グループ）のホームページ. http://www.jcog.jp/index.htm
6) Brahmer JR, Lacchetti C, Schneider BJ, et al. Management of immune-related adverse events in patients treated with immune checkpoint inhibitor therapy: American Society of Clinical Oncology Clinical Practice Guideline. J Clin Oncol. 2018; 36: 1714-68.
7) 北野滋久. がん免疫療法の進歩と骨軟部腫瘍における現状. 癌と化学療法. 2017; 44: 222-6.

〈北野滋久〉

4 抗PD-1/PD-L1抗体，抗CTLA-4抗体単剤での副作用の特徴

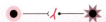

KEY MESSAGE

- 抗PD-1/PD-L1抗体と抗CTLA-4抗体の免疫関連有害事象（irAE）のプロファイルは異なる．
- 抗PD-1抗体では甲状腺障害の頻度が高い．
- 抗CTLA-4抗体では下痢，大腸炎が主体となり，irAE発生頻度も抗PD-1抗体に比べやや高い．
- 単剤療法におけるirAEは軽症であることが多いが，稀に重篤な有害事象が起こることもあり，注意が必要である．

 はじめに

2014年に本邦にて進行期メラノーマ（悪性黒色腫）の治療にニボルマブが保険承認されて以降，現在複数のがん種の治療に免疫チェックポイント阻害薬（ICI）の使用が可能となり，かつその保険適用疾患も年々拡大している．現在，ICIの単剤療法としては，抗PD-1/PD-L1抗体がメラノーマ，非小細胞肺がん，悪性胸膜中皮腫，腎細胞がん，尿路上皮がん，頭頸部がん，Hodgkinリンパ腫，胃がん，Merkel細胞がんなどで，抗CTLA-4抗体がメラノーマで保険承認されている．このようにICIは複数のがん種で使用されるため，安全なICI使用のためにがん診療に携わる医療従事者は，使用するICIの種類毎にその臨床効果と免疫関連有害事象（irAE）の特徴をよく知っておく必要がある．本項では抗PD-1/PD-L1抗体，抗CTLA-4抗体単剤での有害事象の特徴に焦点を当て概説する．

単剤療法で用いられる ICI と対象疾患

現在本邦において使用可能な ICI の単剤療法とその適用疾患につき表1に示す．抗 PD-1 抗体はニボルマブ（オプジーボ®），ペムブロリズマブ（キイトルーダ®），抗 PD-L1 抗体はアベルマブ（バベンチオ®），アテゾリズマブ（テセントリク®），デュルバブマブ（イミフィンジ®）の5種類であり，抗 CTLA-4 抗体はイピリムマブ（ヤーボイ®）のみが臨床現場で使用されており，単剤療法としては進行期メラノーマにのみ保険承認されている．

ICI と irAE の発生頻度（表2）

ICI による irAE はこれまで用いられてきた殺細胞性抗がん剤に比べて大きく異なる．また，抗 PD-1/PD-L1 抗体と抗 CTLA-4 抗体を比較しても irAE 発生頻度とその特徴は異なる．一般に，抗 PD-1/PD-L1 抗体のほうが抗 CTLA-4 抗体に比べて重篤な irAE 発生頻度は低い[1]．両者ともに irAE が発現しやすい臓器は消化器，皮膚，内分泌器官，肝臓などであるが，消化器は抗 CTLA-4 抗体で irAE 発生頻度が高く，内分泌器官，特に甲状腺は抗 PD-1 抗体で irAE 発生頻度が高い．発生は稀であるものの，重篤化した際に臓器機

表1・免疫チェックポイント阻害薬の種類と保険適用疾患

抗 PD-1 抗体	ニボルマブ	・メラノーマ ・非小細胞肺がん ・腎細胞がん ・Hodgkin リンパ腫 ・頭頸部がん ・悪性胸膜中皮腫 ・胃がん
	ペムブロリズマブ	・メラノーマ ・非小細胞肺がん ・尿路上皮がん ・Hodgkin リンパ腫 ・がん化学療法後に増悪した進行・再発の高頻度マイクロサテライト不安定性を有する固形がん
抗 PD-L1 抗体	アベルマブ アテゾリズマブ	・Merkel 細胞がん ・非小細胞肺がん
抗 CTLA-4 抗体	イピリムマブ	メラノーマ

能や生命に関わるものとして，間質性肺炎[2]，劇症 1 型糖尿病[3]，膵炎[4]，腎炎[5]，脱髄疾患[6]，ぶどう膜炎[7]などが報告されている．

以下に各 ICI における腫瘍臨床試験での有害事象の特徴につき述べる．

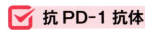
抗 PD-1 抗体

ニボルマブ

メラノーマと非小細胞肺がんの代表的な第 III 相臨床試験（メラノーマ：CheckMate-067[1]，非小細胞肺がん：CheckMate-017[8]，CheckMate-057[9]）でみられた有害事象につき示す．全 grade の irAE 発生頻度はメラノーマで 86％，非小細胞肺がんで 58〜69％，grade 3/4 の発生頻度を比較してもメラノーマで 21％，非小細胞肺がんで 7〜10％とややメラノーマでの irAE の発生頻度が高い．個々の irAE に着目しても，メラノーマのほうが（全 irAE の発生頻度が高いせいか）非小細胞肺がんに比べてやや高い傾向にある．一般に一次治療として ICI を用いたほうが奏効率は高いと考えられており，これは一次治療でニボルマブを使用したメラノーマのほうがプラチナ系抗がん剤にて不応性の症例を対象とした非小細胞肺がんより奏効率は高い（メラノーマ vs 小細胞肺がん：44％ vs 25〜36％）ことが影響している可能性がある．抗 PD-1 抗体の臨床効果と irAE 発生頻度とは相関する[10]とされていることから，irAE 発生頻度もメラノーマで高い傾向にあるのかもしれない．

個々の irAE では，両者ともに疲労感の発生頻度は高く，メラノーマで 36％，非小細胞肺がんで 16％に生じている．また，甲状腺障害（甲状腺機能低下症および亢進症）はメラノーマで 15％に生じている．両がん種間で決定的に異なる有害事象としては白斑の発生であり，メラノーマで 9％以上報告されている一方，非小細胞肺がんで白斑の報告はなかった．これはメラノーマ細胞および正常メラノサイトの共通抗原に対する免疫反応が ICI により活性化されるため，メラノーマの治療時のみ高頻度に出現し，他のがん種の治療時にはほとんど出現しないと推測されている[11]．それ以外の irAE については，メラノーマ，非小細胞肺がんともにほぼ同様のプロファイルを示している．

第1章 免疫チェックポイント阻害薬の特徴と免疫関連有害事象

表2・各臨床試験における免疫チェックポイント阻害薬の免疫関連有害事象とその発生頻度

種類	抗PD-1抗体									
	ニボルマブ		ペムブロリズマブ		ニボルマブ		ニボルマブ		ペムブロリズマブ	
臨床試験	CheckMate-067		KEYNOTE-006		CheckMate-017		CheckMate-057		KEYNOTE-024	
がん種	メラノーマ		メラノーマ		非小細胞肺がん(扁平上皮がん)		非小細胞肺がん(非扁平上皮がん)		非小細胞肺がん	
奏効率	44%		33%		36%		25%		45%	
grade	全grade	grade 3/4	全grade	grade 3/4	全grade	grade 3/4	全grade	grade 3/4	全grade	grade 3/4
発生頻度	86	21	73〜80	10〜13	58	7	69	10	74	27
下痢	21	3	14〜17	1〜3	8	0	8	1	14	4
大腸炎	2	1	2〜4	1〜3	1	1			2	1
悪心	13	0	10〜11	<1	9	0	12	1	10	0
嘔吐	7	<1	2〜4	<1	3	0	5	0	3	<1
食欲減少	12	0	6〜7	0	11	1	10	0	9	0
白斑	9	<1	9〜11	0						
発疹	23	<1	13〜15	0	4	0	9	<1		
瘙痒	21	<1	14	<1	2	0	8	0		
疲労感	36	1	19〜21	<1	16	1	16	1	10	1
虚弱	8	<1	11〜12	<1	10	0	10	<1		
発熱	7	0	1〜4	0	6	0	3	0	10	0
関節痛	10	<1	<1〜2	0	5	0				
筋肉痛			2〜7	<1	2	0	2	<1		
infusion reaction									5	0
咳嗽			4	0						
呼吸困難	6	<1	1〜3	<1			<1	<1		
肺炎	2	<1	<1〜2	<1	5	0	1	<1	6	0
AST/ALT上昇	4〜6	1〜2	1〜5	0	2	0	<1	<1		
リパーゼ上昇	9	4								
下垂体炎	1	<1	<1	<1					<1	0
甲状腺機能低下症	11	0	9〜10	<1	4	0	7	0	9	0
甲状腺機能亢進症	4	0	3〜7	0					8	0

抗PD-1/PD-L1抗体，抗CTLA-4抗体単剤での副作用の特徴

	抗PD-L1抗体						抗CTLA-4抗体	
アベルマブ		アテゾリズマブ		デュルバルマブ		イピリムマブ		
JAVELIN Merkel 200		OAK		PACIFIC		CheckMate-067		
メルケル細胞がん		非小細胞肺がん				メラノーマ		
32%		14%		28%		19%		
全grade	grade 3/4	全grade	grade 3/4	全grade	grade 3/4	全grade	grade 3/4
70.5	4.5	64	15	97	30	86	28
9	0	15	<1	18	<1	34	6
						11	8
9	0	18	<1	14	0	16	1
2	0	12	<1			8	<1
6	0	24	<1	14	<1	13	<1
						5	0
7	0			12	<1	22	2
5	0			12	0	36	1
24	0	27	3	24	<1	29	1
8	0	19	1	11	<1	5	1
2	0	18	<1	15	<1	7	<1
5	0	12	<1	12	0	7	0
5	0	6	<1	8	<1		
17	0						
		23	<1	35	<1		
3	0	19	3	22	2	4	0
1	0			13	4	2	<1
3	0					4	1～2
						6	4
						4	2
3	0			12	<1	5	0
2	0					1	0

ペムブロリズマブ

　メラノーマと非小細胞肺がんの代表的な第Ⅲ相臨床試験（メラノーマ：KEYNOTE-006[12]，非小細胞肺がん：KEYNOTE-024[13]）でみられた有害事象につき示す．メラノーマにおけるペムブロリズマブのirAE発生頻度はニボルマブと大差はなく，ほぼ同様のプロファイルを示す．全体としては疲労感の発生頻度がやや高く，甲状腺障害も12〜17％で生じ，ニボルマブに似た確率である．非小細胞肺がんにおいても同様であるが，ペムブロリズマブは一次治療で使用していることからか奏効率45％とプラチナ系抗がん剤にて不応性の症例を対象としたニボルマブより奏効率が高い．そのためか，甲状腺障害がニボルマブに比べてやや発生頻度が高く報告されており（甲状腺機能低下症：9％，甲状腺機能亢進症：8％），メラノーマにおける甲状腺障害の発生頻度とほぼ同等である．一方で，白斑はニボルマブとほぼ同様の傾向を示し，メラノーマでは9〜11％に生じるものの非小細胞肺がんでは白斑の発生は報告されていない．

抗PD-L1抗体

アベルマブ

　保険適用は現在化学療法不応の進行期Merkel細胞がんのみであり，薬事承認の根拠となった第Ⅱ相臨床試験（JAVELIN Merkel 200[14]）でみられたirAEにつき示す（表2）．メラノーマや非小細胞肺がんにおけるニボルマブ，ペムブロリズマブ使用時と比較して，全gradeにおけるirAE発生頻度は大差がない（70.5％）が，grade 3/4の発生頻度は4.5％とより低い．個々のirAEもニボルマブ，ペムブロリズマブと同様に疲労感が最も高頻度（24％）に生じるが，特記すべきはinfusion reactionの発生が17％でみられ，ニボルマブやペムブロリズマブに比べ明らかに高い．

アテゾリズマブ

　保険適用は現在非小細胞肺がんのみであり，薬事承認の根拠となった第Ⅲ相臨床試験（OAK[15]）でみられたirAEにつき示す（表2）．メラノーマや非

小細胞肺がんにおけるニボルマブ、ペムブロリズマブ使用時と比較して、irAE発生頻度は全gradeで64％、grade 3/4で15％とほぼ同等である。個々のirAEでみると発熱（18％）、咳嗽（23％）、呼吸困難（19％）がやや多い印象である。

デュルバルマブ

保険適用は切除不能な局所進行の非小細胞肺がんにおける根治的化学放射線療法後の維持療法に対してである。薬事承認の根拠となった第Ⅲ相臨床試験（PACIFIC[16]）でみられたirAEにつき示す（表2）。irAE発生頻度は全gradeで97％、grade 3/4で30％であった。咳嗽（35％）がやや多いが投薬前の放射線療法による影響も加味する必要がある。

✅ 抗CTLA-4抗体

イピリムマブ

irAE発生頻度は全gradeで86％、grade 3/4で28％と、抗PD-1抗体に比べるとやや高い。抗PD-1と大きく異なるのは下痢、大腸炎の頻度の高さである。下痢は全gradeで34％、grade 3/4で6％、大腸炎は全gradeで11％、うちgrade 3/4は8％と重篤化しやすい。一方で、甲状腺障害は少なく、甲状腺機能低下症5％、甲状腺機能亢進症1％である。メラノーマで用いられていることから、抗PD-1抗体使用時と同様に白斑も5％に発生している。

✅ irAEの出現時期

抗PD-1抗体

第Ⅲ相臨床試験時における非小細胞肺がん[9]、腎細胞がん[17]のニボルマブ投与下でのirAEの発症時期を例に示す（表3）。出現時期はさまざまであるが、irAE全体でみるとおよそ数カ月後に生じることが多いものの、その出現時期には大きなばらつきがある。また、各irAEの発症時期もあまり明確ではないものの、発疹、消化管障害、甲状腺機能低下症が比較的早期に出現しやすい。

表3・ニボルマブ投与下における免疫関連有害事象の発症時期

臨床試験	非小細胞肺がん CheckMate-057 出現時期中央値（カ月）	腎細胞がん CheckMate-025 出現時期中央値（カ月）
下痢・大腸炎	2.7	4.8
発疹		3.2
肺炎	7.2	3.82
肝障害	7.8	3.7
下垂体炎		6.2
副腎不全		5.8
甲状腺機能低下症	2.9	4.6
甲状腺機能亢進症	2	3
1型糖尿病		7.8
腎機能障害	1.5	5.4

抗CTLA-4抗体

抗PD-1抗体と同様にirAEの出現時期に関してはさまざまであるが，イピリムマブに関しては皮膚粘膜障害が比較的早期に出現し，その後に消化器症状が出現する傾向にある．皮膚粘膜障害の発症のピークが約1.5カ月，消化器症状が約2カ月であり，肝障害や下垂体炎はそれより遅れて出現することが多いと報告されている[18]．

☑ おわりに

ICIによるirAEはICIの種類および治療するがん種によってもその特徴は異なる．それぞれのICI使用時のirAEの特徴，各irAEの種類と発生頻度，発生時期につき熟知することで，実際にirAEが発生した際に早期に対応でき，患者に対してより安全にICIを使用できるものと考える．

[参考文献]

1) Wolchok JD, Chiarion-Sileni V, Gonzalez R, et al. Overall survival with combined nivolumab and ipilimumab in advanced melanoma. N Engl J Med. 2017; 377: 1345-56.
2) Topalian SL, Hodi FS, Brahmer JR, et al. Safety, activity, and immune correlates of anti-PD-1 antibody in cancer. N Engl J Med. 2012; 366: 2443-54.
3) Teramoto Y, Nakamura Y, Asami Y, et al. Case of type 1 diabetes associated with

less-dose nivolumab therapy in a melanoma patient. J Dermatol. 2017; 44: 605-6.
4) Di Giacomo AM, Danielli R, Guidoboni M, et al. Therapeutic efficacy of ipilimumab, an anti-CTLA-4 monoclonal antibody, in patients with metastatic melanoma unresponsive to prior systemic treatments: clinical and immunological evidence from three patient cases. Cancer Immunol Immunother. 2009; 58: 1297-306.
5) Izzedine H, Gueutin V, Gharbi C, et al. Kidney injuries related to ipilimumab. Invest New Drugs. 2014; 32: 769-73.
6) Wilgenhof S, Neyns B. Anti-CTLA-4 antibody-induced Guillain-Barré syndrome in a melanoma patient. Ann Oncol. 2011; 22: 991-3.
7) Robinson MR, Chan CC, Yang JC, et al. Cytotoxic T lymphocyte-associated antigen 4 blockade in patients with metastatic melanoma: a new cause of uveitis. J Immunother. 2004; 27: 478-9.
8) Brahmer J, Reckamp KL, Baas P, et al. Nivolumab versus docetaxel in advanced squamous-cell non-small-cell lung cancer. N Engl J Med. 2015; 373: 123-35.
9) Borghaei H, Paz-Ares L, Horn L, et al. Nivolumab versus docetaxel in advanced nonsquamous non-small-cell lung cancer. N Engl J Med. 2015; 373: 1627-39.
10) Freeman-Keller M, Kim Y, Cronin H, et al. Nivolumab in resected and unresectable metastatic melanoma: characteristics of immune-related adverse events and association with outcomes. Clin Cancer Res. 2016; 22: 886-94.
11) Rosenberg SA, White DE. Vitiligo in patients with melanoma: normal tissue antigens can be targets for cancer immunotherapy. J Immunother Emphasis Tumor Immunol. 1996; 19: 81-4.
12) Robert C, Schachter J, Long GV, et al. Pembrolizumab versus ipilimumab in advanced melanoma. N Engl J Med. 2015; 372: 2521-32.
13) Reck M, Rodríguez-Abreu D, Robinson AG, et al. Pembrolizumab versus chemotherapy for PD-L1-positive non-small-cell lung cancer. N Engl J Med. 2016; 375: 1823-33.
14) Kaufman HL, Russell J, Hamid O, et al. Avelumab in patients with chemotherapy-refractory metastatic Merkel cell carcinoma: a multicentre, single-group, open-label, phase 2 trial. Lancet Oncol. 2016; 17: 1374-85.
15) Rittmeyer A, Barlesi F, Waterkamp D, et al. Atezolizumab versus docetaxel in patients with previously treated non-small-cell lung cancer (OAK): a phase 3, open-label, multicentre randomised controlled trial. Lancet. 2017; 389: 255-65.
16) Antonia SJ, Villegas A, Daniel D, et al. Overall survival with durvalumab after chemoradiotherapy in stage III NSCLC. N Engl J Med. 2018; 379: 2342-50.
17) Motzer RJ, Escudier B, McDermott DF, et al. Nivolumab versus everolimus in advanced renal-cell carcinoma. N Engl J Med. 2015; 373: 1803-13.
18) Weber JS, Kahler KC, Hauschild A. Management of immune-related adverse events and kinetics of response with ipilimumab. J Clin Oncol. 2012; 30: 2691-7.

〈中村泰大〉

第1章 免疫チェックポイント阻害薬の特徴と免疫関連有害事象

5 化学放射線療法後の抗PD-L1抗体による地固め療法（非小細胞肺がん）

KEY MESSAGE

- 切除不能局所進行（ステージⅢ期）非小細胞肺がん患者に対する化学放射線療法後の抗PD-1抗体による地固め療法は根治の可能性がある治療法である．

- 化学放射線療法後の抗PD-L1抗体療法では高率に肺臓炎（間質性肺疾患）の発症が認められるが，重症化は少ない．発症後は正確なマネジメントにより継続の可否を検討することが重要である．

- 肺臓炎の評価は放射線治療医と連携し，症状・身体所見・画像所見・血液所見の経時変化を総合的に判断しなければならない．

はじめに

がん研究振興財団のデータによると，遠隔転移が認められると根治が難しくなるとされる非小細胞肺がんのⅣ期は全体の24.9％である．それに対し，病変が局所にとどまり，遠隔転移がないため根治を目指せる最後の病期となるⅢ期は全体の22.1％を占めている．

約20年前より，Ⅲ期の切除不能な局所進行の非小細胞肺がんに対する標準治療が化学放射線療法となって以来，さまざまな地固め化学療法や維持療法を検証した試験が行われてきたが有意なデータは得られず，同時化学放射線療法後5年以内に約90％が疾患進行・死亡に至ると報告されていた[1, 2]．よって，長年かけて治療成績向上が求められてきた．

その中で，新たな治療戦略として免疫療法が行われるようになった．さらに，従来の放射線療法と免疫療法の併用の有用性も明らかになっていった．免疫学的には，放射線照射により傷害を受けた腫瘍細胞は，HMGB1タンパクなど

の danger signal 分子を放出し，樹状細胞を刺激することが知られている．また，放射線治療により誘導された腫瘍細胞のアポトーシスは免疫原性細胞死（immunogenic cell death: ICD）と呼ばれ，樹状細胞に抗原が取り込まれることで，抗腫瘍 T 細胞が誘導される．また，放射線照射により腫瘍細胞表面の MHC class I，Fas，ICAM-1 といった細胞接着分子の発現を増強し，腫瘍認識を導くことができる[3]．

しかし，抗腫瘍 T 細胞ががん細胞を認識すると，IFN-γ などのサイトカインがより多く放出される．これらのサイトカインによりがん細胞やその周辺細胞の表面において PD-L1 発現が増加する．PD-L1 は抗腫瘍 T 細胞表面の PD-1 と結合し，抗腫瘍 T 細胞によるがん細胞への攻撃を抑制し，がん細胞の免疫逃避が起こるとされている．それにより，化学放射線療法（chemoradiation therapy: CRT）後の抗腫瘍 T 細胞活性が持続しないため，奏効した患者でも再発が起こってしまう．

そこで，PD-1/PD-L1 経路を阻害することで，抗腫瘍免疫を回復し，がんの排除を促すことを目指し放射線治療後に抗 PD-L1 療法を行うという新たな治療が開発された．

✓ PACIFIC 試験とは

PACIFIC 試験は，切除不能な局所進行（ステージⅢ）非小細胞肺がんで根治的同時 CRT の後に疾患進行が認められなかった症例に対するデュルバルマブの有効性および安全性を検討した国際共同第Ⅲ相試験である[4]．切除不能な局所進行の非小細胞肺がんで根治的同時 CRT 後に疾患進行が認められなかった 713 例の症例を，2 サイクル以上のプラチナ製剤を用いた根治的 CRT 後（化学療法終了のタイミングは，放射線治療と同時あるいは最終照射までに終了していることが条件）の 42 日以内にデュルバルマブを投与した群とプラセボ群の 2 群を対象とした多施設共同無作為化二重盲検プラセボ対照試験であった．713 例のうち，日本人は全体の 15.7％（112 例）であった．主要評価項目は無増悪生存期間（PFS）および全生存期間（OS）であり，副次評価項目として，死亡または遠隔転移発現までの期間などが確認された．全体の症例は，TPS（tumor proportion score）の値，*EGFR* 遺伝子の発現の有無は関係なく選

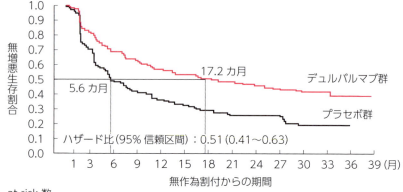

図1・無増悪生存期間（PFS）の Kaplan-Meier 曲線
(Antonia SJ, et al. N Engl J Med. 2018; 379: 2342-50[4]より改変)

出された[4].

PACIFIC 試験で示されたデュルバルマブによる地固め療法の有用性

　PACIFIC 試験では，デュルバルマブ群で PFS，OS の延長を認めた[4]．具体的には，デュルバルマブ群はプラセボ群に比べて PFS が約 11 カ月間延長した（図1）．中央値はデュルバルマブ群 17.2 カ月，プラセボ群 5.6 カ月で，ハザードは 0.51 であり，疾患進行のリスクを 49％低下させた．

　一方，OS中央値はデュルバルマブ群では未到達，プラセボ群 28.7 カ月であった．ハザード比は 0.68 であり，死亡リスクを 32％低下させた（図2）．

　また，24 カ月時点での生存率はデュルバルマブ群 66.3％，プラセボ群 55.6％だった．これまで化学放射線治療後は経過観察のみであった標準治療を大きく変える結果であり，この予後改善効果により，患者に根治を目指した

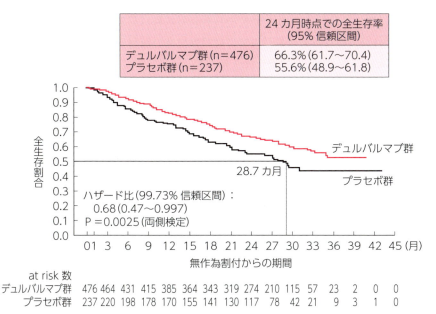

図2・全生存期間（OS）の Kaplan-Meier 曲線
(Antonia SJ, et al. N Engl J Med. 2018; 379: 2342-50[4] より改変)

治療を提供できる機会が増えたと言える．

予後以外の評価項目でもデュルバルマブ群で良好な結果が得られている[4]．まず，客観的奏効率（overall response rate: ORR）は，デュルバルマブ群30.0％，プラセボ群17.8％だった（P＜0.001）．

また，死亡または遠隔転移出現までの期間（time to death or distant metastasis: TTDM）が評価されており，中央値はデュルバルマブ群28.3カ月，プラセボ群16.2カ月であり，ハザード比は0.53であった．これらの結果は，局所制御のみでなく，遠隔転移の抑制に関してもデュルバルマブが貢献している可能性があることを示唆している．

PACIFIC 試験における有害事象

PACIFIC 試験における全有害事象発現率は，デュルバルマブ群96.8％，プラセボ群94.9％だった[4]．

一方，grade 3 以上の有害事象発現率はデュルバルマブ群 30.5％，プラセボ群 26.1％であり，デュルバルマブ群でやや多い傾向であった．各群で 10％以上の発症があった有害事象を表1 に示す．

PACIFIC 試験における肺臓炎・放射線肺臓炎の発現について

PACIFIC 試験における肺臓炎・放射線肺臓炎が発現の頻度は，デュルバルマブ群で全 grade 33.9％，grade 3/4 が 3.4％，grade 5 が 1.1％だった．デュルバルマブ投与から発現までの期間の中央値は，55 日（範囲 1～406 日）だった〔図3, イミフィンジ®適正使用ガイド 非小細胞肺癌（2018 年 8 月作成）〕．投与開始早期から晩期まで発現する可能性があるが，特に投与開始 4 週から 12 週までの発現頻度が高くなっており，その期間は患者の呼吸状態や胸部 X 線の変化などに特に注意する必要がある．

☑ 化学放射線療法による放射線肺臓炎

前述したように PACIFIC 試験では高率に肺臓炎を認めたが，デュルバルマブの投与に限らず，前段階の CRT を受けている非小細胞肺がん患者の放射線肺臓炎が一定数起きることを理解しておく必要がある．その機序としては，血管透過性亢進による急性浮腫の消退後，1～3 カ月して再び血管透過性が亢進し，二次的放射線肺臓炎が発現するとされている．

実際の照射では，grade 2 以上の放射線肺臓炎発症のリスクを低下させるために，V_{20}（20 Gy 以上照射される正常肺の体積）が正常肺全体の体積の 40％を超えないように，多くは 35％以下になるように計画することが重要とされている[5]．

836 例を対象にしたメタ解析で発現率は 29.8％とされており[6]，多くは自然経過で収束するが，特に 3 カ月よりも早期の場合には重症化する場合もあるため注意が必要である[7]．発現時期は約 3 カ月が多いとされており，デュルバルマブ投与タイミングと重なる可能性があるため，放射線肺臓炎と薬剤性肺障害の判断が重要である．

表1・PACIFIC試験安全性解析対象において，プラセボ群と比較してデュルバルマブ群での発現率が10%以上高かった有害事象一覧 (Antonia SJ, et al. N Engl J Med. 2018; 379: 2342-50[4] より改変)

有害事象	デュルバルマブ（N=475）全 grade	grade 3/4	プラセボ群（N=234）全 grade	grade 3/4
	患者数（%）			
全有害事象	460 (96.8)	145 (30.5)	222 (94.9)	61 (26.1)
咳嗽	167 (35.2)	2 (0.4)	59 (25.2)	1 (0.4)
疲労	114 (24.0)	1 (0.2)	48 (20.5)	3 (1.3)
呼吸困難	106 (22.3)	7 (1.5)	56 (23.9)	6 (2.6)
放射線肺臓炎	96 (20.2)	7 (1.5)	37 (15.8)	1 (0.4)
下痢	88 (18.5)	3 (0.6)	46 (19.7)	3 (1.3)
発熱	72 (15.2)	1 (0.2)	22 (9.4)	0
吐き気	68 (14.3)	0	31 (13.2)	0
食欲減退	68 (14.3)	1 (0.2)	30 (12.8)	2 (0.9)
肺炎	63 (13.3)	21 (4.4)	18 (7.7)	9 (3.8)
肺臓炎	60 (12.6)	9 (1.9)	18 (7.7)	4 (1.7)
関節痛	59 (12.4)	0	26 (11.1)	0
上気道感染	59 (12.4)	1 (0.2)	24 (10.3)	0
瘙痒症	59 (12.4)	0	12 (5.1)	0
発疹	58 (12.2)	1 (0.2)	18 (7.7)	0
便秘	56 (11.8)	1 (0.2)	20 (8.5)	0
甲状腺機能低下症	55 (11.6)	1 (0.2)	4 (1.7)	0
頭痛	52 (10.9)	1 (0.2)	21 (9.0)	2 (0.9)
無力症	51 (10.7)	3 (0.6)	31 (13.2)	1 (0.4)
腰痛	50 (10.5)	1 (0.2)	27 (11.5)	1 (0.4)
筋骨格痛	39 (8.2)	3 (0.6)	24 (10.3)	1 (0.4)
貧血	36 (7.6)	14 (2.9)	26 (11.1)	8 (3.4)

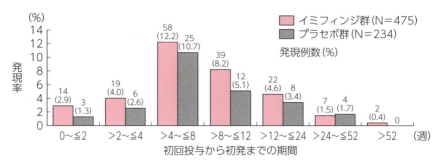

図3・間質性肺疾患（放射線肺臓炎）の発現時期：初回投与から初発までの期間
〔イミフィンジ®適正使用ガイド 非小細胞肺癌（2018年8月作成）．p.7〕

肺臓炎・放射線肺臓炎のマネジメント

デュルバルマブ投与前のマネジメント

　筆者の施設では，デュルバルマブ投与前に安全性が確認できればCRT後，なるべく早期にデュルバルマブ投与を開始することが多いが，前述したように，一般的に肺への放射線照射歴のある患者は肺臓炎・放射線肺臓炎の発現および重症化リスクが高いため，早期のデュルバルマブ開始にのみ囚われず，投与の可否を適切に判断する必要がある．

　まず，PACIFIC試験ではgrade 2以上は除外されており，実際にgrade 2以上の肺臓炎，PS（performance status）2以上の患者さんは投与対象外となっている．そして，デュルバルマブの添付文書上では，放射線肺臓炎を含む間質性肺疾患のある患者またはその既往歴のある患者は慎重投与となっていることから，CRTによる放射線肺臓炎の有害事象がないこと，もしくは有害事象が発現している場合には，そのgradeが1であること，そして活動性の評価を行う．

　特にCRTによる放射線肺臓炎の有害事象がない場合でも，必ず，症状（息切れ，呼吸困難，咳嗽，発熱など），身体検査（PS，SpO_2，聴診所見），画像所見（X線，CT），臨床検査（KL-6，SP-D，LDH）の項目で問題がないことを確認し，投与後も経時的変化の評価を行っていく．特に，症状，SpO_2は

客観的に評価できるうえに，簡便なものであるため逐一評価を忘れないようにすることが大切である．

　デュルバルマブ投与前に grade 1 の放射線肺臓炎が認められた際のデュルバルマブ投与の可否は，症状，SpO_2，画像診断の 3 つを診断基準とし，個々の症例に応じて判断する．Grade1 の肺臓炎は実際，「症状がない」，「臨床所見または検査所見のみ」，「治療を要さない」とされている．しかしこれらの条件を満たしていても，臨床検査で高値を認める場合や，照射外に陰影を認める場合は，すでに免疫関連有害事象の可能性があり，投与を控える必要がある．特に放射線範囲の評価などは，必ず放射線治療医と連携を行い情報の確認を行う必要がある．その逆に，咳嗽や息切れがあっても，放射線治療の前と後で増悪がなければ可能と判断できる．

デュルバルマブ投与後のマネジメント

　投与後も，投与前と同様に評価項目は症状（息切れ，呼吸困難，咳嗽，発熱など），身体検査（PS，SpO_2，聴診所見），画像所見（X線，CT），臨床検査（KL-6, SP-D, LDH）が重要であり，その経時的変化が重要となる．しかし，もともと放射線肺臓炎の出現時期は照射開始から約 3 カ月であることが多く[8]，デュルバルマブ投与後は「肺臓炎が起こる前提」で評価，そして患者にも説明していく必要がある．定期的な X 線，CT 検査以外にも，特に息切れ，呼吸困難，咳嗽，発熱などの初期症状や SpO_2 については，治療前後で増悪を認めた際は，早期に肺臓炎の有無を画像検査で確認し，肺臓炎を認めた際は，放射線科とともに放射線治療計画を確認し，肺臓炎が照射内にあることの確認が必須である．そして肺臓炎があると診断された場合は，その grade 評価を行い，適宜，継続・中止・治療介入について検討していく．デュルバルマブの投与基準では，grade 1 は投与継続可能，grade 2 は休薬，grade 3 および 4 は中止となっている．grade 1 であれば発現時期などを考慮し，放射線の影響であり活動性も低いと判断できれば継続可能となる．Grade 2 の場合，休薬しプレドニゾロン換算で 1 mg から 2 mg/kg に相当する治療を開始とされている．再開は grade 1 以下に改善かつ副腎皮質ホルモン剤の投与量が 10 mg/日以下の経口投与または相当量まで半減していることが条件であり，当院では

この基準を満たし再開を行いその後の増悪なくデュルバルマブ継続を行えているケースを実際に経験している．しかし，最終投与後 12 週以内に 10 mg/日以下にならない場合は原則として投与再開は難しい．また，grade 3 および 4 の場合は，ただちに投与中止とし，プレドニゾロン換算で 1〜4 mg/kg に相当する治療を開始しなければならない．

☑ おわりに

　本治療法は 1 年間という長期にわたり，肺臓炎の管理を行いながらデュルバルマブを継続する必要がある．このような治療法は日常診療の中でも数少ないものである．治療を行っていくうえで，投与する側の知識だけでなく，患者への説明による知識の共有が副作用の早期確認や対応にも必須と考える．そのためには，普段の診療における信頼関係を築くことが大切であり，それを当該科の医師だけでなく，放射線治療医，そして薬剤師，看護師といった他職種とともに行っていくことが重要であることを皆で認識し，診療にあたっていただきたい．

[参考文献]
1) Aupérin A, Le Péchoux C, Rolland E, et al. Meta-analysis of concomitant versus sequential radiochemotherapy in locally advanced non-small-cell lung cancer. J Clin Oncol. 2010; 28 :2181-90.
2) Furuse K, Fukuoka M, Kawahara M, et al. Phase III study of concurrent versus sequential thoracic radiotherapy in combination with mitomycin, vindesine, and cisplatin in unresectable stage III non-small-cell lung cancer. J Clin Oncol. 1999; 17: 2692-9.
3) Levy A, Chargari C, Marabelle A, et al. Can immunostimulatory agents enhance the abscopal effect of radiotherapy? Eur J Cancer. 2016; 62: 36-45.
4) Antonia SJ, Villegas A, Daniel D, et al. Overall survival with durvalumab after chemoradiotherapy in Stage III NSCLC. N Engl J Med. 2018; 379: 2342-50.
5) Ramella S, Trodella L, Mineo TC, et al. Adding ipsilateral V20 and V30 to conventional dosimetric constraints predicts radiation pneumonitis in stage IIIA-B NSCLC treated with combined-modality therapy. Int J Radiat Oncol Biol Phys. 2010; 76: 110-5.
6) Palma DA, Senan S, Tsujino K, et al. Predicting radiation pneumonitis after chemoradiation therapy for lung cancer: an international individual patient data meta-analysis. Int J Radiat Oncol Biol Phys. 2013; 85: 444-50.
7) 辻野佳世子．放射線科 呼吸器疾患を有する肺癌患者に対する放射線療法の適応と方法．日本医事新報．2016; 4818: 57-8.

8) 小野修一, 三浦弘行, 野田 浩, 他. 正常臓器の照射後変化 肺. 臨床放射線. 2016; 61: 531-40.

〈三浦 雄〉

6 免疫チェックポイント阻害薬と化学療法の併用（非小細胞肺がん）

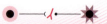

- 化学療法併用による抗原提示の増加，T細胞活性化は腫瘍免疫環境を抗腫瘍に促す可能性がある．
- 非小細胞肺がん治療において化学療法と免疫チェックポイント阻害薬の併用治療は，化学療法のみの標準治療に比べて高い奏効率，病変制御率を示し，無増悪生存期間，全生存期間の延長が示されている．
- 化学療法のみの場合と比較して割合が増加する有害事象には特に注意が必要である．

はじめに

　多くのがん種において PD-1 阻害薬，PD-L1 阻害薬，CTLA-4 阻害薬といった免疫チェックポイント阻害薬（ICI）の有効性が証明され，臨床効果が確認されている．免疫治療はこれまでの殺細胞性抗がん剤による薬物治療とは異なり，長期無増悪生存をもたらす可能性を秘めた治療である．しかし，ICI 単剤での奏効率はまだまだ十分とは言えず，治療開始後に病変が増大してしまうこともある．よって，無増悪生存率を向上することが求められ，さまざまな研究がなされている．実際に，悪性黒色腫（メラノーマ）や腎細胞がんでは ICI 同士の併用治療が臨床応用されている[1,2]．その他にも，外科的治療や放射線治療，抗がん剤化学療法などと組み合わせて ICI を用いることも検討されてきている．

　化学療法と腫瘍免疫についてはこれまでに多くの基礎研究がなされ，抗腫瘍免疫という点で相互的に有益に働く可能性が示唆されてきた[3]（図1）．腫瘍免疫環境は化学療法の併用により，腫瘍細胞崩壊に伴う貪食から腫瘍特異抗原

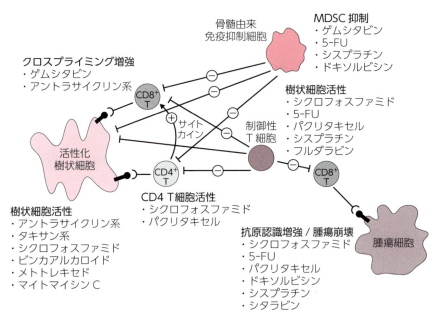

図1・化学療法と腫瘍免疫
(Emens LA, et al. Cancer Immunol Res. 2015; 3: 436-43[3]) より改変)

の放出や抗原提示の増加がもたらされ，抗原プロセッシングの活性化からT細胞免疫を抗腫瘍環境へと導くと考えられる[4]．薬剤によっては，骨髄由来免疫抑制細胞（myeloid-derived suppressor cell: MDSC）などの腫瘍免疫抑制に働く細胞を不活化することも期待できる[5]．一方で，殺細胞性抗がん剤が骨髄抑制を引き起こし免疫担当細胞の減少をもたらすことや，毒性が増加することなどの懸念も存在する．しかし，併用治療は第Ⅰ相からの臨床試験を踏まえて，生存期間や奏効率などにおいてその有用性が立証されてきた．非小細胞肺がんにおいて，2018年12月に一次治療として，ICIと化学療法の併用治療が承認された．抗PD-1抗体ペムブロリズマブ（キイトルーダ®）がPD-L1発現にかかわらず切除不能な進行・再発の非小細胞肺がん（非扁平上皮がん／扁平上皮がん）に対する初回治療として，抗PD-L1抗体アテゾリズマブ（テセントリク®）が化学療法未治療の扁平上皮がんを除く切除不能な進行・再発の非小細胞肺がんに対する初回治療として，抗がん剤併用療法で適応

拡大された．ここでは，ICIと化学療法の併用について非小細胞肺がん治療を中心に述べることとする．

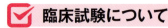
臨床試験について

主な非小細胞肺がんにおけるICIと化学療法併用治療の第Ⅲ相臨床試験を紹介する．

KEYNOTE-189試験

未治療の非扁平上皮非小細胞肺がん患者を，ペムブロリズマブ併用群〔ペムブロリズマブ＋ペメトレキセド（アリムタ®）＋カルボプラチンまたはシスプラチン3週毎4サイクル，その後はペムブロリズマブ＋ペメトレキセドを3週毎〕と，プラセボ併用群（ペムブロリズマブ併用群のペムブロリズマブをプラセボに置き換え）に2対1に無作為に割り付けた試験である．主要評価項目である全生存期間（OS）と無増悪生存期間（PFS）は，それぞれハザード比（HR）が0.49，0.52と，ペムブロリズマブ併用群で有意に改善しており（図2），副次評価項目の全奏効率も47.6％とプラセボ併用群の18.9％〔ITT（intention to treat）集団〕に対して有意に高く，grade 3以上の有害事象はペムブロリズマブ併用群の67.2％，プラセボ併用群の65.8％で発現したと報告されている[6]．ICIと化学療法の併用治療の臨床的効果を初めて立証した試験である．

IMpower-150試験

未治療の非扁平上皮非小細胞肺がん患者に対して1次治療として，アテゾリズマブ＋ベバシズマブ（アバスチン®）＋カルボプラチン＋パクリタキセル4剤併用群もしくはアテゾリズマブ＋カルボプラチン＋パクリタキセル3剤併用群をベバシズマブ＋カルボプラチン＋パクリタキセル3剤併用群と比較する試験である．4〜6コースの投与を行い，その後はアテゾリズマブ，ベバシズマブ，あるいはこれら両方を維持治療として継続した．主要評価項目は*EGFR*遺伝子変異陰性，*ALK*遺伝子変異陰性例におけるOS，PFSだが，*EGFR*遺伝子変異陽性例や*ALK*遺伝子変異陽性例が臨床試験に組み込まれて

免疫チェックポイント阻害薬と化学療法の併用（非小細胞肺がん）

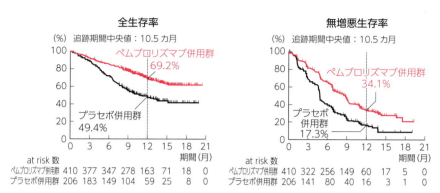

図2・KEYNOTE-189 全生存および無増悪生存についてのカプランマイヤー曲線
(Gandhi L, et al. N Engl J Med. 2018; 378: 2078-92[6]）より改変）

いることが特徴である．ITT集団において，OS，PFSは，それぞれ，HRが0.77，0.61と，アテゾリズマブ併用群で有意に改善しており，副次評価項目の全奏効率もアテゾリズマブ併用群63.5％のほうが，ベバシズマブ＋カルボプラチン＋パクリタキセル3剤併用群48.0％（ITT集団）に対して有意に高かった[7]．全対象集団における *EGFR* 遺伝子変異陽性例や臓器転移毎の部分集団解析を示した（表1）．免疫治療との相性がよいと言われている血管新生阻害薬が含まれていることが魅力である[8]．また，ベバシズマブはがん性胸水を制御することに長けているため，胸水を伴う症例に用いることが多くなると考えられる[9]．その他，腎細胞がんや進行胃がん，卵巣がんなど多くのがん種でアテゾリズマブとベバシズマブの併用治療が試みられている．

KEYNOTE-407試験

　未治療の転移性扁平上皮非小細胞肺がん患者をペムブロリズマブ併用群〔ペムブロリズマブ＋パクリタキセルもしくはnab-パクリタキセル（アブラキサン®）＋カルボプラチンまたはシスプラチン3週毎4サイクル，その後はペムブロリズマブを3週毎〕と，プラセボ併用群（ペムブロリズマブ併用群のペムブロリズマブをプラセボに置き換え）に1対1に無作為に割り付けた試験である．主要評価項目であるOS，PFSは，それぞれHRが0.64，0.56と，ペムブロリズマブ併用群で有意に改善しており，副次評価項目の全奏効率も

表 1・IMpower-150 試験における全生存期間と無増悪生存期間の部分集団解析 forest plot

(Socinski MA, et al. N Engl J Med. 2018; 378: 2288-301[7]) より作成)

	n		非層別 HR (95%信頼区間)	OS 中央値 (月) アテゾリズマブ+ベバシズマブ+カルボプラチン+パクリタキセル群	ベバシズマブ+カルボプラチン+パクリタキセル群
ITT 集団	800		0.77 (0.63-0.93)	19.8	14.9
EGFR 遺伝子変異陽性または ALK 融合遺伝子陽性の集団	104*		0.54 (0.28-1.03)	NE	17.5
ITT-WT 集団	696		0.78 (0.64-0.96)	19.2	14.7
性別					
女性	269		0.90 (0.65-1.24)	19.5	17.1
男性	427		0.71 (0.55-0.93)	19.2	14.0
年齢					
65 歳未満	375		0.83 (0.63-1.09)	19.0	14.3
65～74 歳	251		0.68 (0.48-0.96)	22.5	15.2
75～84 歳	65		0.80 (0.42-1.53)	16.6	14.1
85 歳以上	5		>999.99 (0.00-NE)	6.3	NE
ECOG PS					
0	283		0.74 (0.51-1.07)	25.2	24.2
1	407		0.80 (0.62-1.02)	15.3	12.4
肝転移					
あり	94		0.54 (0.33-0.88)	13.2	9.1
なし	602		0.83 (0.67-1.04)	19.8	16.7
喫煙歴					
なし	109		0.76 (0.45-1.30)	22.2	18.9
喫煙中または過去にあり	587		0.79 (0.64-0.99)	18.7	14.1
遺伝子変異					
KRAS 遺伝子変異陽性	80		0.63 (0.35-1.16)	26.2	12.3
KRAS 遺伝子変異陰性	126		0.68 (0.40-1.14)	25.8	15.8
KRAS 遺伝子変異不明	490		0.83 (0.66-1.06)	19.1	14.2
EGFR 遺伝子変異陰性	676		0.80 (0.65-0.98)	19.5	15.0

0.25　①　1.00　②　1.50

①アテゾリズマブ＋ベバシズマブ＋カルボプラチン＋パクリタキセル群優位
②ベバシズマブ＋カルボプラチン＋パクリタキセル群優位

免疫チェックポイント阻害薬と化学療法の併用（非小細胞肺がん）

	n	非層別 HR (95%信頼区間)	PFS 中央値（月） アテゾリズマブ+ベバシズマブ+カルボプラチン+パクリタキセル群	ベバシズマブ+カルボプラチン+パクリタキセル群
ITT 集団	800	0.61 (0.52-0.71)	8.3	6.8
EGFR 遺伝子変異陽性または ALK 融合遺伝子陽性の集団	108	0.59 (0.37-0.94)	9.7	6.1
ITT-WT 集団	692	0.61 (0.51-0.72)	8.3	6.8
性別				
女性	267	0.73 (0.55-0.97)	8.2	6.8
男性	425	0.55 (0.44-0.68)	8.4	6.8
年齢				
65 歳未満	375	0.65 (0.51-0.82)	8.0	6.8
65〜74 歳	248	0.52 (0.38-0.71)	9.7	6.9
75〜84 歳	64	0.78 (0.45-1.35)	9.7	6.8
85 歳以上	5	0.76 (0.10-5.51)	6.3	7.4
ECOG PS				
0	282	0.55 (0.41-0.74)	11.1	8.0
1	404	0.64 (0.51-0.79)	7.2	6.0
肝転移				
あり	94	0.42 (0.26-0.66)	7.4	4.9
なし	598	0.63 (0.52-0.77)	8.3	7.0
喫煙歴				
なし	108	0.80 (0.52-1.22)	8.3	8.3
喫煙中または過去にあり	584	0.58 (0.48-0.70)	8.3	6.8
遺伝子変異				
KRAS 遺伝子変異陽性	124	0.50 (0.29-0.84)	8.1	5.8
KRAS 遺伝子変異陰性	80	0.47 (0.30-0.73)	9.7	5.8
KRAS 遺伝子変異不明	488	0.66 (0.54-0.82)	8.3	7.1
EGFR 遺伝子変異陰性	672	0.61 (0.51-0.73)	8.3	6.8

0.25　①　1.00　②　1.25

①アテゾリズマブ+ベバシズマブ+カルボプラチン+パクリタキセル群優位
②ベバシズマブ+カルボプラチン+パクリタキセル群優位

表2・KEYNOTE-189, KEYNOTE-407, IMpower-150における奏効率（ORR），奏効期間（DOR），奏効到達期間（TTR） ITT集団 (Gandni L, et al. N Engl J Med. 2018; 378: 2078-92[6]), Socinski MA, et al. N Engl J Med. 2018; 378: 2288-301[7], Paz-Ares L, et al. N Engl J Med. 2018; 379: 2040-51[10]）より作成）

	ペムブロリズマブ＋ペメトレキセド＋白金製剤	ペメトレキセド＋白金製剤	ペムブロリズマブ＋パクリタキセル（PTX/nab-PTX）＋カルボプラチン	パクリタキセル（PTX/nab-PTX）＋カルボプラチン	アテゾリズマブ＋ベバシズマブ＋パクリタキセル＋カルボプラチン	ベバシズマブ＋パクリタキセル＋カルボプラチン
ORR	47.6%	18.9%	57.9%	38.4%	63.5%	48.0%
CR	2 (0.5%)	1 (0.5%)	4 (1.4%)	6 (2.1%)	13 (3.7%)	4 (1.2%)
PR	193 (47.1%)	38 (18.4%)	157 (56.5%)	102 (36.3%)	211 (59.8%)	155 (46.8%)
SD	152 (37.1%)	106 (51.5%)	78 (28.1%)	104 (37.0%)	77 (21.8%)	115 (34.7%)
PD	36 (8.8%)	36 (17.5%)	17 (6.1%)	39 (13.9%)	18 (5.1%)	27 (8.2%)
DOR 中央値 (95%CI)	11.2カ月 (1.1-18.0)	7.8カ月 (2.1-16.4)	7.7カ月 (1.1-14.7)	4.8カ月 (1.3-15.8)	9.0カ月 (6.9-11.4)	5.7カ月 (5.1-6.5)
TTR 中央値 (95%CI)	2.2カ月 (1.1-11.1)	1.4カ月 (1.1-11.1)	1.4カ月 (1.1-6.1)	1.4カ月 (1.0-4.5)	1.6カ月 (1.5-2.6)	1.5カ月 (1.4-1.6)

CR：完全寛解，PR：部分寛解，SD：安全，PD：進行．

58.4%とプラセボ併用群の35.0%（ITT集団）に対して有意に高かった[10]．

　各試験において，プラセボ群では後治療として約3割のICI投与のクロスオーバー［非小細胞肺がんにおいて二次治療以降での投与が承認されているニボルマブ（オプジーボ®），ペムブロリズマブ，アテゾリズマブによる治療］がなされている（KEYNOTE-407試験では89/289 31.7%が後治療として抗PD-1抗体もしくは抗PD-L1抗体製剤が投与されている）にもかかわらず，OSの有意な延長がもたらされていることが併用治療の強みであると言える．列挙した3つの臨床試験の奏効率と病変制御率，奏効期間，奏効到達期間を表記した（表2）．

実際の投与方法

非小細胞肺がんにおけるICIと化学療法の併用治療の主な投与方法を下記に示す．

ペムブロリズマブ＋シスプラチンもしくはカルボプラチン＋ペメトレキセド

- 対象は化学療法未治療の*EGFR*遺伝子変異陰性，*ALK*遺伝子変異陰性の進行・再発の非扁平上皮非小細胞肺がん症例
- 3週間に1回の投与
- シスプラチン75 mg/m^{2}もしくはカルボプラチンAUC＝5，ペメトレキセド500 mg/m^2，ペムブロリズマブ200 mg/回
- 4コースの投与の後，維持療法として病変増悪もしくは重篤な有害事象出現まで，ペメトレキセド＋ペムブロリズマブを3週間隔で投与する．

ペムブロリズマブ＋カルボプラチン＋パクリタキセルもしくはアブラキサン®

- 対象は化学療法未治療の進行・再発の扁平上皮非小細胞肺がん症例
- 3週間に1回の投与．アブラキサン®のみ1日，8日もしくは15日毎と1週間に1回の投与
- カルボプラチンAUC＝6，パクリタキセル200 mg/m^{2}もしくはアブラキサン®100 mg/m^2，ペムブロリズマブ200 mg/回
- 4コースの投与の後，維持療法として病変増悪もしくは重篤な有害事象出現まで，ペムブロリズマブを3週間隔で投与する．

アテゾリズマブ＋カルボプラチン＋パクリタキセル＋ベバシズマブ

- 対象は化学療法未治療の非扁平上皮非小細胞肺がん症例
- 3週間に1回の投与
- カルボプラチンAUC＝6，パクリタキセル200 mg/m^2，ベバシズマブ15 mg/kg，アテゾリズマブ1200 mg（臨床試験において日本人を含むアジア人はパクリタキセルの投与量が175 mg/m^{2}に設定されていたことに注意が必要である）

- 4コースの投与の後，維持療法として病変増悪もしくは重篤な有害事象出現まで，ベバシズマブ＋アテゾリズマブを3週間隔で投与する．
- 血痰，喀血の既往や中枢病変，空洞性病変など慎重投与となるベバシズマブの投与基準に注意する．

　病勢進行時，許容できない有害事象出現時や本人が希望しないとき，または，主治医が投与中止と判断するまでの継続投与が許される（KEYNOTE の臨床試験ではペムブロリズマブの投与は最大35サイクルまでと規定されている）しかし，個々の患者に対して，何種類もの薬剤を使用しているわけであり，無理をしない適切な休薬，中止の判断が必要である．多剤を用いた治療は，有害事象が出現したときに，どの薬剤に起因する徴候であるのか判定困難な場合も少なくない．臨床試験やガイドラインなどを参考に，臨機応変な判断が求められる[11]．重篤な有害事象のため休薬や中止と判断した場合，全身性ステロイドなどの対策を考慮し，有害事象の改善がみられたら，投与の再開を検討する．再開の際には何よりも安全性を第一に考え，有害事象についての注意深い観察が必要である．

☑ 有害事象

　ICIと化学療法との併用治療において，有害事象は相乗的な増加にはならないと考えられている．しかし当然ながら，併用治療は，多種類の薬剤を同時に使用する分，ICI単独，もしくは化学療法のみの治療を行う場合よりも有害事象の発現頻度は多くなると考えられる[12]．

　臨床試験の結果をみると，KEYNOTE-189試験の有害事象の発現率は，全gradeではペムブロリズマブ併用群91.9％，プラセボ併用群90.6％，grade 3以上ではペムブロリズマブ併用群48.4％，プラセボ併用群39.6％であった．免疫関連有害事象に関しては，全gradeではペムブロリズマブ併用群22.7％，プラセボ併用群11.9％，grade 3以上ではそれぞれ8.9％，4.5％であった．プラセボ群と比較して，ペムブロリズマブ併用群で多かった有害事象は，流涙増加，下痢，発疹，瘙痒感であった[6]．IMpower-150試験の有害事象の発現率は，全gradeではアテゾリズマブ併用群94.4％，化学療法＋ベバシズ

マブ群95.4%，grade 3以上では，アテゾリズマブ併用群58.5%，化学療法＋ベバシズマブ群50%であった．化学療法＋ベバシズマブ群と比較して，アテゾリズマブ併用群で多かった有害事象は，悪心，食欲減退，口内炎，下痢，発疹，末梢性ニューロパチーであった[7]．

KEYNOTE-407試験では，grade 3以上の有害事象は，ペムブロリズマブ併用群の69.8%，プラセボ併用群の68.2%にみられた．有害事象による治療中断はペムブロリズマブ併用群のほうがプラセボ併用群よりも多かった（13.3% vs 6.4%）．有害事象の詳細を示す（図3）．

KEYNOTE-189，KEYNOTE-407試験において，ペムブロリズマブ併用群に認められた有害事象は，ペムブロリズマブ単独と化学療法を比較した試験[13,14]の安全性プロファイルとおおむね一致していた（図3）．ICIと化学療法を併用することで有害事象が相乗的に増加することはないが，比較試験において頻度が多くなる有害事象には特に注意が必要である．

下痢：化学療法治療に伴う骨髄抑制の結果，感染症として出現したり，免疫関連有害事象として出現したりする．適宜，採血検査，CT検査や下部消化管内視鏡検査，培養検査やCD toxin検査の施行を検討する．整腸薬や抗菌薬などの使用を検討し，消化器内科医師へのコンサルテーション，重篤で免疫関連有害事象が疑われるときは，全身性ステロイドや免疫抑制剤の投与を検討すべきである．

皮疹：あらゆる薬剤でみられる有害事象と言える．殺細胞性抗がん剤の中で，ペメトレキセドは比較的，皮疹をきたしやすい薬剤であり，ステロイドの予防短期内服を併用して治療することもある．皮膚障害がみられた場合には薬剤中止による改善の確認，抗ヒスタミン薬やステロイドの塗擦，内服といった対応を検討し，皮膚科医師へのコンサルテーションを検討すべきである．

末梢性ニューロパチー：パクリタキセルやアブラキサン®特有の有害事象だと認識されているが，免疫関連有害事象として出現する場合も考えられる．他にもアルコールや糖尿病によるニューロパチーなどの鑑別を要することもある．神経内科医師へのコンサルテーション，各種自己抗体の検査を検討する．重篤で免疫関連有害事象が疑われるときは，全身性ステロイド投与を検討する

第1章 免疫チェックポイント阻害薬の特徴と免疫関連有害事象

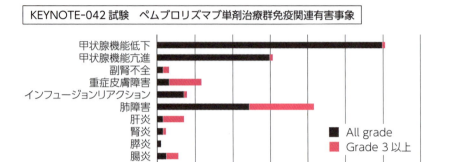

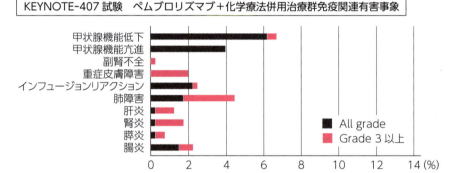

図3・KEYNOTE試験におけるペムブロリズマブ単剤治療（KEYNOTE-042試験）とペムブロリズマブ＋化学療法併用治療（KEYNOTE-407試験）のおもな免疫関連有害事象の割合（Paz-Ares L, et al. N Engl J Med. 2018; 379: 2040-51[10] および Mok TSK, et al. Lancet. 2019; 393: 1819-30[14] より作成）

べきである．

　ICI治療を行う上で，有害事象の覚知はなるべく早いほうがよい．医師，看護師，薬剤師などの医療従事者が患者の訴えに耳を傾け，精度の高い問診，身体診察，臨床検査を行い，総合的な視点から適格な判断を行うことが重要である．ICIと化学療法の併用治療は，より一層の診療科間の連携，医師-看護師-薬剤師-在宅医療など多重的で密な医療を必要とする．

おわりに

　ICIと化学療法の併用療法はPS（performance status）が良好な症例が対象であり，臓器合併症や機能障害，本人や家族の希望などを総合的に考慮したうえで，治療導入の妥当性を検討するべきである．今回具体例としてあげたICIと化学療法の併用療法の試験では，PS 0〜1で十分に臓器の機能が保たれている患者が対象であり，活動的な自己免疫疾患や間質性肺炎，全身性ステロイドの投与を要する肺臓炎の合併症例は除外されていることに十分な留意が必要である．

　また，腫瘍病変の縮小，症状やQOLの改善といった効果の側面だけでなく，有害事象についての評価を重視して，治療方針を立てていくことが重要である．

[参考文献]

1) Larkin J, Chiarion-Sileni V, Gonzalez R, et al. Combined nivolumab and ipilimumab or monotherapy in untreated melanoma. N Engl J Med. 2015; 373: 23-34.
2) Motzer RJ, Tannir NM, McDermott DF, et al. Nivolumab plus ipilimumab versus sunitinib in advanced renal-cell carcinoma. N Engl J Med. 2018; 378: 1277-90.
3) Emens LA, Middleton G. The interplay of immunotherapy and chemotherapy: harnessing potential synergies. Cancer Immunol Res. 2015; 3: 436-43.
4) Hodge JW, Ardiani A, Farsaci B, et al. The tipping point for combination therapy: cancer vaccines with radiation, chemotherapy, or targeted small molecule inhibitors. Semin Oncol. 2012; 39: 323-39.
5) Wang Z, Till B, Gao Q. Chemotherapeutic agent-mediated elimination of myeloid-derived suppressor cells. Oncoimmunology. 2017; 6: e1331807.
6) Gandhi L, Rodríguez-Abreu D, Gadgeel S, et al. Pembrolizumab plus chemotherapy in metastatic non-small-cell lung cancer. N Engl J Med. 2018; 378: 2078-92.
7) Socinski MA, Jotte RM, Cappuzzo F, et al. Atezolizumab for first-line treatment of metastatic nonsquamous NSCLC. N Engl J Med. 2018; 378: 2288-301.
8) Wallin JJ, Bendell JC, Funke R, et al. Atezolizumab in combination with bevacizumab enhances antigen-specific T-cell migration in metastatic renal cell carcinoma. Nat Commun. 2016; 7: 12624.
9) Usui K, Sugawara S, Nishitsuji M, et al. A phase Ⅱ study of bevacizumab with carboplatin-pemetrexed in non-squamous non-small cell lung carcinoma patients with malignant pleural effusions: North East Japan Study Group Trial NEJ013A. Lung Cancer. 2016; 99: 131-6.
10) Paz-Ares L, Luft A, Vicente D, et al. Pembrolizumab plus chemotherapy for squamous non-small-cell lung cancer. N Engl J Med. 2018; 379: 2040-51.
11) 日本臨床腫瘍学会, 編. がん免疫療法ガイドライン 第2版. 金原出版; 2019.
12) Zhou Y, Chen C, Zhang X, et al. Immune-checkpoint inhibitor plus chemotherapy

versus conventional chemotherapy for first-line treatment in advanced non-small cell lung carcinoma: a systematic review and meta-analysis. Immunother Cancer. 2018; 6: 155.
13) Reck M, Rodríguez-Abreu D, Robinson AG, et al. Pembrolizumab versus chemotherapy for PD-L1-positive non-small-cell lung cancer. N Engl J Med. 2016; 375: 1823-33.
14) Mok TSK, Wu YL, Kudaba I, et al. Pembrolizumab versus chemotherapy for previously untreated PD-L1-expressing. localiy advanced or metastatic non-small-cell lung cancer (KEYNOTE-042): a randomised, open-label, controlled, phase 3 trial. Lancet. 2019; 393: 1819-30.

〈毛利篤人〉

7 抗PD-1/PD-L1抗体と抗CTLA-4抗体の併用

KEY MESSAGE

- がん免疫サイクルに基づいた免疫チェックポイント阻害薬（ICI）併用療法の作用機序を理解する．
- ICI併用療法は従来の標準的治療より高い治療効果が期待される．
- ICI併用療法は単剤療法より高率に重篤な副作用が発現する．

免疫チェックポイント阻害薬併用療法の治療効果

併用療法における概要

　がん細胞は，免疫応答の中で正常細胞とは異なる「異物」として認識され，排除される（がん免疫監視機構）．まず，がん細胞から放出された抗原は抗原提示細胞に捕捉され，T細胞に提示される．T細胞は提示されたがん抗原を認識して活性化し（プライミングフェーズ），がん細胞を認識して攻撃すること（エフェクターフェーズ）で，がん細胞を特異的に排除すると考えられており，これを「がん免疫サイクル」と言う[1]．元来，免疫系には過剰な免疫応答を抑制する仕組みが備わっており，この免疫抑制に関わる分子機構を「免疫チェックポイント」と言う．その代表的な分子であるプログラム細胞死タンパク質1（programmed cell death 1: PD-1）や細胞傷害性Tリンパ球抗原4（cytotoxic T-lymphocyte antigen 4: CTLA-4）は活性化T細胞上に発現し，それぞれ他の免疫細胞上のPD-L1やCD80/CD86と結合することで免疫抑制シグナルが伝達され，T細胞の働きを抑制する．この免疫チェックポイントを利用して，がん細胞は免疫から逃れ，増殖することができると考えられている．免疫チェックポイントを阻害することでT細胞の抑制を解除し，がん免疫サ

イクルの正常化を目的とした治療薬が「免疫チェックポイント阻害薬(immune checkpoint inhibitor: ICI)であり，その代表的な薬剤が抗 CTLA-4 抗体と抗 PD-1/PD-L1 抗体である．

抗 CTLA-4 抗体は，おもにプライミングフェーズにおいて，T 細胞活性化の抑制性調節因子である CTLA-4 に結合し，そのリガンドである抗原提示細胞上の CD80/CD86 との結合を阻害することで活性化 T 細胞における抑制的調節を解除する．また，制御性 T 細胞上の CTLA-4 に結合し，その免疫抑制機能を低下させるとともに，抗原提示細胞を成熟させて T 細胞を活性化することで抗腫瘍効果に寄与すると考えられている．一方，抗 PD-1/PD-L1 抗体は，主にエフェクターフェーズにおいて，PD-1 とそのリガンドである PD-L1 および PD-L2 との結合を阻害し，がん抗原特異的な T 細胞を増殖，活性化および細胞傷害活性を増強することで，腫瘍増殖を抑制すると考えられる．この両フェーズを標的としたイピリムマブ(ヤーボイ®，抗 CTLA-4 抗体，IPI) とニボルマブ（オプジーボ®，抗 PD-1 抗体，NIVO）の併用療法は，2015 年 10 月に未治療の進行性悪性黒色腫，2018 年 8 月に未治療の進行性腎細胞がんを対象に承認された．本項では，ICI 併用療法の治療効果と免疫関連有害事象について概説する．

悪性黒色腫

悪性黒色腫（メラノーマ）は，皮膚の色に関係するメラニンを産生する色素細胞（メラノサイト）ががん化して発生する皮膚がんの一つである．腫瘍の厚さが 1 mm 以下の限局例の 5 年生存率は 90％以上であるが，厚さが 1 mm を超えると腫瘍の厚さや潰瘍の有無によってその生存率は 50～90％と幅がみられる．転移を有する症例では生存率は約 10％とも言われ，その予後は極めて不良であるとされてきた[2]．近年の ICI と分子標的治療薬である BRAF 阻害薬と MEK 阻害薬によって，悪性黒色腫における薬物治療のパラダイムシフトがもたらされた．

CheckMate-067 試験[3]は，未治療の進行期悪性黒色腫患者 945 例を対象に，NIVO＋IPI 併用療法または NIVO 単剤療法を，IPI 単剤療法と比較評価した二重盲検無作為化第 III 相臨床試験である．併用療法群の患者(314 例)は，

NIVO（1 mg/kg）と IPI（3 mg/kg）を3週間間隔で4回投与した後，NIVO（3 mg/kg）を2週間間隔で投与された．NIVO 単剤療法群の患者（316例）は，NIVO（3 mg/kg）とプラセボを投与された．IPI 単剤療法群の患者（315例）は，IPI（3 mg/kg）を4回とプラセボを投与された．本試験の主要評価項目は，全生存期間（OS）および無増悪生存期間（PFS）であった．副次評価項目には，客観的奏効率（objective response rate: ORR，完全奏効＋部分奏効），腫瘍の PD-L1 発現レベル毎の有効性，および安全性が含まれた．

観察期間中央値は，それぞれ NIVO＋IPI 群は38カ月，NIVO 群は35.7カ月，IPI 群は18.6カ月であった．各群の OS の中央値は，未到達，37.6カ月，19.9カ月であり，IPI 単剤療法に比して NIVO＋IPI 併用療法［HR（ハザード比）＝0.55［95% CI: 0.45-0.69］，P＜0.001］および NIVO 単剤療法（HR＝0.65［95% CI: 0.53-0.80］，P＜0.001）の有意な予後延長が示された．また，PFS の中央値は，11.5カ月，6.9カ月，2.9カ月であり，同様の結果が得られた．ORR は，NIVO＋IPI 群で58％，NIVO 群で44％，IPI 群で19％，それぞれの完全奏効率は，19％，16％，5％であった．さらなる追跡調査において，完全奏効率は21％，18％，5％であり，NIVO＋IPI 併用療法および NIVO 単剤療法のさらなる治療効果が期待される[4]．

腎細胞がん

腎細胞がんは成人の腎臓に発生する腫瘍の中で最も一般的な悪性腫瘍である．近年，早期発見された小径の腎細胞がんに対する治療は，ロボット支援を含む腹腔鏡下手術，局所療法，さらに監視療法などの低侵襲化が広く普及しつつある．一方で，進行または転移性腎細胞がんに対する薬物治療は，従来のサイトカイン療法から分子標的治療への大きなパラダイムシフトが生じ，OS の中央値は約13カ月[5]から約29カ月[6]まで改善が示された．しかしながら，それらの予後はいまだ不良であり，完全奏効をきたす症例は1％未満であった．

CheckMate-214 試験[7]は，未治療の進行または転移性腎細胞がん患者を対象（1,096名）に，標準的治療薬の一つであるスニチニブ（スーテント®，チロシンキナーゼ阻害薬，SUN）単剤療法に対する NIVO＋IPI 併用療法の有効性および安全性を比較検証した無作為化非盲検第Ⅲ相臨床試験である．併

用療法群の患者は，NIVO（3 mg/kg）および IPI（1 mg/kg）を 3 週間間隔で計 4 回投与され，その後 NIVO（3 mg/kg）を 2 週間間隔で投与された．対照群の患者は，SUN（50 mg）を 1 日 1 回，4 週間投与され，その後 2 週間休薬した後に，投与を継続した．本試験の主要評価項目は，腎細胞がんのリスク分類である International Metastatic Renal Cell Carcinoma Database Consortium（IMDC）分類による intermediate および poor リスク患者群（NIVO＋IPI 群：425 名，SUN 群：422 名）における OS，PFS，および ORR であった．

観察期間中央値 25.2 カ月において，intermediate および poor リスク患者群での OS の中央値は，NIVO＋IPI 群では未到達，SUN 群は 26.0 カ月であり，NIVO＋IPI 群での有意な延長が示された（HR＝0.63［95％ CI: 0.44-0.89］，P＜0.0001）．PFS の中央値は，NIVO＋IPI 群は 11.6 カ月，SUN 群は 8.4 カ月であった．ORR は，NIVO＋IPI 群で 42％，SUN 群で 27％，それぞれの完全奏効率は 9％，1％であり，NIVO＋IPI 群で有意に良好であった．サブグループ解析において，PD-L1 発現の状態にかかわらず NIVO＋IPI 群で優れた OS の延長が示された．一方，年齢別の検討においては，65 歳以上の高齢者に対する有用性に関するエビデンスは得られなかったが，65 歳未満の比較的若年者に対し，NIVO＋IPI 併用療法の有効性が示された．

✅ ICI 併用療法の副作用

悪性黒色腫

CheckMate-067 試験[3]は，ICI 単剤療法（NIVO もしくは IPI 単剤）と ICI 併用療法（NIVO＋IPI 併用）を直接比較検討した臨床試験である．同試験の 4 年追跡調査[4]における治療に関連する主な副作用を表 1 に示した．全副作用は NIVO＋IPI 群で 95.8％，NIVO 群で 86.3％，IPI 群で 85.9％に認められた．NIVO＋IPI 群において単剤療法群に比して，特に皮膚障害（61.9％：瘙痒症，発疹など），胃腸障害（47.9％：下痢，大腸炎など），内分泌障害（33.9％：甲状腺機能障害，下垂体炎など），肝障害（32.6％），そして全身障害としては発熱や食欲減退などの発現が多かった．

Grade 3/4 の副作用は，NIVO＋IPI 群 59.1％，NIVO 群 22.4％，IPI 群

表1・ICI 併用療法と単剤療法の副作用の種類と頻度の違い〔Hodi FS, et al. Lancet Oncol. 2018; 19: 1480-92[4]〕(CheckMate-067 試験)より引用〕

	NIVO+IPI 群 (N=313) 全grade n (%)	NIVO+IPI 群 (N=313) grade 3/4 n (%)	NIVO 群 (N=313) 全grade n (%)	NIVO 群 (N=313) grade 3/4 n (%)	IPI 群 (N=311) 全grade n (%)	IPI 群 (N=311) grade 3/4 n (%)
全副作用	300 (95.8)	185 (59.1)	270 (86.3)	70 (22.4)	267 (85.9)	86 (27.7)
皮膚障害	194 (61.9)	20 (6.4)	146 (46.6)	6 (1.9)	174 (55.9)	9 (2.9)
瘙痒症	112 (35.8)	6 (1.9)	69 (22.0)	1 (0.3)	113 (36.3)	1 (0.3)
発疹	93 (29.7)	10 (3.2)	74 (23.6)	1 (0.3)	69 (22.2)	5 (1.6)
斑状丘疹性発疹	38 (12.1)	6 (1.9)	16 (5.1)	2 (0.6)	38 (12.2)	1 (0.3)
尋常性白斑	28 (8.9)		31 (9.9)	1 (0.3)	16 (5.1)	
胃腸障害	150 (47.9)	48 (15.3)	72 (23.0)	11 (3.5)	117 (37.6)	36 (11.6)
下痢	142 (45.4)	30 (9.6)	69 (22.0)	9 (2.9)	105 (33.8)	18 (5.8)
悪心もしくは嘔吐	136 (43.4)	14 (4.5)	63 (20.1)	1 (0.3)	75 (24.1)	3 (1.0)
大腸炎	40 (12.8)	26 (8.3)	8 (2.6)	3 (1.0)	35 (11.3)	24 (7.7)
内分泌障害	106 (33.9)	20 (6.4)	53 (16.9)	6 (1.9)	37 (11.9)	8 (2.6)
甲状腺機能低下症	54 (17.3)	1 (0.3)	32 (10.2)		14 (4.5)	
甲状腺機能亢進症	35 (11.2)	3 (1.0)	14 (4.5)		3 (1.0)	
下垂体炎	24 (7.7)	5 (1.6)	2 (0.6)	1 (0.3)	12 (3.9)	5 (1.6)
副腎不全	11 (3.5)	6 (1.9)	4 (1.3)	2 (0.6)	4 (1.3)	1 (0.3)
肝障害	102 (32.6)	62 (19.8)	25 (8.0)	9 (2.9)	23 (7.4)	5 (1.6)
ALT 増加	60 (19.2)	27 (8.6)	13 (4.2)	4 (1.3)	12 (3.9)	4 (1.3)
AST 増加	52 (16.6)	19 (6.1)	14 (4.5)	3 (1.0)	12 (3.9)	2 (0.6)
肝毒性もしくは肝炎	17 (5.4)	13 (4.2)	1 (0.3)	1 (0.3)	1 (0.3)	
呼吸器障害	25 (8.0)	3 (1.0)	6 (1.9)	1 (0.3)	6 (1.9)	1 (0.3)
呼吸困難	36 (11.5)	3 (1.0)	19 (6.1)	1 (0.3)	12 (3.9)	
肺炎	23 (7.3)	3 (1.0)	5 (1.6)	1 (0.3)	5 (1.6)	
腎障害	22 (7.0)	6 (1.9)	6 (1.9)	1 (0.3)	8 (2.6)	
クレアチニン増加	14 (4.5)	1 (0.3)	3 (1.0)	1 (0.3)	5 (1.6)	
過敏症	14 (4.5)		14 (4.5)	1 (0.3)	8 (2.6)	1 (0.3)
注射反応	10 (3.2)		8 (2.6)	1 (0.3)	8 (2.6)	1 (0.3)
そのほか 臨床検査値異常						
リパーゼ増加	45 (14.4)	34 (10.9)	29 (9.3)	16 (5.1)	18 (5.8)	12 (3.9)
アミラーゼ増加	26 (8.3)	9 (2.9)	21 (6.7)	7 (2.2)	15 (4.8)	4 (1.3)
一般・全身障害						
疲労	120 (38.3)	13 (4.2)	114 (36.4)	3 (1.0)	89 (28.6)	3 (1.0)
発熱	60 (19.2)	2 (0.6)	21 (6.7)		21 (6.8)	1 (0.3)
食欲減退	60 (19.2)	4 (1.3)	35 (11.2)		41 (13.2)	1 (0.3)
関節痛	43 (13.7)	2 (0.6)	32 (10.2)	1 (0.3)	22 (7.1)	
頭痛	35 (11.2)	2 (0.6)	24 (7.7)		26 (8.4)	1 (0.3)

27.7％に認められ，主なもの（3％以上）は，NIVO+IPI 群において，リパーゼ増加，下痢，ALT 増加，大腸炎，AST 増加，疲労，および発疹であった．NIVO 群において，リパーゼ増加を認め，IPI 群において，大腸炎，下痢，お

表2 • ICI併用療法と単剤療法の重篤な副作用の一覧 〔Hodi FS, et al. Lancet Oncol. 2018; 19: 1480-92[4]（CheckMate-067試験），Motzer RJ, et al. N Engl J Med. 2018; 378: 1277-90[7]（CheckMate-214試験），Motzer RJ, et al. N Engl J Med. 2015; 373: 1803-13[8]（CheckMate-025試験）より引用〕

疾患名	悪性黒色腫			腎細胞がん	
治療ライン	一次治療			一次治療	逐次治療
試験名	CM067			CM214	CM025
レジメン	NIVO 1+IPI 3 (N=313)	NIVO 3 (N=313)	IPI 3 (N=311)	NIVO 3+IPI 1 (N=547)	NIVO 3 (N=406)
	n (%)				
全グレードの副作用	300 (95.8)	270 (86.3)	267 (85.9)	509 (93.1)	319 (78.6)
グレード3/4の副作用	185 (59.1)	70 (22.4)	86 (27.7)	250 (45.7)	76 (18.7)
投与中止に至った副作用	126 (40.3)	39 (12.5)	47 (15.1)	118 (21.6)	31 (7.6)
死亡に至った副作用	2 (0.6)*	1 (0.3)**	1 (0.3)***	8 (1.5)#	

*心筋炎（1例）および肝壊死（1例）．**好中球減少．***大腸穿孔．
#肺臓炎，肺炎と再生不良性貧血，免疫介在性気管支炎，下部消化管出血，血球貪食症候群，突然死，肝機能障害，および肺感染症（各1例）．

よびリパーゼ増加を認めた．

投与中止に至った副作用（表2）は，NIVO+IPI群40.3%，NIVO群12.5%，IPI群15.1%に認められた．主なものは，NIVO+IPI群およびIPI群において，それぞれ大腸炎9.6%（30例）と6.8%（21例）であり，NIVO群において，下痢2.2%（7例）を認めた．死亡に至った副作用は，NIVO+IPI群で0.6%（1例：心筋炎，1例：肝壊死），NIVO群0.3%（1例：好中球減少症），IPI群0.3%（1例：大腸穿孔）に認められた．

各副作用（特にgrade 3以上）の発現までの時間の中央値を表3に示した．ほとんどの副作用において，NIVO群に比して，IPI治療群（併用療法および単剤療法）では，副作用の発現時期が早く，かつIPI投与終了まで（12週）に発現しやすいことがわかる．一方で，その発現時期の範囲は広く，IPI投与終了後も継続的なリスクマネージメントが必要である．各副作用の回復率はおおむね80%以上と良好であるが，内分泌障害は約50%程度であった．それらの回復までの期間もさまざまであった．

表3・ICI 併用療法と単剤療法の副作用の発現と回復までの時間の違い 〔Hodi FS, et al. Lancet Oncol. 2018; 19: 1480-92[4]〕（CheckMate-067試験）より引用〕

		NIVO+IPI 群 (N=313) 全grade	NIVO+IPI 群 (N=313) grade 3～5	NIVO 群 (N=313) 全grade	NIVO 群 (N=313) grade 3～5	IPI 群 (N=311) 全grade	IPI 群 (N=311) grade 3～5
皮膚障害	発現までの時間, 週（範囲）	2.1 (0.1～151.7)	6.3 (0.1～55.0)	5.7 (0.1～197.4)	44.5 (1.3～61.3)	3.6 (0.1～141.1)	4.7 (1.7～8.7)
皮膚障害	回復率	142/193 (74)	20/20 (100)	90/145 (62)	5/6 (83)	137/174 (79)	9/9 (100)
皮膚障害	回復までの期間, 週（範囲）	10.9 (0.3～232.4+)	3.3 (0.3～54.6)	34.3 (0.1～240.1+)	4.6 (0.9～160.1+)	11.0 (0.4～229.9+)	6.3 (0.4～27.3)
胃腸障害	発現までの時間, 週（範囲）	4.9 (0.1～98.4)	7.4 (1.0～222.1)	10.1 (0.1～227.7)	42.3 (13.1～109.1)	4.6 (0.1～94.6)	7.4 (0.6～94.6)
胃腸障害	回復率	143/149 (96)	47/48 (98)	62/70 (89)	8/11 (73)	110/116 (95)	34/36 (94)
胃腸障害	回復までの期間, 週（範囲）	2.9 (0.1～230.3+)	3.2 (0.3～33.1+)	1.8 (0.1～179.1+)	6.0 (0.3～179.1+)	2.9 (0.1～107.7)	3.6 (0.4～107.7)
内分泌障害	発現までの時間, 週（範囲）	8.1 (1.9～166.1)	12.2 (2.9～109.4)	12.1 (2.9～126.7)	37.9 (7.0～184.6)	8.9 (2.7～31.4)	8.1 (3.1～13.0)
内分泌障害	回復率	57/106 (54)	11/20 (55)	28/53 (53)	2/6 (33)	16/37 (43)	4/8 (50)
内分泌障害	回復までの期間, 週（範囲）	26.1 (0.4～235.6+)	11.6 (0.6～224.3+)	28.7 (0.9～231.0+)	NR (1.4～204.9+)	77.3 (0.6～226.9+)	NR (0.7～210.3+)
肝障害	発現までの時間, 週（範囲）	6.0 (0.1～130.7)	7.9 (2.1～98.1)	16.0 (1.7～145.1)	14.1 (1.9～145.1)	9.0 (1.1～43.9)	10.0 (3.0～15.1)
肝障害	回復率	97/102 (95)	60/62 (97)	24/25 (96)	9/9 (100)	23/23 (100)	5/5 (100)
肝障害	回復までの期間, 週（範囲）	5.3 (0.3～106.9)	4.0 (0.3～26.0)	7.9 (1.0～38.1)	4.3 (1.0～27.1)	4.1 (1.0～25.1)	4.0 (1.3～14.0)
呼吸器障害	発現までの時間, 週（範囲）	10.1 (3.4～205.1)	3.7 (3.7～9.4)	8.9 (1.7～18.1)	6.7 (6.7～6.7)	10.1 (5.1～30.3)	12.7 (12.7～12.7)
呼吸器障害	回復率	25/25 (100)	3/3 (100)	4/6 (67)	1/1 (100)	5/6 (83)	1/1 (100)
呼吸器障害	回復までの期間, 週（範囲）	7.0 (0.9～35.1)	1.7 (1.1～7.3)	5.8 (0.6～118.4+)	2.3 (2.3～2.3)	6.3 (2.6～24.1)	4.7 (4.7～4.7)
腎障害	発現までの時間, 週（範囲）	13.9 (2.3～144.1)	11.3 (3.3～23.7)	101.5 (0.1～196.0)	123.4 (50.9～196.0)	10.0 (2.1～41.7)	10.0 (10.0～10.0)
腎障害	回復率	20/22 (91)	6/6 (100)	3/6 (50)	1/2 (50)	7/8 (88)	1/1 (100)
腎障害	回復までの期間, 週（範囲）	2.1 (0.1～208.7+)	2.4 (0.4～11.3)	15.4 (0.3～166.4+)	NR (15.4～166.4+)	2.5 (0.3～130.1+)	4.6 (4.6～4.6)
過敏症	発現までの時間, 週（範囲）	3.1 (0.1～223.7)	NA	2.2 (0.1～71.1)	4.1 (4.1～4.1)	4.3 (0.1～15.0)	7.4 (7.4～7.4)
過敏症	回復率	12/14 (86)	0	13/14 (93)	1/1 (100)	8/8 (100)	1/1 (100)
過敏症	回復までの期間, 週（範囲）	0.2 (0.1～216.9+)	NA	0.1 (0.1～2.4+)	0.1 (0.1～0.1)	0.1 (0.1～2.4)	0.3 (0.3～0.3)

NR: not reach, NA: not available

腎細胞がん

　未治療の進行性もしくは転移性腎細胞がんに対する ICI 単剤療法と ICI 併用療法を比較した臨床試験は実施されていない．ここでは特に，一次治療としての NIVO＋IPI 併用療法の有効性を検討した CheckMate-214 試験[7]と，2 次もしくは 3 次治療としての NIVO 単剤療法（3 mg/kg，2 週間間隔投与；410 例）の有効性を検討した CheckMate-025 試験[8]において認められた ICI に関連する副作用を解説する．

　NIVO＋IPI 群（一次治療）に認められた治療に関連する副作用は 93.1％であり，NIVO 群（逐次治療）は 78.6％であった．NIVO＋IPI 群（一次治療）における主なもの（15％以上）は疲労 36.9％，悪心もしくは嘔吐 30.7％，瘙痒症 28.2％，下痢 26.5％，発疹 21.6％，リパーゼ増加 16.5％，および甲状腺機能低下症 15.5％であった．NIVO 群（逐次治療）における主なもの（10％以上）は疲労 33.0％，悪心もしくは嘔吐 20.0％，瘙痒症 14.0％，下痢 12.3％，食欲減退 1.8％，および発疹 10.1％であった．grade 3/4 の副作用は NIVO＋IPI 群（一次治療）で 45.7％，NIVO 群（逐次治療）で 18.7％に認められた．NIVO＋IPI 群（一次治療）における主なもの（2％以上）はリパーゼ増加 10.2％，疲労 4.2％，および下痢 3.8％であった．NIVO 群（逐次治療）における主なもの（1％以上）は疲労 2.5％，肺臓炎 1.5％，下痢 1.2％であった．投与中止に至った副作用は NIVO＋IPI 群（一次治療）で 21.6％，NIVO 群（逐次治療）で 7.6％に認められた．本試験中において死亡に至った副作用は，NIVO＋IPI 群（一次治療）で 1.5％（8 例：肺臓炎，肺炎と再生不良性貧血，免疫介在性気管支炎，下部消化管出血，血球貪食症候群，突然死，薬剤性肝毒性，および肺感染症，各 1 例）に認められたが，NIVO 群において死亡に至った副作用は認められなかった（表 2）．

　以上より，試験デザインは異なるが，腎細胞がんにおける ICI 療法においても，併用療法は単剤療法に比して副作用の発現率が高く，特に grade 3 以上の副作用および致死的副作用の発現には留意すべきである．

そのほか注意すべき点と副作用

　悪性黒色腫（ChekMate-067試験）と腎細胞がん（CheckMate-214試験）に対するICI併用療法の用量設定が異なることは先述の通りである．腎細胞がんに対するICI併用療法の薬剤用量設定は，第Ⅰ相臨床試験であるCheckMate-016試験[9]において検討された．N3I1：NIVO（3 mg/kg）＋IPI（1 mg/kg）（47例），N1I3（47例），そしてN3I3（6例）の3群で比較検証された．治療に関連する副作用は，N3I1群91.5%（43例），N1I3群95.7%（45例），N3I3群100%（6例）に認められた．grade 3以上の副作用は，38.3%（18例），61.7%（29例），83.3%（5例）に認められた．一方，N3I1群とN1I3群ともに同等の良好な有効性を示したことにより，第Ⅲ相臨床試験であるCheckMate-214試験ではN3I1が採用された．今後，さまざまながん種に対しICI併用療法の適応拡大が予想されるが，それらの用量設定（特に抗CTLA-4抗体）に注意しなければならない．

　さまざまな薬物療法において致死的な副作用は存在し，シスプラチン併用化学療法[10]や分子標的治療薬[7,11]に関連する致死的副作用の発現率は1～4%と言われている．ICI併用療法によって死亡に至った副作用は，悪性黒色腫（CheckMate-067試験）で0.6%，腎細胞がん（CheckMate-214試験）で1.5%であり，いずれも単剤療法（0～0.3%）に比して高かった．

　Wangらは，さまざまながん種に対するICI療法（抗CTLA-4抗体，抗PD-1抗体，抗PD-L1抗体，および併用療法：抗PD-1/抗PD-L1抗体＋抗CTLA-4抗体療法）に関連した致死的副作用について後方視的に検討した[12]．112個の臨床試験（計19,217例）のメタ解析を行い，各ICI療法別の治療関連死亡率は，抗CTLA-4抗体療法群1.08%（58/5,368例），抗PD-1抗体療法群0.36%（33/9,136例），抗PD-L1抗体療法群0.38%（12/3,164例），および併用療法群1.23%（19/1,549例）であった．また，WHOのデータベース（VigiBase）を用いて，ICI療法関連副作用報告31,059例のうち613例に致死的副作用を認めた．主なもの（15%以上）は，抗CTLA-4抗体療法群（193例）において，大腸炎69.9%（135例）および肝障害16.1%（31例）であり，抗PD-1/抗PD-L1抗体療法群（333例）において，肺炎34.5%（115

例），肝障害 22.2％（74 例），および大腸炎 17.4％（58 例）であった．併用療法群（87 例）において，大腸炎 36.8％（32 例），心臓障害 25.3％（22 例），および肝障害 21.8％（19 例）であり，特に心筋炎の致死率は 39.7％と極めて高く注意を要する．致死的副作用が発現するまでの時間の中央値は，単剤療法 40 日に比して併用療法群 14 日であった．つまり併用療法の 2 回目の投与（21 日後）までに症状が出現する可能性があることに留意したリスクマネージメントが重要である．

以上のように，ICI 併用療法は，今までの抗がん剤治療とは異なり，劇的な治療効果が期待されるとともに，多種多様な治療関連副作用が治療中もしくは治療後にも起こり得ることを想定しておかなければならない．そのためには，従来のがん治療を専門とするキャンサーボードでは不十分であり，多様な副作用マネージメントを網羅する横断的な診療連携が極めて肝要である．

［参考文献］
1) Chen DS, Mellman I. Oncology meets immunology: the cancer-immunity cycle. Immunity. 2013; 39: 1-10.
2) Balch CM, Gershenwald JE, Soong SJ, et al. Final version of 2009 AJCC melanoma staging and classification. J Clin Oncol. 2009; 27: 6199-206.
3) Wolchok JD, Chiarion-Sileni V, Gonzalez R, et al. Overall survival with combined nivolumab and ipilimumab in advanced melanoma. N Engl J Med. 2017; 377: 1345-56.
4) Hodi FS, Chiarion-Sileni V, Gonzalez R, et al. Nivolumab plus ipilimumab or nivolumab alone versus ipilimumab alone in advanced melanoma (CheckMate 067): 4-year outcomes of a multicentre, randomised, phase 3 trial. Lancet Oncol. 2018; 19: 1480-92.
5) Motzer RJ, Bacik J, Murphy BA, et al. Interferon-alfa as a comparative treatment for clinical trials of new therapies against advanced renal cell carcinoma. J Clin Oncol. 2002; 20: 289-96.
6) Motzer RJ, Hutson TE, Cella D, et al. Pazopanib versus sunitinib in metastatic renal-cell carcinoma. N Engl J Med. 2013; 369: 722-31.
7) Motzer RJ, Tannir NM, McDermott DF, et al. Nivolumab plus ipilimumab versus sunitinib in advanced renal-cell carcinoma. N Engl J Med. 2018; 378: 1277-90.
8) Motzer RJ, Escudier B, McDermott DF, et al. Nivolumab versus everolimus in advanced renal-cell carcinoma. N Engl J Med. 2015; 373: 1803-13.
9) Hammers HJ, Plimack ER, Infante JR, et al. Safety and efficacy of nivolumab in combination with ipilimumab in metastatic renal cell carcinoma: the CheckMate 016 study. J Clin Oncol. 2017; 35: 3851-8.
10) Pignon JP, Tribodet H, Scagliotti GV, et al. Lung adjuvant cisplatin evaluation:

a pooled analysis by the LACE Collaborative Group. J Clin Oncol. 2008; 26: 3552-9.
11) Soria JC, Ohe Y, Vansteenkiste J, et al. Osimertinib in untreated EGFR-mutated advanced non-small-cell lung cancer. N Engl J Med. 2018; 378: 113-25.
12) Wang DY, Salem JE, Cohen JV, et al. Fatal toxic effects associated with immune checkpoint inhibitors: a systematic review and meta-analysis. JAMA Oncol. 2018; 4: 1721-8.

〈城武　卓〉

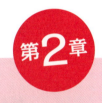

第2章

チーム医療の取り組み

第2章 チーム医療の取り組み

1 ICIサポートチームの作り方とその運用

KEY MESSAGE

- チームは免疫チェックポイント阻害薬治療に関わる多職種で構成する.
- 情報共有しやすい体制（チーム）作りを心がける.
- チームのメンバー個々の役割を明確にする.

✅ がん治療におけるチーム医療

　免疫チェックポイント阻害薬（immune checkpoint inhibitor: ICI）サポートチームを考える前に，がん治療におけるチーム医療（チームオンコロジー）[1]について触れたい.

　MDアンダーソンがんセンター（University of Texas MD Anderson Cancer Center）の上野らは，チームやチーム医療のことを以下のように論述している.

　「チームとは，ある共通の使命・価値観・信念（ミッション）を持ち，望ましい将来像・実現したい世界観（ビジョン）を共有した集団を意味し，ただ単に集合を意味するグループとは異なる. チーム医療は，患者自身もチームの一員と考え医療に参加し，医療に関わる全ての職種がそれぞれの専門性を発揮することで，患者の満足度をより高めることを目指した医療を指す. チーム医療は，それぞれの職種が持つ専門的な意見をもとに患者と共に議論し，そこで得られたチームのコンセンサスに基づき，協働しながら行う医療である. さらに，チーム医療では，状況に応じて，それぞれの職種がリーダーシップを発揮し，相互尊重することが求められる. どの病院でもチームは職種があれば存在す

る．ただ，どのような組織作りとコミュニケーション体制を作るかによって，患者さんの満足度は歴然と違ってくる．」

☑ ICI サポートチームの作り方

　ICI 治療は，従来の殺細胞性抗がん剤や分子標的治療薬とは副作用プロファイルや発生機序が異なり，また発生予測ができない場合もあるため，治療の開始前から治療中にかけて，また治療が終了した後にも免疫関連有害事象（immune-related adverse events: irAE）が発現することがあり，治療終了後も注意して患者のフォローアップが必要となることが考えられる．irAE は非常に多岐にわたり複雑化している．

　ICI 治療では，その治療を担う診療科と irAE に関わる診療科（循環器内科，糖尿病・内分泌内科，神経内科，腎臓内科，眼科，リウマチ・膠原病内科，救命救急科など），医療スタッフ，その他の職種などとの連携が不可欠となる．したがって，特に診療科間の従来のコンサルテーション体制ではなく，より特化した，かつ具体的なコミュニケーション体制の構築が必要となる．メンバー構成を院内全体で考案し，チーム内でどんなコミュニケーション体制を作るかなどの目標計画を立てておくことが重要と考えられる．irAE 対策を構築する段階では，関連するメンバー全員で検査内容を含め，院内での対策や目標を検討し，チーム内でよくコミュニケーションをとりコンセンサスを得ておくこと，それが標準化された後に，院内でその内容が広く周知されることが望まれる．

　誰を ICI サポートチームのメンバーにするか．施設によって院内事情はさまざまであり，マンパワーは施設毎で差があることは避けられない．チームのあり方，形態はそれぞれである．忙しい日常診療の中で，診療科の枠を超えて横断的に人脈を作っていくことは容易ではない．自施設で理想とするチームを結成することができない場合もあるかもしれない．人材不足により，施設をまたがることもあるかもしれない．その施設毎に「患者を中心に考えた」より良い体制が構築されることが望まれる．チームの中核を担う薬剤師，看護師はがん治療に習熟した者が望ましい．それらの者が各部署で活動内容について情報共有することが重要である．

　チーム内では，相互尊重し合い，つながりを大切にし，よくコミュニケーショ

第2章 チーム医療の取り組み

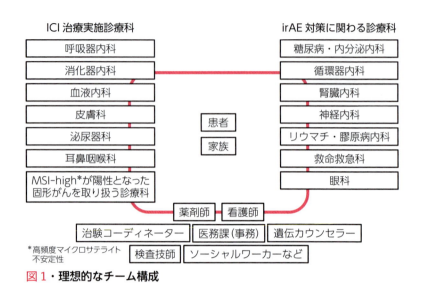

図1・理想的なチーム構成

ンをとることが重要である．理想とされるチーム構成については（図1）にまとめた．

☑ 運用

またチーム発足後は，活動内容を院内の医療従事者（職員）全員がわかるように活動状況を可視化することも望まれる．

定期的にチームメンバーが集合し，コミュニケーションをとり，情報共有をする場は必要である．院内で会議やミーティング，カンファレンス，キャンサーボードなどが定期的に開催されることが望ましい．当院では月に1回必ず，「ICI有害事象対策会議」というものを開催している．

これまでこの会議でやってきたことについては図2にまとめた．

当院の「症状からのirAE対応チャート」の作成については付録1を参照されたい．このようなフローや手順書などは院内全体で周知されることが重要である．正式に院内会議で承認を得て，情報システム部のご尽力により，電子カルテのトップ画面に「フォルダ」を設けた．作成した資料はフォルダ内に入れた．これにより，「どこでも」，「すぐに」，「誰でも」確認できるような工夫を行い，周知を図っている．

ICI サポートチームの作り方とその運用

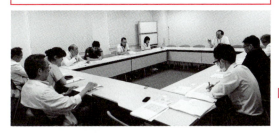

- 共通事前・事後検査セットの作成・見直し
- 免疫チェックポイント阻害薬の共通同意書作成
- 症状からの irAE 対応チャートの作成
- 院内の有害事象集積システムの構築（薬剤部）
- 難症例の症例検討
- インフリキシマブ・ミコフェノール酸モフェチル，免疫グロブリンについての適応外使用申請と同意書作成
- インフリキシマブ・ミコフェノール酸モフェチル，免疫グロブリンについての手順書作成
- MSI-high 固形がんにおけるペムブロリズマブ運用についての手順書作成

図 2・ICI 有害事象対策会議（月 1 回開催）でやってきたこと（2019 年 3 月現在）

✅ 横断的チーム

　ICI 治療においては，ICI サポートチーム以外にも，感染制御チーム（ICT），抗菌薬適正使用支援チーム（AST），糖尿病チームの関わりがあると考えられる．また近年，腫瘍循環器学（onco-cardiology）という新たな学際領域の重要性が言われており，日本腫瘍循環器学会が発足した．院内でも「埼玉医科大学国際医療センター Onco-cardiology チーム」が発足したが，このチームの関わりも重要である．このチームは，がん治療を担う多くの診療科医師，循環器内科医師，薬剤師，看護師などで構成されている．ICI 治療においては，「心筋炎」の発症の報告があり，重篤かつ致死的な有害事象であるため，循環器内科（心臓内科）と連携し，対策を構じることは重要である．Onco-cardiology チームの勉強会は月に 1 回開催している．この会では ICI を含む心血管系有害事象を引き起こす抗がん剤についての勉強会，ICI 治療における心筋炎対策についてメンバー内で検討してきた．循環器内科医師に対して，抗がん剤治療についての情報提供・情報共有する場は必要不可欠となる時代がやってきたと考える．今後多くの施設で腫瘍領域と循環器領域の良好な連携がとれることが望まれる．

第 2 章　チーム医療の取り組み

[参考文献]
1) Ueno NT, Ito TD, Grigsby RK, et al. ABC conceptual model of effective multidisciplinary cancer care. Nat Rev Clin Oncol. 2010; 7: 544-7.

〈藤堂真紀〉

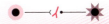

2-1 チームにおける薬剤師の役割

KEY MESSAGE

- 医師，看護師，その他の職種とともに，院内でベストと思われる体制を協力して構築できるように働きかけることが望まれる．
- 院内の免疫関連有害事象（irAE）対策をよく理解し，その対応チャート（ロードマップ）に従い，対応を周知・道案内できるとよい．
- 病棟，通院治療センター，外来など薬剤師間の連携も大切にしたい．
- irAEの病態を理解し，irAE後のステロイドの管理にも貢献できるとよい．

　免疫チェックポイント阻害薬（ICI）治療において，薬剤師が担う役割は大きいと考える．今現在，ICI治療における薬剤師の役割が記載されたマニュアルや手順書は存在しないが，チーム医療の概念や現状の薬剤師業務の中の専門性や役割（表1)[1-3] をもとに，ICI治療における薬剤師の役割（目標）について表2にまとめた．

　チームの一員として，いろいろな有害事象対策や検査の標準化に関わること，患者教育やスタッフ教育，投与前後のモニタリング，ステロイド投与後の副作用対策や患者教育に関わることが必要になると考える．ICI治療は臓器横断的に使用されるため，施設内全体のその使用状況や有害事象の発生状況について薬剤部でも把握できるとよい．また，ICI治療における免疫関連有害事象や患者対応に関わる中で，病態・生理についての幅広いジェネラルな知識が必要となる．一つ一つ何事も学ぶ姿勢は大切にしたい．

　施設によって業務体制に関わる事情はさまざまである．薬剤師の対応や介入について，他職種間でどうあるべきなのか，施設内でよく協議してコンセンサ

表1・薬剤師を積極的に活用することが可能な業務 9 項目（厚生労働省医政局長通知[1]）のうち 6 項目

1. 薬剤の種類，投与量，投与方法，投与期間等の変更，検査のオーダについて，医師・薬剤師等により事前に作成・合意されたプロトコールに基づき専門的知見の活用を通じて，医師等と協働して実施すること．
2. 薬剤選択，投与量，投与方法，投与期間等について，医師に対し，積極的に処方を提案すること．
3. 薬物療法を受けている患者（在宅患者を含む．）に対し，薬学的管理（患者の副作用の状況の把握，服薬指導等）を行うこと．
4. 薬物の血中濃度や副作用のモニタリング等に基づき，副作用の発現状況や有効性の確認を行うとともに，医師に対し，必要に応じて薬剤の変更等を提案すること．
5. 薬物療法の経過等を確認した上で，医師に対し，前回の処方内容と同一の内容の処方を提案すること．
6. 外来化学療法を受けている患者に対し，医師等と協働してインフォームドコンセントを実施するとともに，薬学的管理を行うこと．

表2・ICI 治療における薬剤師の役割（目標）

- 検査のセット化を医師と協働で実施し，院内で標準化を図ることに貢献できるようにする．
- irAE 対策の標準化に関わる，対応（検査，コンサルト先）をよく理解し，各科と連携して情報共有し，周知できるようにする．
- 投与前の確認（患者背景の情報収集，症状確認）
- 投与前後の患者教育（irAE の種類とその初期症状，その対応方法）
- 投与後のフォローアップ・モニタリング
- 患者教育のみならず，スタッフ教育にも携わることができるようにする．
- なるべく診療科のカンファレンスやキャンサーボードなどに参加し，ICI 投与患者についての情報を共有できるようにする．
- irAE 発生状況については薬剤部でも情報収集して集積・発信できるようにする．
- irAE 発生後のステロイド投与についてはステロイドの特性や副作用をよく理解し，その副作用対策および患者教育を行う．
- irAE 発生後のステロイド投与後の適応外使用薬剤（ミコフェノール酸モフェチル，インフリキシマブ，免疫グロブリン）については，病院内で適正使用推進のため，使用手順の標準化に貢献できるようにする．

スを得ておく必要がある．やれることから一つずつ，他職種とともに，よりよい体制の構築が望まれる．

[参考文献]
1) 厚生労働省医政局長通知（医政発 0430 第 1 号）「医療スタッフの協働・連携によるチーム医療の推進について」．2010 年 4 月 30 日．
2) 日本病院薬剤師会．厚生労働省医政局長通知（医政発 0430 第 1 号）「医療スタッフの協働・連携によるチーム医療の推進について」日本病院薬剤師会による解釈と具体例 Ver.2.0．2014 年 4 月 17 日．
3) 日本病院薬剤師会．外来患者への薬剤師業務の進め方と具体的実践事例 Ver.1.0．2019 年 2 月 10 日．

〈藤堂真紀〉

第 2 章 チーム医療の取り組み

2-2

外来における薬剤師の役割

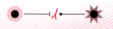

> **KEY MESSAGE**
>
> - 免疫チェックポイント阻害薬（ICI）治療において，外来で薬剤師がどんな役割を担い，介入をするのかをチーム内・各診療科と具体的にすり合わせておくことが望まれる．
> - 外来では多数の診療科や他職種と関わるケースが出てくる．他職種間とのコミュニケーションに加えて，病棟・外来・通院治療センターなどの薬剤師間のコミュニケーションも重要である．
> - ICI 治療において，薬剤師は職能や専門性を生かし，チームの一員としてよりよい体制構築に貢献できるとよい．

外来における薬剤師業務の変遷

　平成 26 年 4 月，診療報酬改定があり，がん患者指導管理料 3（ハ）〔医師又は薬剤師が抗悪性腫瘍剤の投薬又は注射の必要性等について文書により説明を行った場合（200 点）〕という算定が新設された．がん薬物療法において診療報酬上薬剤師業務が評価され数年が経過した．近年抗がん剤治療は入院ではなく「外来」という環境下で実施される時代となった．抗がん剤治療において，病棟のみならず，「外来」においても薬剤師の患者介入の重要性・必要性が増してきたことを表している．日本病院薬剤師会は，外来患者への薬剤師業務を進めるにあたり，薬剤師の外来業務の目的について提言している（表 1）[1]．これらより，がん専門薬剤師，がん薬物療法認定薬剤師，外来がん治療認定薬剤師が外来でがん患者における薬剤管理指導業務を行い，「薬剤師外来」という名称で業務を実践し，がん患者指導管理料 3（ハ）を算定している施設は増えつつある[1]．当院のがんセンター外来でも 2014 年に薬剤師による専門の外来

外来における薬剤師の役割

表1・薬剤師の外来業務の目的（日本病院薬剤師会．外来患者への薬剤師業務の進め方と具体的実践事例 Ver.1.0[1] より引用）

薬剤師の外来における業務を通して、下記アウトカムを得ることを目的とする。

(1) 外来患者に対する最適な薬物療法の実施による有効性・安全性の向上
(2) 疾病の治療・改善、精神的安定を含めた患者 QOL の向上
(3) 医薬品の適正使用推進による治療効果の向上と副作用の防止による患者利益への貢献
(4) 生活習慣等を考慮した服薬アドヒアランス維持への貢献
(5) 他の保険医療機関や保険薬局等の連携を通し、地域社会や医療環境の特性に応じた地域医療への貢献

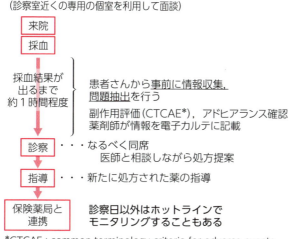

*CTCAE : common terminology criteria for adverse events

図1・薬剤師外来の業務の流れ

を開設し，がん薬物療法投与前の治療決定支援，抗がん剤の説明指導，投与後の副作用モニタリング，診察前患者面談などを実施している（図1）．また，外来がん薬物療法において，そのアウトカム評価を報告してきた[2-4]．その他にも病院薬剤師は，その外来での薬剤師介入のアウトカムを出してきており[5-8]，外来における包括的な薬剤師介入は有用であると考えられる．

　免疫チェックポイント阻害薬（ICI）治療は，入院で初回投与されるケース，外来で初回投与されるケース，初回投与のみ入院管理となりその後2回目以降外来で投与継続するケースがある．通院治療センターの中で抗がん剤調製お

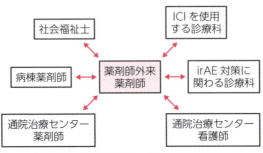
図2・薬剤師の相互連携の一例

よび監査をする傍らで薬剤管理指導業務を行うこともあれば，薬剤師外来という部署で患者をフォローアップすることもあるだろう．当院では施設内の事情により，ICI患者の一部を薬剤師外来の薬剤師にてフォローアップしている．ICI患者を必ずしも薬剤師外来でフォローしなければならないわけではない．施設毎に介入体制はさまざまである．

☑ 病棟薬剤師と外来薬剤師の連携・情報共有

入院管理下で初回導入される場合，免疫関連有害事象（irAE）の種類や注意すべき初期症状についての患者教育や指導は，病棟薬剤師が担うことになる．その後の治療が外来となる場合には，病棟薬剤師と外来担当薬剤師（通院治療センター薬剤師または薬剤師外来の薬剤師など）の両者間でよく情報共有（申し送り）をしておくことが望ましい．

外来において初回導入される場合には，外来担当薬剤師がirAEの種類や注意すべき初期症状について患者教育や指導を行うことになる．ICI治療後，外来担当薬剤師が外来にてフォローアップをしていた患者で，irAEが発生し緊急入院となった場合には，外来担当薬剤師から病棟薬剤師へ情報の申し送りができるとよい．このように他職種間のみならず，同職種間でも互いを思いやり，相互関係を大切にしたい（図2）．

☑ 投与前から投与後の症状評価・モニタリング

irAEの「初期症状を早い段階で抽出すること」，「いつもと違う患者の変化

にいち早く気がつくこと」は重要である．診察日以外に初期症状が発現することも考えられるため，診察日以外のモニタリングや連絡応需体制をどのようにしておくか，「患者が連絡する緊急の連絡先はどこなのか」院内でコンセンサスを得ておく必要がある．患者さんには緊急時の連絡先を予め伝え，理解を得ておく必要がある．症状評価やモニタリングの体制については，他職種，救命救急部門なども交えて具体的な体制構築についての話し合いがなされるとよい．特に，入院で1回目を投与し，退院後，2回目の外来での投与（受診）までの間に自宅で有害事象が発生する可能性も十分あるため，対応が遅れてしまうことがないような体制構築と患者指導およびその理解確認を徹底する必要がある．3週間に1回投与のスケジュールとなっているICIにおいては，間隔があくため，その間の症状のモニタリングなどにも配慮できるとよい．

どの職種においても，irAEと関連する初期症状をより早期に抽出することが第一である．投与前の状態から投与後にかけての症状の変化をいち早くキャッチし，患者状態が常に職種間で情報共有されていることを目標としたい．投与前の事前確認から投与後のモニタリングの項目については，どのような確認項目で確認したらよいかを院内のチームメンバーで取り決めたので表2に示す．投与前から存在する合併症の症状なのか，あるいは，投与後に出現したirAEの初期症状なのか，混同しないようにすることが大事である．患者本人も判断がつかない場合もあるため，投与前からもともとある症状の確認，投与後に出現した症状の確認，患者の変化の推移がわかるような確認スタイルがよい．

他の抗がん剤（従来の殺細胞性抗がん剤，分子標的治療薬）とICI治療とで，薬剤師の介入方法が変わることはなく，基本，介入の仕方や考え方は同様である．irAEにおいては，発現時期について，1回の投与後でも重篤な有害事象が生じることもあれば，投与終了後長時間が経過しても生じる可能性があること，従来の抗がん剤においては発現しない性質や症状を持つ特有の有害事象が起こり得ることには注意が必要である．

✅ 問診票の活用

忙しい外来ではirAEによる初期症状を効率的に抽出することが望ましいこ

表2・投与前，投与後のモニタリング項目

投与前に確認する項目	投与前と投与開始後に確認する項目
□既往歴 □糖尿病 □高血圧 □睡眠時無呼吸症候群 □脂質異常 □脳・心血管疾患 □肥満 □家族歴 □喫煙歴 □飲酒歴 □ライフスタイル 間質性肺疾患リスク因子評価 □年齢60歳以上 □既存の肺病変（特に間質性肺疾患） □肺術後 □呼吸機能の低下 □酸素投与歴 □肺への放射線照射 □腎障害の存在	□熱（　℃） □酸素飽和度 SpO_2 □血圧・脈拍 □呼吸困難感 □咳 □浮腫 □関節痛 □筋痛 □脱力感 □痺れ □動悸 □胸痛 □悪心 □嘔吐 □食欲不振 □疲労・倦怠感 □口渇 □頭痛 □ものが二重に見える □目が乾く □瞼が下がる □皮疹 □瘙痒 □下痢

とがある．一つ一つの初期症状を患者一人ずつ面談時に確認することは時間を要するため，事前に問診票（図3）をお渡しし，外来の待ち時間で記入していただくことがある．ただし，この用紙の取り扱い（配布・回収など）についてはトラブルがないよう院内で取り決めをしておく必要がある．確実に配布でき，確実に回収することが大前提である．問診票の項目一覧を患者がみることで患者自身が気をつけるべき症状を認識できるというメリットもある．看護師と協力してこのようなツール（図3）を活用できるとよい．

✓ 外来での継続した患者教育

入院導入時，病棟薬剤師からirAEの種類，初期症状についてなど患者教育や患者指導がなされても，退院後外来治療にシフトした後に教育指導された内容を忘れてしまう患者がいる．口頭の説明のみならず，資材は上手く活用した

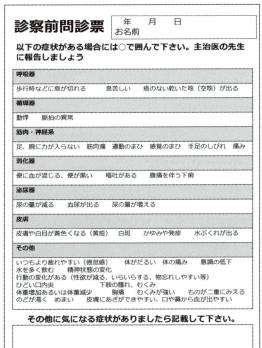
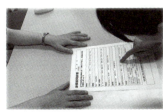

図3・診察前の問診

い.

　患者教育は治療中,あるいは治療後もなるべく他職種と協力して継続し,患者のアドヒアランスが低下しないように努める.患者の理解度を確認しながらチームの職種全員で継続介入できるとよい.

主治医との連携・コミュニケーション

　院内でコンセンサスの得られた事前・事後検査の内容について,薬剤師も協働で,それが実施されているか確認することも一つである.もし検査や項目が漏れているようなことがあれば,診療科の主治医に確認・連絡することも重要な役割の一つである.この一連の疑義については,トラブルがないように,プロトコルとコンセンサスを事前に得ておくことが望ましい.主治医との連携体制について,薬剤師外来で介入する場合の体制(特に外科系診療科)について

第 2 章　チーム医療の取り組み

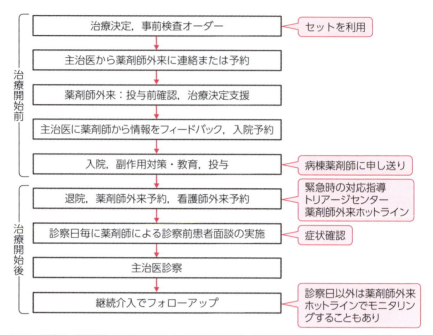

図 4・医師・薬剤師の連携体制（一部の診療科で薬剤師外来が介入する場合）

　図 4 に示す．当院では全診療科の ICI 患者に対してこのような体制ができているわけではない．

　ICI 治療における irAE は非常に多岐にわたる．irAE が疑わしい可症状が発生した場合，主治医やその診療科医師に速やかに報告することが重要である．それらの対応のあり方のコンセンサスは極めて重要である．irAE が疑わしい時の対応（院内で標準化された対応）を予め理解しておき，情報提供することもときには必要となる．irAE が発生した後，ステロイドを処方する診療科医師と，ステロイド処方に関してステロイドの支持医療に関わる診療科医師（糖尿病内科医師等）など複数の診療科が関わる場合，互いの診療科同士で情報交換がなされていない場合がたまにある．薬剤師が上手く間に入り，診療科間で円滑な情報共有ができるよう陰ながら働きかけるのも一つである．

　もし irAE が発生した場合には，院内で認定・専門薬剤師などの薬剤師が，その発生状況を院内で情報共有し，情報を一つ一つ蓄積・分析して，院内会議

などで報告していくことも薬剤師としては重要な役割であると思われる．

✅ 看護師との連携・コミュニケーション

　生活支援や心理的サポートなど，看護師介入が必要と判断される場合には担当看護師とコミュニケーションをとり，チーム内で患者をサポートできるようにする．看護という角度でいろいろなアドバイスをいただける存在である．患者状態をともに情報共有できるようにしたい．合同の勉強会を開催するなどして，知識の共有ができるように工夫するのも一つである．

✅ その他の職種との連携・コミュニケーション

　ICI 治療は高額な治療となるため，費用についての説明は重要である．社会福祉士，医務課（事務），看護師などとの連携も必要になることがある．

✅ 抗がん剤の調製監査・調製・投与実施まで

　ICI を調製するための監査をする段階で，どんな検査値で投与について可否を判断するのか，院内で共通認識の判断基準を設ける必要がある．また，どのようなケースで疑義照会をするのかについては院内でコンセンサスを得ておく必要がある．これらにより投与当日の抗がん剤の調製監査・調製・投与実施までの流れがスムーズになると思われる．

✅ 院内のスタッフ教育

　ICI 治療に実際に関わらない薬剤師，救命救急当直に関わる薬剤師などへの周知（勉強会など），教育もときに必要となる．院内全体で ICI 治療についての知識を深めることは大切である．職員，スタッフが求めている情報，教育すべき内容は何なのかを見出し，教育に対してもチームの一員として携わり，有意義な情報提供ができることが望まれる．

✅ 保険薬局薬剤師との連携

　ICI 治療に関連することで，院外の保険薬局薬剤師，その他の院外の機関と情報共有が必要なシチュエーションに遭遇したときには，患者のことを第一に

考え，情報共有ができるように働きかけたい．

[参考文献]
1) 日本病院薬剤師会．外来患者への薬剤師業務の進め方と具体的実践事例 Ver.1.0．2019年2月10日．
2) Arakawa-Todo M, Yoshizawa T, Zennami K, et al. Management of adverse events in patients with metastatic renal cell carcinoma treated with sunitinib and clinical outcomes. Anticancer Res. 2013; 33: 5043-50.
3) Todo M, Ueda S, Osaki S, et al. Improvement of treatment outcomes after implementation of comprehensive pharmaceutical care in breast cancer patients receiving everolimus and exemestane. Pharmazie. 2018; 73: 110-4.
4) Todo M, Shirotake S, Nishimoto K, et al. Usefulness of implementing comprehensive pharmaceutical care for metastatic renal cell carcinoma outpatients treated with pazopanib. Anticancer Res. 2019; 39: 999-1004.
5) Iihara H, Ishihara M, Matsuura K, et al. Pharmacists contribute to the improved efficiency of medical practices in the outpatient cancer chemotherapy clinic. J Eval Clin Pract. 2012; 18: 753-60.
6) Kimura M, Go M, Iwai M, et al. Usefulness of a pharmacist outpatient service for S-1 adjuvant chemotherapy in patients with gastric cancer. Mol Clin Oncol. 2017; 7: 486-92.
7) 河添 仁，矢野安樹子，田坂祐一，他．外来化学療法におけるがん患者指導料3の臨床的アウトカムと医療経済効果の推算．医療薬学．2016; 42: 228-36.
8) 前 勇太朗，横川貴志，川上和宜，他．XELOX療法における薬剤師外来の有用性．医療薬学．2011; 37: 611-5.

〈藤堂真紀〉

2-3 病棟における薬剤師の役割

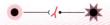

> **KEY MESSAGE**
> - クリニカルパスがある病棟ではそれに基づきチームで介入している．病棟薬剤師は免疫チェックポイント阻害薬治療導入時に患者指導と教育を担う．
> - カンファレンスに積極的に参加し，患者状態や治療方針を情報共有することが望まれる．
> - 免疫関連有害事象発生後の入院中にはステロイドが開始されるため，患者教育や薬学的管理を実践する．
> - 病棟薬剤師は外来の薬剤師とも情報共有し，入院・退院で切れ目のないサポート体制が望まれる．

病棟における薬剤管理業務とは

　平成24年度診療報酬改定において，薬剤師が病棟で行う薬物療法の有効性，安全性の向上に資する業務（病棟薬剤業務）が評価され，入院基本料を算定している患者に週1回加算可能な病棟薬剤業務実施加算が新設された．さらに平成28年度の診療報酬改定では，特定集中治療室等における薬剤師配置の成果として，①医師・看護師の業務負担軽減，②副作用の回避・軽減や病状安定化への寄与，③薬剤関連インシデントの減少などがあげられ，高度急性期医療を担う治療室においてチーム医療を推進する観点から，病棟薬剤業務を実施するために特定集中治療室等における薬剤師配置に対する評価（1日につき加算可能な病棟薬剤業務実施加算2）が増設された[1,2]．このような背景から，現在多くの病院では，各病棟に専任の薬剤師が常駐し薬物治療に参画し，病棟薬剤業務実施加算1および2を算定している．

第2章 チーム医療の取り組み

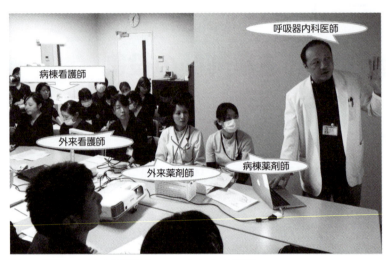

図1・当院における多職種カンファレンスの様子

　病棟に薬剤師が常駐することにより，薬剤の投与前（病棟薬剤業務）の関わりとして入院中の処方設計と提案を医師へスムーズに行うことができるだけでなく，病棟ラウンドや電子カルテによる検査値など患者状態の把握により薬剤投与後（薬剤管理指導業務）の薬学的評価を効率的に行うことができる．薬剤師が得た情報を，医師などへフィードバックし，処方変更の提案などにより，薬剤による副作用の軽減と防止に貢献できると考えられる[3]．また，カンファレンスに積極的に参加することで，治療方針や病態把握などの情報収集を行っている（図1）．

✅ ICI治療を当院で施行する前に病棟薬剤師が準備したこと

　免疫チェックポイント阻害薬（ICI）治療の導入にあたり，まずはパンフレットや冊子などの患者指導用資材を用意し，また，患者指導用DVD視聴のためのポータブルDVDプレイヤーを購入し，各病棟に配備した．免疫関連有害事象（irAE）出現に備えて製薬企業作成の「irAEアトラス」も関連病棟に設置した．入院においては，irAEの第一発見者は看護師である可能性が高いため，看護師に向けてirAEを中心とした勉強会を多く開催した．

入院でICIを導入する場合の薬剤師の患者教育・指導

当院では多くの診療科で，ICI治療の初回導入時はirAEを中心とした患者教育のため，クリニカルパスに従って原則3日間入院することとしている（付録2）．入院初日に医師と看護師からの説明，薬剤師による初回面談・指導があり（表1，表2），2日目に投与を行い，体調に問題がなければ3日目に退院となる．3日目の退院日には病棟薬剤師は，退院時指導を行う（表3）．

入院時初回面談：入院当日

初回面談時の確認事項
・すべての併用薬
・副作用・アレルギーの出現歴，サプリメントや健康食品の摂取状況
・薬剤についての理解度，コンプライアンス・アドヒアランス
・通院している他の医療機関や，かかりつけ薬局
・既往歴の確認（自己免疫性疾患の既往を聴取した場合や，ステロイドを常用している場合にはICI使用にあたり効果や有害事象の発現に影響する可能性がある[4]ことから，主治医への報告が重要である）

表1・入院当日の説明
・看護師より，転倒・転落，手指衛生，痛みの程度の伝え方についての説明があります
・看護師より，入院計画（クリニカルパス）についての説明があります
・薬剤師が薬の服薬歴をうかがい，服薬指導を行います

表2・ICI投与前日の説明
・医師より治療についての説明があります
・ニボルマブの副作用に関するDVDを視聴し，薬剤師より薬剤についての説明があります
・薬剤師より患者日誌記載の説明があります

表3・退院日の説明
・医師が退院後の療養計画を説明します
・看護師が退院後の注意事項と連絡方法について説明します
・薬剤師が退院服薬指導を行います
・退院前に外来通院治療センターに寄って外来看護師からの説明を受けてください

患者教育・指導：ICI 投与前日

指導に用いる資材：メーカー提供品の患者指導用冊子，DVD，治療日誌

説明の内容
- ICI の作用機序
- ICI の irAE にはどのようなものがあるか
- 投与スケジュール，投与時間
- irAE の初期症状，当院に連絡が必要な症状
- irAE 出現時の対応（当院の体制について説明）
- 治療日誌の記載法，活用法（製薬企業提供の日誌もしくは当院作成の日誌）
- 費用について

患者説明の目標
- irAE 出現の可能性を患者が常に意識できるようにする
- 患者自身もしくは家族が irAE を早期に発見できるようにする
- 注意すべき初期症状や受診するレベルを正しく理解できるようにする
- 他院受診，救急搬送された場合に医療機関へ ICI 施行歴があることを伝達できるようにする
- 医療者との情報共有ツールとしての日誌の有用性を理解できるようにする
- 治療全体に対してアドヒアランスが向上できるように配慮する

患者に対して特に注意してほしいと指導していること
- 自己判断せず，医療者に相談すること
- 発症時期は予測がつかず，治療終了後に出現する可能性もあること
- 早期発見・早期対応により重症化を防ぐことができる可能性があること
- 副作用の早期発見には，第三者による客観的な観察も重要なため家族の理解も不可欠であること

ICI の処方および事前検査の監査・確認

ICI の投与に際しても，他の抗悪性腫瘍薬と同様に治療内容（レジメン）に

基づく処方内容（薬剤名，用法用量，投与速度，投与期間，休薬期間など）を確認する[5]．自己免疫疾患の既往がある場合には専門医のコンサルトを提案するなど，ICIを安全・適切に投与できるようサポートする．HBV（B型肝炎ウイルス）スクリーニング検査や採血など，院内で決められた検査オーダーに漏れがないかどうかについても確認し，適時追加を提案する．各検査の結果やバイタルに問題がないかを確認し，投与当日の医師の治療施行指示が適切であるかを看護師とともに確認する．施行が妥当と判断した場合には病棟薬剤師が，無菌調製担当の薬剤師に連絡する．

退院時指導：退院日

退院後も適切な薬物療法が継続できるよう，患者の相談に応じる．退院時には，再度患者の疑問・不安やアドヒアランスを確認する．気になる症状があれば自己判断せずに連絡するよう再度説明・指導する．後述する，ステロイド処方後の指導も非常に重要である．

✓ 外来担当薬剤師との連携

退院後も外来で薬剤師が継続して介入していく場合には退院時に病棟薬剤師から外来担当薬剤師に連絡し，情報を共有できるようにする．切れ目のないサポートを心がけたい．また，外来にてICI治療を施行し，外来担当薬剤師が介入していた患者が入院する際には，外来担当薬剤師が，入院目的やこれまでの経過について病棟薬剤師に情報提供する．

✓ irAE出現後の病棟薬剤師の役割

当院では，有害事象共通用語規準（Common Terminology Criteria for Adverse Events: CTCAE）でgrade 3以上の重篤なirAEの出現もしくは疑いで入院した場合に，病棟薬剤師は，原因薬剤や症状の程度，治療経過などを医薬品情報管理（Drag Information: DI）の担当薬剤師に報告する体制となっている．

病棟薬剤師は，必要に応じて医師の回診へ同行し，カンファレンスにも積極的に参加し，患者状態や，治療経過，今後の治療方針などの情報を共有できる

ようにするとよい．

ステロイド関連有害事象対策が実施されているかの確認

irAEの治療にはステロイドを使用するため，病棟薬剤師はステロイドの適正使用のための処方提案や副作用管理も行う．感染症や胃腸障害，糖尿病や骨粗鬆症などの，ステロイド関連有害事象に対する対策（予防薬の処方や検査など）については特に以下の点について，注意を払っている．

・血糖関係のモニタリングがされているか，耐糖尿異常がないかの確認がされているか
・胃腸障害予防が実施されているか：プロトンポンプインヒビター（PPI）などの処方
・感染予防が実施されているか：ST合剤の処方（腎機能も同時に確認）
・骨粗鬆症予防：必要な場合にはビスホスフォネート薬

ステロイド投与後の患者指導

患者教育（アドヒアランスが低下しないような指導など）についても病棟では徹底できるようにする．ステロイドにどのような副作用があるかを一つ一つ理解してもらえるような指導を心がける．突然ステロイドを中止することで副腎不全が起きることも患者に理解してもらえるような指導をする．

☑ 適応外使用薬剤が使用される場合

適応外使用薬剤（ミコフェノール酸モフェチル，インフリキシマブ，免疫グロブリン）を使用する場合は，院内でコンセンサスの得られた手順のもとに適正かつ安全に治療ができるよう，サポートする．インフリキシマブは，普段使用することがあまりない薬剤であるため，infusion reactionに注意することや，インラインフィルターを使用するなど，安全に投与できるよう，投与方法については病棟看護師に情報提供することが重要である．

[参考文献]
1) 日本病院薬剤師会. 薬剤師の病棟業務の進め方 Ver.1.2. 2016年6月4日.
2) 医学通信社, 編. 診療点数早見表 2018年4月版. 医学通信社; 2018. p.152-4.
3) 日本病院薬剤師会. 厚生労働省医政局長通知 (医政発0430第1号).「医療スタッフの協働・連携によるチーム医療の推進について」日本病院薬剤師会による解釈と実践事例 Ver.2.0. 2014年4月17日.
4) Arbour KC, Mezquita L, Long N, et al. Impact of baseline steroids on efficacy of programmed cell death-1 and programmed death-ligand 1 blockade in patients with non-small-cell lung cancer. J Clin Oncol. 2018; 36: 2872-8.
5) 日本病院薬剤師会. ハイリスク薬に関する業務ガイドライン Ver.2.2. 2016年6月4日.

〈小泉綾乃, 石川詩帆〉

第2章 チーム医療の取り組み

2-4

irAE 発症後の薬学的管理

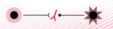

KEY MESSAGE

- 免疫関連有害事象（irAE）発生時は高用量のステロイドが開始となり長期継続となるため，ステロイドの特性および副作用についてはよく理解し，その症状発現には注意する．

- ステロイド開始後に突然服用を中止すると，副腎機能低下症（副腎不全）を引き起こすことがあるため，ステロイド内服のアドヒアランスが低下しないよう家族を含めた患者教育を主治医とともに継続することが重要である．感染にも注意する．

- 多職種間でのチーム連携は irAE 発生前の介入のみならず，発生後のステロイド治療開始後も介入を継続できるようにすることが望ましい．

☑ ステロイドの薬物動態

　主なステロイドの特徴について表1に示す[1,2]．一般的に成人健常人は，1日あたり 20 mg のコルチゾール（ヒドロコルチゾン）を副腎より分泌している．そこで，ステロイドの錠剤は，原則的に1または2錠中にグルココルチコイド作用としてそれとほぼ同力価のステロイドを含むように作られている．これらの経口剤はいずれも投与後の腸管からの吸収率は良好で 70〜100% と高い．一方，血中濃度半減期とコルチゾールを1とした場合の力価比は，一般的に血中濃度半減期が長いステロイドほどグルココルチコイド作用が強力となる傾向がある．わが国で承認を得ているステロイド経口剤を表2に示した．また，主なステロイド注射剤については表3に示した．

表1・主なステロイドの特徴 (浦野晶夫, 他, 編. 今日の治療薬 2016. 南山堂; 2016[2]. p.248 および田中廣壽, 他, 編. 一冊できわめるステロイド診療ガイド. 文光堂; 2018[3] より改変)

合成ステロイド	血中消失半減期(時間)	生物学的半減期(時間)	グルココルチコイド作用(力価比)	ミネラルコルチコイド作用(力価比)	概算同等用量(mg)
コルチゾール	1.2	8〜12	1	1	20
コルチゾン	1.2	8〜12	0.7	0.7	25
プレドニゾロン	2.5	12〜36	4	0.8	5
メチルプレドニゾロン	2.8	12〜36	5	<0.01	4
トリアムシノロン	3〜5	12〜36	10	<0.01	4
デキサメタゾン	3.5	36〜72	25	<0.01	0.75
ベタメタゾン	3.3	36〜72	25	<0.01	0.75

表2・ステロイド経口剤の種類

作用時間分類	一般名	主な商品名	剤形・規格
短時間型	コルチゾール	コートリル®	錠：10 mg
	コルチゾン酢酸エステル	コートン®	錠：25 mg
中間型	プレドニゾロン	プレドニゾロン	錠：1 mg, 5 mg 散：1%
	メチルプレドニゾロン	メドロール®	錠：2 mg, 4 mg
	トリアムシノロン	レダコート®	錠：4 mg
長時間型	デキサメタゾン	デカドロン®, レナデックス®	錠：0.5 mg, 4 mg エリキシル：0.01 % (0.1 mg/mL)
	ベタメタゾン	リンデロン®	錠：0.5 mg 散：0.1% シロップ：0.01 % (0.1 mg/mL)
その他	フルドロコルチゾン酢酸エステル	フロリネフ®	錠：0.1 mg

表3・ステロイド注射剤（水溶性注射剤）の種類

含有するステロイド	エステル修飾	主な商品名	備考
コルチゾール（ヒドロコルチゾン）	コハク酸エステル	サクシゾン®	内因性の副腎皮質ステロイドと同じ．
		ソル・コーテフ®	
	リン酸エステル	水溶性ハイドロコートン	
メチルプレドニゾロン	コハク酸エステル	ソル・メドロール®	ミネラルコルチコイド作用が少ない．パルス療法に用いられる．
プレドニゾロン	コハク酸エステル	水溶性プレドニン®	プレドニゾロンが経口投与できない場合に使用される．中時間作用型．
デキサメタゾン	リン酸エステル	デカドロン®	ミネラルコルチコイド作用が少ない．生物学的半減期が長く，長時間作用型．
ベタメタゾン	リン酸エステル	リンデロン®	

✅ おさえておきたいステロイドの副作用

　ステロイドの副作用は多種多様であり，服薬量や服薬期間によっても異なる．主な副作用を表4に示した[4]．

　外見上の変化としてよく知られる満月様顔貌は中等度以上の服用によりほぼ必発し，服用量，服薬期間に応じて高度になるが，この作用はステロイドが本来持っている生理作用でもあり，減量により改善する．

　臨床上問題となるのは，感染症，骨粗鬆症，消化性潰瘍，動脈硬化などである．中でも感染症は用量に依存して罹患率が増加する．特に大量ステロイドによる免疫抑制状態では通常の細菌感染症から日和見感染症に至るあらゆる感染症を合併する．一般的にはプレドニゾロン換算で 20 mg/日以上になると用量依存的に感染症合併率が上昇するとされる．したがって，早期発見と適切な抗菌薬の投与が大切となる．一方，骨粗鬆症はステロイドによる腸管からのカルシウム吸収抑制と尿中排泄増加により二次性副甲状腺機能亢進をきたす結果として骨吸収の増加や骨芽細胞に直接作用して骨形成を阻害することにより起こる．この対策としてSuzukiら[5]による「ステロイド骨粗鬆症の管理と治療ガ

表4・ステロイドの副作用
(川合眞一. 綜合臨牀. 2007; 56: 554-9[4]) より改変)

1. 重度の有害反応
   - 副腎不全,退薬症候群
   - 感染症の誘発・増悪
   - 動脈硬化病変
   - 骨粗鬆症とそれに伴う骨折,低身長
   - 消化性潰瘍
   - 糖尿病の誘発・増悪
2. 軽度の有害反応
   - 異常脂肪沈着(中心性肥満,満月様顔貌,野牛肩)
   - 多毛,皮下出血,にきび,皮膚線条,皮膚萎縮,発汗異常
   - 後嚢白内障,緑内障,眼球突出
   - 浮腫,高血圧,うっ血性心不全,不整脈
   - ステロイド筋症,月経異常,白血球増多

イドライン」の薬物療法ではビスホスフォネート製剤が第1選択薬とされている.一方,B型肝炎ウイルスキャリアの患者において,B型肝炎ウイルスの増殖による肝炎があらわれることがある.免疫抑制作用を持つステロイドの投与期間および投与終了後は継続して肝機能検査値や肝炎ウイルスマーカーのモニタリングを行うなど,B型肝炎ウイルス増殖の徴候や症状の発現に注意が必要である.異常が認められた場合にはステロイドの減量を考慮し,抗ウイルス薬を投与するなど適切な処置を行う.

☑ ステロイド治療で注意すべき薬物間相互作用 [1,2]

　デキサメタゾンやベタメタゾンは主としてCYP3A4によって6β水酸化で代謝される.リファンピシン,フェニトイン,フェノバルビタール,カルバマゼピンなどの抗てんかん薬やセントジョーンズワート(セイヨウオトギリソウ)などがCYP3A4誘導作用を有する薬として知られている.中でもリファンピシン,フェニトイン,フェノバルビタールはその作用が特に強力である.

　また,長期もしくは大量服用中あるいは中止後6カ月以内は免疫機能が低下していることがあり,生ワクチンの接種によりワクチン由来の感染を増強または持続させるおそれがあるので,生ワクチンの接種を控える必要がある.

　以上の相互作用以外でも,ステロイドには種々の薬物相互作用の報告がある(表5).例えば,がん領域では,カリウム排泄性利尿薬や甘草を含む漢方薬

表5・ステロイドと他薬との相互作用 (浦野晶夫, 他, 編. 今日の治療薬 2016. 南山堂; 2016[2]. p.253 より改変)

機序	他の薬物	影響する方向	ステロイドの種類[*1]	結果
同作用（副作用）	免疫抑制剤	⇔	ステロイド	重篤な感染症
	アムホテリシンB サイアザイド系利尿薬 エタクリン酸 フロセミド 甘草（リコリス）	⇔	ステロイド（特に電解質作用の強いもの）	低カリウム血症
	非ステロイド抗炎症薬	⇔	ステロイド	消化性潰瘍合併率の増加
相反する作用	糖尿病治療薬	←	ステロイド	血糖値上昇
	生ワクチン	←	ステロイド	弱毒ワクチンの全身感染症
	抗凝固薬	←	ステロイド	抗凝固効果減弱／増強？
吸収阻害	経口カルシウム	←	ステロイド	吸収率低下
	ケイ酸アルミニウム	→	デキサメタゾン	吸収率低下
結合タンパク	経口避妊薬（エストロゲンを含む製剤）	→	プレドニゾロン	結合タンパク増加による薬効減弱[*2]
薬物代謝	バルビタール系薬物（フェノバルビタールなど） フェニトイン カルバマゼピン リファンピシン	→	ステロイド（種類により代謝亢進の程度が異なる[*3]）	CYP3A4誘導によるステロイド代謝亢進のために薬効低下 活性化減弱（初期） 活性化増強（長期併用）
	シクロホスファミド 経口避妊薬（エストロゲンを含む製剤）	← →	ステロイド プレドニゾロン	代謝阻害による薬効増強[*2]
受容体拮抗	イミダゾール系抗真菌薬	→	ステロイド	結合阻害による薬効低下

[*1]：「ステロイド」はステロイド剤全般を指す.
[*2]：代謝阻害による作用が強く, 結局は薬効は増強する.
[*3]：デキサメタゾン＞プレドニゾロン＞コルチゾールの順で代謝が亢進する.

などとステロイドとの併用で, 著明な低カリウム血症をきたすことがある. また, NSAIDsとの併用では, 消化性潰瘍が増加することがあり, 重篤な薬物相互作用として知られている. こうした相互作用については, 薬剤師からも医師に情報提供を行い, 免疫関連有害事象（irAE）発生後円滑にステロイド治療が継続できるよう, 併用薬についてはよく見直す必要があると考える.

表6 • ステロイド服用中の飲み忘れ時の対処方法 〔川合眞一,他,編.月刊薬事増刊.じほう；2016[1] p.33（2257）より改変〕

毎日服用している場合	気がついた時点ですぐに服用する．翌日まで気が付かなかったときは，飲み忘れた分は服用せず，その日の分だけ服用する．2回分はまとめて服用しない．
隔日に朝服用している場合	・午前中に気が付いた場合，気が付いた時点ですぐに服用する． ・午後に気が付いた場合，次の日の朝に忘れた分を服用する．その翌日は服用せず，3日目の朝から次の分を服用する．

推奨：患者によって臨機応変に対応する．
患者によっていろいろなケースがあるため，対処法は医師や薬剤師に相談する．

☑ 服薬指導のポイント

　ステロイドは病状に応じて服用量が変化することや，副作用の軽減を目的として隔日投与や間欠投与が行われることもある．また，ステロイドの副作用対策としての支持療法薬が処方されることもあるため，その内服の意義については正しく理解してもらえるよう患者とその家族にはよく説明しておく必要がある．服薬の目的や服薬方法が正しく理解できているか確認を行うとともに，万が一飲み忘れてしまった際に不安なく対処できるよう，対処法を伝えておくことも重要である（表6）．さらに，ステロイドの副作用と説明のポイントについては表7に示す[6]．「伝える」ことに精一杯にならず，「伝わる」ことを第一に話をするよう心がけたい．

☑ 見逃してはいけない注意すべきステロイドの副作用と対処法

　ステロイドが投与されると入院期間が長期となり，漸減していく過程の中でいろいろなステロイドに関連する副作用症状も出現しやすくなり（易感染性，浮腫，高血糖，消化性潰瘍，骨粗鬆症，緑内障・白内障，血圧上昇など），内服であれば他薬との薬物間相互作用や患者のアドヒアランスを維持するための患者教育も極めて重要となる．
　ステロイドを中断したことによる副腎機能低下症には十分注意が必要である．代表的なものについて概説する．

表7 • 副作用と説明のポイント 〔川合眞一, 他, 編. 月刊薬事増刊. じほう; 2016[1] p.34 (2258) より改変〕

副作用		説明のポイント
軽度なもの	満月様顔貌	・医学的には問題ない ・服用量, 服用期間に応じて高度になる ・プレドニゾロン (PSL) 10 mg/日以下になるとほぼ元に戻る ・カロリーの高い間食を避ける
	にきび様皮疹, 多毛	・若年者や大量投与時に起こりやすい ・重症にはならず, 減量により回復する ・皮膚を清潔に保つよう心がける
重度なもの	感染症	・少量 (PSL 2〜10 mg), 大量でも 2 週間以内ではほとんど起こらないが, PSL 20 mg/日以上では発現率が上昇する ・早期発見・治療が重要 ・手洗い・うがいをする, 風邪のシーズンは人混みを避ける (場合によっては外出禁止), マスクを着用するなど心がける
	糖尿病	・すでに耐糖能低下のある場合に起こりやすい ・投与開始後すぐに認められる例もあるが, 大部分は 1〜3 カ月以内に起こる. ・食事療法と糖尿病治療薬による対処が可能
	消化性潰瘍	・ステロイド単独では起こりにくいが, NSAIDs と併用する場合, 潰瘍のリスクが上昇する可能性があるため, 胃粘膜保護薬などで予防する. ・胃の不快感や痛み, 黒色便などがあれば申し出る.
	骨粗鬆症	・高齢者, 閉経後女性などに起こりやすい ・大量投与で起こりやすいが, 少量でも長期投与で危険度が上昇する ・予防薬 (ビスホスフォネート製剤, ビタミン D 製剤など) により骨折を予防する ・適度な運動や小魚などの高カルシウム食の摂取を心がける
	緑内障・白内障	・高齢者や元来眼圧が高い患者では特に注意する ・自覚症状に乏しいため, 定期的に眼科を受診し, 必要であれば適切な治療を受ける
	精神変調	・軽症が多く, 必要であれば薬剤の投与も可能 ・PSL 40 mg/日以上で多くみられる ・不眠は夜の服用量を減らすことで解消できることもある
	無菌性骨頭壊死	・大量投与で数カ月以内に起こりやすい ・定期的に検査を行い, 早期発見・治療が重要 ・大腿骨骨頭に好発する. 股関節の痛みや違和感があればすぐに申し出る
	血圧上昇	・高齢者や元来血圧の高い患者では特に注意する ・PSL 20 mg/日以上で発現する ・服用開始後 1〜4 週で徐々に上昇することが多く, 減量により回復する ・必要に応じて降圧薬を投与する ・塩分摂取の制限を心がける

表8・全身性エリテマトーデス患者におけるステロイド投与と感染症発症頻度の上昇
(市川陽一, 他. 日本医事新報; 1987 3322: 3-11[8] より改変)

	月間最大ステロイド投与量〔プレドニゾロン換算（mg/日）〕			
	0～19	20～39	40～59	60以上
患者（人・月）	2,885	258	68	48
感染症の頻度（1/100人・月）				
一般細菌	0.5	0.8	4.4**	8.3**
結核菌	0.0	1.6**	0.0	8.3**
真菌	0.03	0.8	4.4**	2.1
ウイルス	0.3	1.2	5.9**	2.1
計	0.83	4.4	14.7	20.8

* $P<0.05$ ** $P<0.01$
ウイルス感染は上気道感染を除く

感染症

ステロイドによる免疫抑制：ステロイドの投与は種々のサイトカイン産生や接着分子発現の抑制, 末梢血T細胞数の減少, リンパ球やマクロファージの機能の抑制などによる免疫抑制状態を誘導し, 感染症の合併症が引き起こされると考えられている. またステロイドの投与により血清中のガンマグロブリンが減少することが知られているが, 特に高用量のステロイド（プレドニゾロン換算で60 mg/日以上）の投与により, 投与2～3週で半減する急速な低下がみられたとの報告がある[7]. 一方, プレドニゾロン30 mg/日以下のステロイドではガンマグロブリンの低下は軽度であった.

ステロイドと感染症：実際にステロイド投与と感染症との関連を解析した結果は, 古くはわが国からも報告されており, 全身性エリテマトーデス患者にプレドニゾロン20 mg/日以上の投与により感染症罹患率がプレドニゾロン用量依存的に増加した（表8）[8]. 一般細菌感染だけではなく, 結核, 真菌感染などの日和見感染症やウイルス感染も増加していた. つまり, プレドニゾロン20 mg/日以上の中等量以上のステロイド投与で感染症の罹患率が用量依存的に増加することが示唆された. その他の報告でも感染症の報告がある[9-11]. ステロイドは投与量依存的に感染リスクを上昇させると考えられる. また, ステロイドと他の免疫抑制剤（TNF阻害薬）の併用によりその感染症のリスクが

第2章 チーム医療の取り組み

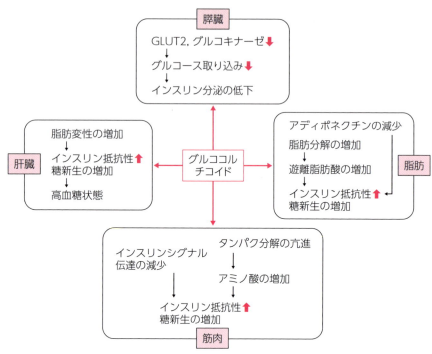

図1・ステロイドによる血糖上昇のメカニズム

増大する報告[12-15]があるため注意する．原疾患が異なるが，感染症には常に注意が必要である．

糖尿病

　ステロイド治療を行う際には，すべての患者で糖尿病の発症リスクがあることを考慮して，定期的な血液検査（血糖，HbA1c など），尿糖のモニタリングを行い，早期発見に努めることが重要である．ステロイド糖尿病と診断したり，もともとの糖尿病の血糖コントロール悪化を発見したりした際には早期の治療介入を行う．60 歳以上の高齢者，糖尿病家族歴，肥満などの糖尿病素因を有する患者では特に注意を要する．ステロイドによる血糖上昇のメカニズムについては図1に示した．

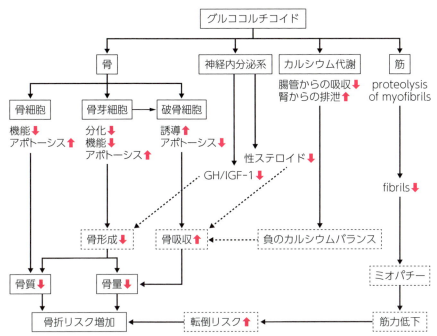

図2・ステロイド性骨粗鬆症および骨折に至るメカニズム（川合眞一，他，編．月刊薬事増刊．じほう；2016[1] p.70（2294）より改変）

骨粗鬆症

　骨粗鬆症および関連骨折はステロイドの副作用のうちで頻度が高く，続発性骨粗鬆症の中で最も頻度が高いのもステロイド性骨粗鬆症である．長期ステロイド治療を受けている患者の30〜50％に骨折が起こるとされる．骨折リスクの観点からはステロイド投与量の安全域はなく，投与後3〜6カ月で骨折リスクはピークに達する．

　ステロイド性骨粗鬆症の病因・病態：骨組織におけるステロイドの主な標的細胞は骨芽細胞や骨細胞であり，骨芽細胞や骨細胞に対する影響により骨形成が低下することがステロイド性骨粗鬆症の主な病態と考えられている（図2）．ステロイド性骨粗鬆症の管理と治療のガイドライン[5]においては，リスク評価の考え方を取り入れ，骨折リスクをスコアで評価することとした（図3）．

第2章 チーム医療の取り組み

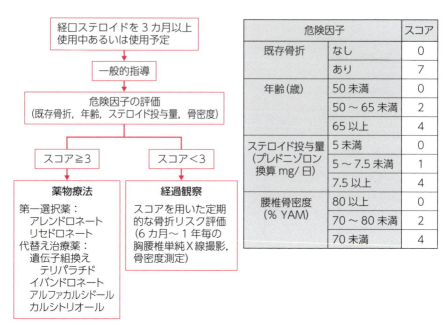

図3・ステロイド性骨粗鬆症の管理と治療のガイドライン 2014年改訂版 (Suzuki Y, et al. J Bone Miner Metab. 2014; 32: 337-50[5]) より改変)

脂質異常症・動脈硬化

　ステロイド長期投与による副作用として脂質異常症，耐糖能異常，高血圧，肥満を認め，これらが複合的に動脈硬化を促進して心血管リスクを高めると考えられている．高用量ステロイド投与群では非投与群と比較して心血管疾患発症リスクが高かったという報告もある[16]．

　ステロイドの直接作用で内臓肥満となり，脂肪組織から肝臓へ遊離脂肪酸を放出して肝臓の脂肪蓄積を増加させる．さらに肝臓における中性脂肪と超低比重リポタンパク（very low density lipoprotein: VLDL）の合成を促進して脂質異常症をきたす．

　ステロイド治療開始前および治療中も血清脂質濃度，血糖値，HbA1c，血圧，体重を測定して動脈硬化の危険因子を評価することが重要である．

副腎不全

　ステロイドによる副腎不全は決して稀な病態ではなく，ときに致死的になり得ることから，医療者・患者双方が危険性を正しく認識し，予防に努めることが重要である．

　グルココルチコイド（主にコルチゾール）は糖・タンパク・脂質代謝や水・電解質調整など多様な作用を持つ，生命維持に必須のホルモンである．ミネラルコルチコイド（主にアルドステロン）は，主に血圧や電解質の調整に関わる．

　コルチゾールの分泌調節：コルチゾール（ヒドロコルチゾン）の分泌は，視床下部-下垂体-副腎系（HPA系）により調整されている．日内リズム，ストレス，コルチゾール低下などの刺激によって視床下部より副腎皮質刺激ホルモン放出ホルモン（CRH）が分泌される．CRHが下垂体前葉に作用すると，副腎皮質刺激ホルモン（ACTH）が分泌され，副腎皮質の束状層からのコルチゾール合成分泌を促進する．コルチゾール濃度が上昇すると，コルチゾールが視床下部および下垂体に作用して，CRHおよびACTH分泌は抑制される（negative feedback）．健常成人におけるコルチゾールの産生量は，平常時は約10〜20 mg/日だが，ストレス時には150〜300 mg/日にまで増加する[17]．コルチゾールは日内リズムをもって分泌されており，午前2〜3時頃から上昇し始めて早朝にピークを迎え，その後徐々に低下して夜に最も低くなる[18]．

　副腎不全の病態：副腎不全は，グルココルチコイドの絶対的または相対的作用不足によって生じる病態であり，副腎機能低下症とも言う．適切な診断と治療が行われなければ，ときに致死的である．病因の主座が副腎にある場合を原発性副腎不全，視床下部・下垂体に原因がある場合を続発性副腎不全と言う．外因性ステロイドによる副腎不全は，続発性副腎不全の最も多い原因病態である．

　ステロイドによる副腎機能抑制：長期にわたり生理量を上回るステロイドの投与を受けている患者では，negative feedbackによりHPA系が抑制され，内因性コルチゾール産生が低下している．こうした患者においてステロイドを急に中止すると，副腎不全が生じる．また，手術や感染症など強いストレス時にも，適切なコルチゾール産生増加反応が体内で生じないため，ステロイド投

与量を一時的に増やさなければ（ステロイドカバー），相対的な副腎不全を生じる．

　HPA系に対するステロイドの抑制効果には個人差が大きい．ステロイドの投与量や投与期間などからHPA系抑制の有無を正確に推測することは難しい[18]．Cushing徴候（満月様顔貌，中心性肥満，皮膚の菲薄化など）を認める場合や，二次的に副腎が萎縮している場合は，ステロイド過剰およびHPA系抑制が強く示唆される．投与タイミングは朝よりも夜のほうがHPA系が抑制されやすく，同じ量ならば投与回数が多いほど抑制がかかりやすい[18]．

　副腎不全の症状：全身倦怠感，食欲不振，腹痛，嘔気，意識障害などが生じる．非特異的な症状が多いため，疑わないと診断の遅れにつながる．ときに原疾患の悪化と鑑別を要する．一般血液検査では，低血糖，低ナトリウム血症，好酸球増多などを認める．低ナトリウム血症は，コルチゾール不足による抗利尿ホルモン不適切分泌症候群（syndrome of inappropriate secretion of antidiuretic hormone: SIADH）によりしばしば認められることもある．

　予防：長期にステロイドの投与を受けている患者に対しては，怠薬や自己判断での減薬・中断をしないよう指導する．ステロイドを中止する際には，HPA系の抑制からの回復を図りながら漸減・中止していく．ステロイドの減量方法に定まったものはない．慎重に漸減しすぎるとステロイド総投与量が多くなり，急激な減薬では原疾患悪化や副腎不全のリスクが上がるため，症状や血液検査などを参考に，個別の対応が必要である．

　副腎不全発現時の対応：原因によらず，副腎不全の治療はステロイド投与が原則である．ステロイド減量に伴い生じた場合は，いったん元の量に戻す．ストレス時は負荷に応じたステロイドカバーを行う．

消化管障害

　プロスタグランジンは粘液産生・分泌促進，重炭酸分泌促進，粘膜血流増加などの粘膜防御に関与している．粘膜防御因子の減少は，胃酸，ペプシンなどの攻撃因子による粘膜障害を引き起こす[19]．一方で，薬理量のステロイドは消化管粘膜のシクロオキシゲナーゼ-2（COX-2）を阻害し，プロスタグランジン産生を低下させる[20]．がん患者では，NSAIDsが使用されることが多い

表9 • 関節リウマチ患者のステロイド・NSAIDs 投与の有無による消化管穿孔のハザード比 (Curtis JR, et al. Arthritis Rheum. 2011; 63: 346-51[22]) より改変)

ステロイド投与	NSAIDs 投与	ハザード比（95%信頼区間）
あり	あり	4.7（1.9-12.0）
あり	なし	2.8（1.3-6.1）
なし	あり	1.3（0.4-3.5）
なし	なし	1

表10 • ステロイド内服中の膠原病患者におけるリスク因子毎の消化性潰瘍オッズ比 (Luo JC, et al. Aliment Pharmacol Ther. 2002; 16: 1241-8[23]) より改変)

リスク因子		オッズ比（95%信頼区間）
60 歳以上		6.80（2.19-21.06）
喫煙者		7.94（1.91-33.04）
NSAIDs の使用	非選択的 COX 阻害薬	4.71（1.16-19.05）
	COX-2 選択的阻害薬	1.54（0.27-8.64）
H. Pylori 感染		0.20（0.05-0.80）

が，ステロイドと NSAIDs の併用による消化性潰瘍発症リスクの著しい増大には注意すべきである[21]．関節リウマチ患者においてステロイド投与群は非投与群に対して消化管穿孔の発症リスクが高く，ステロイド投与が独立したリスク因子であったとする報告もある（表9)[22]．また，膠原病患者において表10のような報告もある[23]．

適応外使用薬剤（インフリキシマブ，ミコフェノール酸モフェチル，免疫グロブリン）

日本臨床腫瘍学会「がん免疫療法ガイドライン」[24] (p.73) では，「ステロイド不応性・難治性の免疫関連有害事象に対する免疫抑制薬の使用について」という項があり，免疫チェックポイント阻害剤投与後のステロイド不応性・難治性の免疫関連大腸炎・下痢に対して，抗 TNF-α 抗体製剤（インフリキシマブ）（保険適応外）の追加投与が推奨されるとされている．

進行期悪性黒色腫（メラノーマ）に対して免疫チェックポイント阻害薬（抗 CTLA-4 抗体）投与後に生じた irAE のうち，約 10％の症例でステロイド不

第2章 チーム医療の取り組み

表11・適応外使用薬剤について

薬剤	ミコフェノール酸モフェチル	インフリキシマブ	免疫グロブリン
投与経路	経口	点滴静注	点滴静注
用法用量	成人には1日2回12時間毎に食後経口投与．1回250〜500 mgで開始し，忍容性を確認したうえで1,000 mgまで増量する．3,000 mg/日まで使用が可能である．なお，年齢，症状により適宜増減する．	体重1 kgあたり5 mgを1回の投与量とし点滴静注する．初回投与後，2週，6週に投与し，以後8週間の間隔で投与を行う．	1日に400 mg(8 mL)/kg体重を5日間連日点滴静注する．なお，年齢および症状に応じて適宜減量する．
対象のirAE	免疫関連肝障害に対してステロイド使用後に併用で使用した報告あり．	免疫関連大腸炎に対してステロイド使用後に併用した報告あり．	明確なものは存在しない．神経疾患，筋炎などの使用例に準じる．
注意事項	・慢性腎不全患者には注意する． ・下痢の副作用がある． ・免疫抑制作用があるので，感染に注意する． ・効果発現まで時間を要する． ・内服薬であるため，他剤との薬物相互作用がないか確認する．	・結核のスクリーニングを実施する． ・免疫関連肝障害に対してはインフリキシマブ自体に肝毒性があるため原則的に禁忌． ・希釈液は生理食塩水250 mLを独立したラインにて2時間以上かけて緩徐に点滴静注． ・Infusion reactionに注意する．	・点滴速度は添付文書を参考にする． ・血液製剤のため，投与後のHBV，HCVなどのフォローアップが必要である．

応性・難治性となり，免疫抑制剤が投与されたとの報告がなされている[25]．

抗CTLA-4抗体投与後のステロイド不応性・難治性のgrade 3以上の免疫関連大腸炎・下痢に対して，抗TNF-α抗体製剤（インフリキシマブ）の追加投与が有効であったとの報告がなされており[26-33]，その使用が推奨される．ただし，腸穿孔や敗血症が認められる場合，感染症を悪化させるおそれがあるためインフリキシマブの使用は原則的に禁忌であり，またうっ血性心不全症例でもインフリキシマブの投与には注意が必要である．

ステロイド不応性・難治性の免疫関連肝障害に対しては，インフリキシマブ

自体に肝毒性があるために使用は原則的に禁忌であるため，報告は限られているが，ミコフェノール酸モフェチルの追加投与（例：1,000 mg，1日2回計2,000 mg/日）が考慮される．

　なお，その他のステロイド不応性・難治性のirAEに対しても抗TNF-α抗体製剤が投与され，有効例も存在するが，報告は限られており，現時点での臨床的意義は未確立であるため，個々の患者に応じて慎重に対応することが望まれる．

　このように，インフリキシマブ以外のミコフェノール酸モフェチルや免疫グロブリンについても，エビデンスが数少ないことから，院内でもICI有害事象対策会議や医療安全部門とともに，同意書や手順書を作成した．使用においては，慎重な対応をすることにしている．各製剤の留意事項については製薬企業の添付文書や適正使用ガイドならびに当院のリウマチ・膠原病内科専門医の意見を参考に表11にまとめた．

[参考文献]

1) 川合眞一, 他, 編. その患者・その症例にいちばん適切な使い方がわかる. ステロイド療法のエッセンス 月刊薬事増刊. じほう; 2016.
2) 浦野晶夫, 他, 編. 今日の治療薬2016. 南山堂; 2016.
3) 田中廣壽, 宮地良樹, 上田裕一, 他, 編. 一冊できわめるステロイド診療ガイド. 文光堂; 2018.
4) 川合眞一. 治療薬の薬理と使い方 ステロイド. 綜合臨牀. 2007; 56: 554-9.
5) Suzuki Y, Nawata H, Soen S, et al. Guidelines on the management and treatment of glucocorticoid-induced osteoporosis of the Japanese Society for Bone and Mineral Research: 2014 update. J Bone Miner Metab. 2014; 32: 337-50.
6) 多田公揚, 他. 副腎皮質ステロイドの使用に対して不安を感じている患者とのコミュニケーション. 薬局. 2015; 66: 1826-9.
7) 市川陽一, 他. 膠原病ステロイド療法の適応と限界. ホルモンと臨床. 1979; 27: 1111-6.
8) 市川陽一, 他. 全身性エリテマトーデスの予後因子と治療. 日本医事新報. 1987; 3322: 3-11.
9) Stuck AE, Minder CE, Frey FJ. Risk of infectious complications in patients taking glucocorticosteroids. Rev Infect Dis. 1989; 11: 954-63.
10) Wolfe F, Caplan L, Michaud K. Treatment for rheumatoid arthritis and the risk of hospitalization for pneumonia: associations with prednisone, disease-modifying antirheumatic drugs, and anti-tumor necrosis factor therapy. Arthritis Rheum. 2006; 54: 628-34.
11) Yamazaki H, Sakai R, Koike R, et al. Assessment of risks of pulmonary infection during 12 months following immunosuppressive treatment for active connective tissue diseases: a large-scale prospective cohort study. J Rheumatol. 2015; 42:

614-22.
12) Sakai R, Komano Y, Tanaka M, et al. Time-dependent increased risk for serious infection from continuous use of tumor necrosis factor antagonists over three years in patients with rheumatoid arthritis. Arthritis Care Res (Hoboken). 2012; 64: 1125-34.
13) Harigai M, Koike R, Miyasaka N. Pneumocystis pneumonia associated with infliximab in Japan. N Engl J Med. 2007; 357: 1874-6.
14) Komano Y, Harigai M, Koike R, et al. *Pneumocystis jiroveci* pneumonia in patients with rheumatoid arthritis treated with infliximab: a retrospective review and case-control study of 21 patients. Arthritis Rheum. 2009; 61: 305-12.
15) Winthrop KL, Baddley JW, Chen L, et al. Association between the initiation of anti-tumor necrosis factor therapy and the risk of herpes zoster. JAMA. 2013; 309: 887-95.
16) Wei L, MacDonald TM, Walker BR. Taking glucocorticoids by prescription is associated with subsequent cardiovascular disease. Ann Intern Med. 2004; 141: 764-70.
17) 日本内分泌学会, 他. 副腎クリーゼを含む副腎皮質機能低下症の診断と治療に関する指針. 日本内分泌学会雑誌. 2015; 91: Suppl: 1-4.
18) Dinsen S, Baslund B, Klose M, et al. Why glucocorticoid withdrawal may sometimes be as dangerous as the treatment itself. Eur J Intern Med. 2013; 24: 714-20.
19) 日本消化器病学会, 編. 消化性潰瘍診療ガイドライン 2015 改訂第 2 版. 南山堂; 2015.
20) Luo JC, Shin VY, Liu ES, et al. Non-ulcerogenic dose of dexamethasone delays gastric ulcer healing in rats. J Pharmacol Exp Ther. 2003; 307: 692-8.
21) Weil J, Langman MJ, Wainwright P, et al. Peptic ulcer bleeding: accessory risk factors and interactions with non-steroidal anti-inflammatory drugs. Gut. 2000; 46: 27-31.
22) Curtis JR, Xie F, Chen L, et al. The incidence of gastrointestinal perforations among rheumatoid arthritis patients. Arthritis Rheum. 2011; 63: 346-51.
23) Luo JC, Chang FY, Lin HY, et al. The potential risk factors leading to peptic ulcer formation in autoimmune disease patients receiving corticosteroid treatment. Aliment Pharmacol Ther. 2002; 16: 1241-8.
24) 日本臨床腫瘍学会, 編. がん免疫療法ガイドライン 第 2 版. 2019; 金原出版.
25) Horvat TZ, Adel NG, Dang TO, et al. Immune-related adverse events, need for systemic immunosuppression, and effects on survival and time to treatment failure in patients with melanoma treated with ipilimumab at memorial sloan kettering cancer center. J Clin Oncol. 2015; 33: 3193-8.
26) Marthey L, Mateus C, Mussini C, et al. Cancer immunotherapy with anti-CTLA-4 monoclonal antibodies induces an inflammatory bowel disease. J Crohns Colitis. 2016; 10: 395-401.
27) Beniwal-Patel P, Matkowskyj K, Caldera F. Infliximab therapy for corticosteroid-resistant ipilimumab-induced colitis. J Gastrointestin Liver Dis. 2015; 24: 274.
28) Merrill SP, Reynolds P, Kalra A, et al. Early administration of infliximab for severe ipilimumab-related diarrhea in a critically ill patient. Ann Pharmacother. 2014; 48: 806-10.
29) Slangen RM, van den Eertwegh AJ, van Bodegraven AA, et al. Diarrhoea in a pa-

tient with metastatic melanoma: ipilimumab ileocolitis treated with infliximab. World J Gastrointest Pharmacol Ther. 2013; 4: 80-2.
30) Pagès C, Gornet JM, Monsel G, et al. Ipilimumab-induced acute severe colitis treated by infliximab. Melanoma Res. 2013; 23: 227-30.
31) Johnston RL, Lutzky J, Chodhry A, et al. Cytotoxic T-lymphocyte-associated antigen 4 antibody-induced colitis and its management with infliximab. Dig Dis Sci. 2009; 54: 2538-40.
32) Minor DR, Chin K, Kashani-Sabet M. Infliximab in the treatment of anti-CTLA4 antibody (ipilimumab) induced immune-related colitis. Cancer Biother Radiopharm. 2009; 24: 321-5.
33) Beck KE, Blansfield JA, Tran KQ, et al. Enterocolitis in patients with cancer after antibody blockade of cytotoxic T-lymphocyte-associated antigen 4. J Clin Oncol. 2006; 24: 2283-9.

〈藤堂真紀〉

第2章 チーム医療の取り組み

3-1 病棟における看護師のサポート

> **KEY MESSAGE**
> - 病棟看護師に求められる能力は免疫関連有害事象（irAE）への理解と一般的な対応を熟知することである．
> - 免疫チェックポイント阻害薬に対する患者の不安や疑問点が入院中に解消できるようサポートする．
> - 通院治療へのスムーズな連携が重要である．

✅ 免疫チェックポイント阻害薬導入における病棟看護師の役割

　免疫チェックポイント阻害薬（ICI）はこれまでの薬剤とはまったく違うメカニズム（作用機序）で悪性腫瘍（がん）細胞に立ち向かうものである．その特徴はこれまでの殺細胞性抗がん剤ではみられない独特な副作用が出現することである．重症化するケースがあるだけに早期発見・早期対応が求められる．そのためには医療者と患者との良好で密接な関係が必要となる．当院においては「チームイミュニティ」が結成されクリニカルパスを作成し，患者がセルフマネジメントを行うための積極的な取り組みを行っている

　チームイミュニティの中にあって看護師は，看護の基本的機能である「診療の補助と日常生活援助」を発揮しながら，チームの一員として重要な役割を担うことになる．看護師はチームイミュニティの中において，他職種との連携，調整をするチーム内のコーディネーターの役割を担っている．全人的な視点で患者，家族，地域との関係を踏まえた看護を提供し，評価し，記録に残していくことが重要である．看護師は調整的な役割を発揮し，看護独自の機能を十分に果たすことを求められている．

✅ チームイミュニティの中で求められる看護師の能力

- 抗がん剤治療に関する知識を基盤とし，免疫関連有害事象（irAE）出現時などに迅速かつ的確な対応ができる能力
- 抗がん剤治療を受ける患者を観察する能力と看護実践する能力
- 豊かな人間性を基盤にしたコミュニケーション能力
- 患者・家族の心理を理解した対応能力
- 他職種と良好な連携が図れる能力
- 正確に記録をし，引き継ぐことができる能力

✅ 病棟での具体的な業務内容

入院初日，患者の受け入れ

入院時アナムネーゼ（病歴，既往歴）の聴取を行い患者の把握に努める
聴取する内容について：

- 現病歴→自覚症状の有無
- 既往歴→高血圧，糖尿病，リウマチ，膠原病など自己免疫疾患と診断されたことはあるのか，内服治療の有無
- 過去の治療歴
  - →過去の治療の時期，レジメンの内容，薬剤の累積投与量の確認
  - →出現した副作用について：種類，時期，程度，対処の方法と結果
  - →血管外漏出やアレルギー反応／過敏症，インフュージョンリアクションの有無と対応
- 意識レベル・パフォーマンスステータスの確認
- 患者や家族の不安の有無（不安が強いと説明の内容が記憶に残らず，理解することができないため，患者の発言や表情，睡眠状況，食欲，疼痛の有無など，心身の状態を観察）
- 患者の人生観，価値観，ストレスの有無，ストレス解消方法
- 家族構成→家族の協力体制はどうか，キーパーソンは誰か
- 誰に説明をする必要があるのか確認しておく（家族の反応,説明日時,内容,今後の治療方針など）

- 金銭面（支払い能力）について→免疫療法は高額なため，支払い能力はあるのか確認しておく（高額医療費制度の申請についても確認）
- 金銭面について不安がある場合は，ソーシャルワーカーや退院支援看護師と相談し必要な援助を受けられるように支援する
- 社会資源の活用の必要性はあるのか
- 患者の意思決定支援（informed consent: IC）
    →患者の治療に対する理解や思い
    →患者の理解と，治療の目的・目標，方法に食い違いはないか
    →患者への説明と実際の指示内容に食い違いはないか
- サプリメントや健康食品の摂取歴
- 使用中の薬剤についての理解度を確認

入院時の患者指導

指導対象は，患者，家族．

指導内容について：

1) 治療スケジュールはクリニカルパスを用いて説明，その後DVD視聴し薬剤師により教育指導を行う．

DVDは薬剤師が準備し患者に視聴してもらい，薬剤師より説明する．

DVD視聴前のポイント：視聴する前に，副作用の発現頻度は高くないこと，早期に発見すれば重症化を防ぐことができることを説明．主な副作用についても説明を行う（表1）．

家族の副作用理解も，副作用早期発見に重要．説明時家族が同席しなかった場合には自宅でDVDをみてもらう．

DVD視聴後は，不安・疑問点の確認をする．DVDをみ終わった後すぐに会いに行くと，「わからない．難しかった」と言われることが多くある．教育入院で十分な時間をとれるため，不明な点や不安に思うことを丁寧に聞き，説明を補う．不安や疑問が出た際に医療スタッフに聞くことができるのは教育入院を導入する利点である．

2) 薬剤師が指導後，看護師から理解度の確認と補足説明を行う．

内容は以下のとおりである．

- どのような目的の治療であるか

表1・副作用についての詳細

- 血管外漏出：看護師だけでなく患者自身も異常がないか確認できるよう，指導しておく．点滴の入っている周囲の発赤，痛み，腫れが出現したら看護師に伝えるよう指導する．
- アレルギー・過敏反応：発熱，発疹，かゆみなどのアレルギー・過敏反応出現時や動悸，悪心，呼吸困難感が出現したら直ちに看護師に知らせるよう指導する．
- 悪心，嘔吐
- 味覚・嗅覚障害
- 脱毛
- 感染
- 出血
- 倦怠感
- 口内炎
- 下痢・便秘
- 浮腫
- 神経・筋肉症状
- 皮膚・爪の症状
- 泌尿器系の症状
- 間質性肺炎：空咳，息切れ
- 1型糖尿病：尿量の増加，意識レベルの低下
- 甲状腺機能低下：疲労感
- 大腸炎：下痢，便の回数の増加

- 医師，薬剤師からのどのような説明を受けたか，また受け止め方の確認
- 抗がん剤とICIの違いについて
- 治療の流れについて
- ICIの使用中に注意する症状
    ① 目がかすむ，みえにくい→ブドウ膜炎の可能性
    ② 目が黄色くなる→肝障害の可能性
    ③ 疲れやすい，だるい，体重の増減→甲状腺，下垂体，副腎など内分泌機能異常の可能性
    ④ 痰のない乾いた咳が出る，息切れがする→間質性肺疾患の可能性
    ⑤ のどがひどく渇く，水を多く飲む，尿量が増える→1型糖尿病の可能性
    ⑥ 腹痛を伴う下痢，血便が出る→大腸炎の可能性
    ⑦ 尿量が減る，血尿が出る，むくみが強い→腎障害の可能性
    ⑧ ものが二重にみえる，手足に力が入らない→重症筋無力症，筋炎の可能性

⑨ 運動の麻痺，感覚のまひ，手足のしびれ→神経障害の可能性
⑩ 皮膚がかゆい，発疹が出る→皮膚障害の可能性

上記の内容の理解度を確認し，不明点について補足説明を行う．患者が十分に理解して治療に積極的に，前向きに参加できるように支援することが重要．

3) その他の支援

患者カードについて：薬剤師から患者カードを渡されているか確認→患者カードは財布に入れてもらい，外出中，気になる症状の出現時や他院受診時に医師へICI治療中であることを伝えるツールとする．

治療日誌について：

書き方を説明→副作用発現時の連絡先や医師の名前を記載．

日誌の記載方法，重要性について説明．

ご自身の書きやすいように工夫してもらう．日誌を書くことがストレスにならないよう支援する．日誌の記載内容を医師がみることで副作用を発見する手助けになることを説明し，外来受診時は持参するよう説明する．

4) 心のケアについて

心のケアも大切な治療：ICIによる化学療法は主要な治療の柱となっているが，未知の治療を受ける恐怖感，副作用に対する不安が増すことも事実である．安心して治療を受けるためには心のケアも重要．

患者のたどる心理的過程：病状説明の後などにみられる心理的過程として，3段階に反応を経ることが知られている．心理状態は刻刻と変化していくものである．

① 衝撃，否認：告知の衝撃により日常生活レベルが著しく低下する．「そんなはずはない」と現実を否認することがある．
② 不安・抑うつ（1~2週間）：現実が認識できるようになってくる，その分不安，抑うつ（毎日のように気分が沈むこと），食欲低下，不眠などが生じる
③ 適応（2週間以後）：現実に適応していく

患者の多くは不安・抑うつを多く示すことが知られている．これらの症状は，不安・抑うつによる苦痛，適切な意思決定の障害，QOL（生活の質）の低下，家族の精神的苦痛，などと関連している場合がある．

これらの症状は適切な処置で改善することができる．そのため，化学療法を受ける際は心のケアも欠かせないものである．精神症状のアセスメント（不眠・言動・態度・表情・落ち着き・振る舞いなどの観察）を行い，傾聴し，必要時は精神腫瘍科の受診など情報提供をすることも重要である．また，患者と同様に不安を感じているため，家族の精神的サポートも必要である．

入院2日目，治療当日の流れ

① 治療当日のバイタルサインは問題ないかを確認し，医師の治療施行の指示を薬剤師と看護師も問題ないかを確認する．
② 医師が静脈ライン確保を行う際の介助を行う．
準備物品：PVCフリー輸液セット（フィルターあり），個人防護具，いつでも使用できるように準備しておく．
③ 点滴ラインを挿入する際は，医師だけでなく看護師も穿刺部の確認をする．
④ 血管外漏出時に早急な対応ができるよう準備する（化学療法併用時）．
⑤ 血管外漏出用のキットの準備（リンデロン®注4 mg×2A，生食20 mg×1A，デルモベート軟膏1本）（化学療法併用時）
⑥ 薬剤投与時はレジメンにそって2人の看護師でダブルチェックを行い確実な投与を行う．
⑦ 薬剤投与開始10分間は，看護師が付き添い，インフュージョンリアクション症状の有無を確認する．異常出現時は直ちに医師に報告をする．
⑧ 治療終了後，点滴ライン抜針を行い．抜針部位の観察を行う．

入院3日目，退院当日

退院時，外来看護相談を必ず受診し退院となる（次回からは外来で治療になるため）．
治療日誌の記載，外来治療に向けての不安を解消できるような支援を行う．
気になる症状があれば遠慮せず連絡するよう24時間対応の電話相談のカードを渡し説明する．

[参考文献]
1) 免疫チェックポイント阻害薬の副作用対策 早期発見・早期対応のために必要なチーム医療. がんサポート. 2018 年 3 月.
   https://gansupport.jp/article/drug/checkpoint/16225.html?type=print

〈朝倉登美子, 岡野美由樹, 村上秀彰〉

3-2 抗PD-1/PD-L1抗体導入クリニカルパス（埼玉医大方式）運用の実際

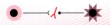

KEY MESSAGE

- 免疫チェックポイント阻害薬導入にクリニカルパスは有用なツールである．
- パス運用の目的は患者の副作用の理解度を高めることと通院治療へのスムーズな連携である．
- パスを使用することで治療内容の標準化やチーム医療の推進も期待できる．

 はじめに

　これまでのがん治療は，外科療法，化学療法，放射線療法の3本柱が中心となり集学的治療が行われてきた．近年，免疫チェックポイント阻害薬（ICI）などのがん免疫療法が4本目の柱として注目されている．ニボルマブ（オプジーボ®）はPD-1とPD-1リガンド（PD-L1およびPD-L2）との結合を阻害することで，がん細胞により不応答となっていた抗原特異的T細胞を回復・活性化させ，抗腫瘍効果を示すICIである．副作用の種類は従来の殺細胞性の抗腫瘍薬とは大きく異なり，活性化したT細胞による過剰な自己免疫応答によるものと考えられている．副作用の種類は多様であり，それらをマネジメントすることが治療を継続するうえで重要である．また，専門的な知識や経験が必要となる．副作用マネジメントの中心となるのは，副作用に関する患者教育と副作用の早期発見，治療介入であり，他職種による医療チームとして取り組むことが大切である．

　2016年1月より当院呼吸器内科で抗PD-1抗体治療が開始された．医師・

薬剤師・看護師を中心としたメンバーでクリニカルパスを作成し運用を開始した（**付録2**を参照）．

クリニカルパスを使用することで治療内容の標準化やチーム医療の推進も期待できる．2016年の作成当初は3泊4日で運用を行っていたが，チーム会議で見直し修正を行い，現在は入院2日目に行っていた薬剤師からの説明を入院当日に行い，2日目に薬剤を投与，3日目に退院の2泊3日のクリニカルパスとなっている．

☑ 入院日（1日目）

看護師からの入院についてのオリエンテーション，治療日誌の配布・記載方法の説明，クリニカルパスを用いて入院から退院までの流れについて説明．採血・X線などの検査を施行．

採血は血算，生化，凝固，血糖，血液ガス採取．便潜血検査は大腸炎の確認ために，尿糖確認のために尿検査を行う．その後，薬剤師から抗PD-1/PD-L1抗体についての説明が行われる．患者指導用資材のパンフレットを用いて口頭の説明に加えて，患者に抗PD-1/PD-L1抗体についてのDVDをみていただく．薬剤師からの説明のあとに看護師も患者や家族に薬剤や副作用について理解できているか，不安なことはないか確認．わからないことがあれば補足説明を行う．

☑ 薬剤投与（2日目）

抗PD-1/PD-L1抗体投与．

免疫関連有害事象（irAE）の1つとして1型糖尿病があげられている．退院し自宅で生活していく中で，自分で早期異常に気付けるように投与日の朝に看護師から尿糖チェックの指導を施行していたが，2018年からは1型糖尿病の出現頻度が低いことがわかり内分泌科の医師や，チームイミュニティで話し合い投与当日の朝の尿糖チェックは中止した．外来受診日に採血，尿検査を行い糖尿病に関しての検査を行うこととしている．

当日の朝，主治医はバイタルサインの確認，患者のベッドサイドに行き視診を行い，薬剤を投与するか最終確認を行う．投与することが決定したら，看護

師は指示を受け，薬剤師に伝達，薬剤の調剤が開始．点滴治療が予定通りに行えるように調整を行っていく．投与中は看護師が10分間付き添い，インフュージョンリアクションの観察を行っている．

患者には出現しやすいアレルギー症状を記載した用紙を渡し，当てはまる症状が出現したら看護師に知らせていただくよう説明．アレルギー症状が出現した場合は，症状に応じた対応を行っていく．

✓ 退院日（3日目）

医師が患者のベッドサイドに行き，バイタルサインや全身状態に問題ないことを確認．点滴の針を抜針．看護師より退院後の注意事項と連絡方法について説明を行う．

患者指導用パンフレットの中に患者カードがある．患者カードには副作用が出現した際の連絡先や主治医の名前を記載する欄があり必ず一緒に記入を行っている．財布などいつも持ち歩く物と一緒にしておいていただき，外出中に気になる症状が出現した際や，他院受診の際に医師に現在，免疫療法施行中であることを伝えていただく方法としている．また，治療日誌についても記入方法が理解できており実際に記載が行えているか確認．治療日誌に記入することにより，日々の患者の状態を患者自身が把握でき，外来受診の際，医師や看護師，患者との情報共通ツールとして利用できる．副作用の早期発見につながり，早期治療により，重篤化になることを防ぐことができる．自宅での生活では家族の協力も必要不可欠である．副作用や日誌記入方法の説明を誰にどのように行うか，患者のコンプライアンスや家族背景，生活環境も十分に考慮して説明を行っていく．

2コース目からの投与は，外来での投与となっている．外来でどのような流れで治療が行われるのか，治療当日に患者や家族が1日を病院でどのように過ごすかの流れ，治療を行うベッドやリクライニングチェアの説明，トイレの位置など細かく説明を行う．この説明を行うことで患者や家族は実際に治療を行うイメージができ，当日患者・医療者側もスムーズに治療を開始することができる．他にも家族構成，通院方法の確認（車で来院するのか，交通機関を利用するのか）や副作用出現時の対応方法，不安なことがないかなど外来看護師

による外来看護相談を実施している．生活の流れの中で健康の自己管理を行い患者が継続して治療が行えるように，家族にも同席してもらう．

また，例えば不安が強い患者・家族など外来でも継続して観察や指導，看護を行っていただきたい患者の家族情報は，外来看護師に事前に院内メールや電話などで伝達し，情報共有を行い，治療が円滑に進むように努めている．病棟と外来とが連携し，切れ目のない看護の実践が行えるように努めている．

治療導入にあたり，クリニカルパスを使用したことにより，患者にとって，抗PD-1/PD-L1抗体投与を行うにあたり入院中のスケジュールを十分理解いただき，安心して入院生活を送っていただくための一助となっていると考える．医療者側としても薬剤投与が始まったばかりの治療に関して，業務を標準化することができ安全面が向上，不必要なコスト削減などにもつながったと考える．

クリニカルパスの内容は標準化された内容となっている．患者は誰一人同じ人はいないため，患者に向き合い患者に合った看護をアセスメントし実践していくことが大切である．今後も医師，看護師をはじめ，医療にかかわるスタッフ全員が患者の治療計画を共有し，医療の安全や質の向上を目指し，計画（plan），実行（do），確認（check），改善（action）のPDCAサイクルを回していき，クリニカルパスの見直しや運用に努めチーム医療の推進に努めていきたい．

〈早川淑恵，深見麻里〉

3-3 通院治療センターにおける看護師の役割

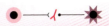

KEY MESSAGE

- 免疫チェックポイント阻害薬（ICI）治療における通院治療センターの看護師の役割は，患者教育と免疫関連有害事象（irAE）症状のモニタリングおよびマネジメントである．
- 通院治療センターの看護師は，患者日誌・問診により患者の変化を捉え，医師に伝えられなかった irAE 症状の拾い上げを行い，担当医へのアラートを出す．
- 医療チーム内のコミュニケーションを良好に保ち，ICI 治療の安全の質を担保する．

はじめに

　埼玉医科大学国際医療センター（当院）の通院治療センターは，包括的がんセンター内のサブセンターに位置付けられ，包括的がんセンターすべての診療科の外来化学療法を実施する部門である．病床数は，リクライニングチェア 32 床，ベッド 8 床，個室 2 床の計 42 床である．外来化学療法件数は，免疫チェックポイント阻害薬（ICI）治療が開始された影響から増加傾向にある．本項では，ICI 投与における通院治療センターの看護師の役割および外来で ICI 投与を受ける患者の支援体制について述べる．

ICI 投与における通院治療センターの看護師の役割

　通院治療センターの看護師は，限られた時間の中で多くの患者の対応をしていることから，効率的かつ的確な患者への関わりが求められる．ICI 単剤治療の場合は，短時間投与のため，関わる時間の捻出が課題となっている．特に，

ICI 治療においては免疫関連有害事象（irAE）のセルフモニタリング，連絡が必要な症状が出現したときの連絡など患者教育が重要であり，安全に外来治療が継続できるよう支援していくことが看護師の役割の中心となる．

患者教育

1) 患者教育の目的・目標

患者教育の目的は，治療を継続するために患者自身が ICI 治療を理解し，自らも治療継続に参画することである．近年，irAE の出現と治療効果の関連が示されていることから，irAE をマネジメントすることが治療継続の鍵となる．

教育目標は，①患者・家族が ICI に関する正しい知識を獲得し，irAE に対してセルフケアが行える，②異常時は医療者に報告できることである．対象患者が高齢化していることから，患者の理解力や家族の支援状況によって患者教育計画・目標は個別的に立案されることが望ましい．

2) 患者教育の実際

患者教育は，看護師・薬剤師が関わる．そのため，当院では役割分担を行うとともに，重要なことは双方で説明することも行っている．

通院治療センターの看護師は，病棟から外来で治療を移行する患者に対して，外来治療の流れとともに，病棟で受けた教育の理解度の確認を行う．多くの患者は，入院で多くの情報が入っているが理解には至っていない．また，irAE を体験することなく投与を終了している．その中でも患者に必要不可欠な情報を届けるために，退院後から次回受診時までに異常が起きたときの連絡先など，要点を絞って伝えるなどの工夫が必要である．

外来導入の場合は，通院治療センターの看護師と外来薬剤師による教育を受ける．通院治療センターでは，後述する「通院治療センター看護相談」を治療導入前に行う．そこでは，看護師による情報収集と患者教育，患者教育後の評価を行う（表1）．

患者教育資材は，当院で作成した「がん薬物療法を受けるあなたへ 第3版」（図1）を標準資料とし，企業からのパンフレットを補助資料として用いている．

表1 • 患者教育のプロセス (当院の「がん薬物療法患者教育・支援の手順書」より引用)

情報収集	(1) 同意書の有無とその内容，身長・体重，治療目的，レジメン名，予定コース (2) 現病歴 (3) 既往歴，併存薬など (4) アレルギー (5) ICI 事前検査の実施の確認 (6) 治療費の概算（希望時） (7) 挙児希望の確認
患者教育の実際	(1) 通院治療センターのオリエンテーション 「通院治療センターのご案内」パンフレットを渡し，以下を説明する． ①治療当日の流れ（受付，採血，診察，治療，会計） ②病院への緊急連絡方法（トリアージセンター） ③治療中の注意事項（行動範囲，ナースコール，携帯電話，飲食） ④治療当日の持参品，衣服について ⑤地震，火災時の対応について ⑥治療環境（場所，設備）について (2) 事前確認の情報をもとに，患者・家族に以下を確認する． ①キーパーソン ②通院の方法 ③家族・訪問看護・介護などのサポート状況 ④職業（ある場合は勤務状況・就労支援のニーズ），家での役割，生活習慣など ⑤過去の治療で体験したこと，対処してきたこと ⑥治療に対する同意，受け止め状況 (3) 治療スケジュールについて説明する． (4) 「がん薬物療法を受けられるあなたへ」のパンフレット，レジメンパンフレット，治療日誌，各々説明する． 〈説明内容〉 ①予測される副作用とその対処 ②病院に連絡が必要な症状 ③既往歴に伴う現在内服中の薬について ④治療費（概算）と高額医療制度について ⑤治療当日の体調確認について（来院前の患者自身の体調確認，治療前の医療者の体調確認について） ⑥パンフレットと治療日誌の活用方法について (5) 患者とその家族に治療，経済的なこと，自宅での生活など不安なこと，その他，質問事項などを確認する．専門・認定看護師，院内認定看護師，医師，薬剤師，ソーシャルワーカー，がん相談支援センターなどに相談できることを患者に伝え，必要時対応する
患者教育終了後の対応	(1) 患者教育終了後のアセスメント ①身体状況（疼痛の有無，自覚する身体症状），performance status，転倒リスク，血管外漏出のリスク ②社会背景（職業，役割遂行など），通院手段 ③病気・治療の受け止め，理解，治療への参加姿勢 ④治療に伴う不安（病気，副作用，社会的・経済的な役割継続，抑うつ気分の有無など） ⑤セルフケア能力の有無 ⑥キーパーソン，家族の協力状況， ⑦社会資源の情報提供の必要性の有無 (2) 記録・テンプレート 電子カルテ内の院内統一のテンプレートに記録する．教育の理解度は教育ニーズテンプレートを用いて評価する． (3) 情報共有 理解力，精神面，家族のサポート状況など問題がある場合はカンファレンスにあげ情報共有し問題解決できるよう継続的に支援する． (4) 問い合わせに対する対応 患者，家族から治療に関する電話相談があった場合は対応する．対応内容は記録に残す．

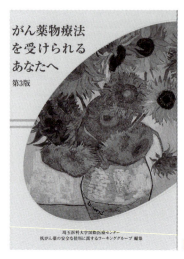

図1・がん薬物療法を受けるあなたへ 第3版

3) 患者教育のポイント

　対象患者にとって，ICI の投与がどのような意味を持っているかによって，動機付けが変わってくる．患者が考える治療に対する意味，大切にしている価値を理解することは，患者教育を担当する者が捉えておくべきである．

　irAE は多彩で，いつ出現するかわからないという，患者にとって理解しがたい症状である．しかし，ある程度 irAE の出現傾向がわかってきたところもあるため，頻度や時期においてリスクを伝えることは，患者への動機付けにも影響すると思われる．

セルフケア支援

　患者教育は一度だけではなく，継続的に行われる．患者教育を継続的に行い，患者が irAE に対するセルフケアが行えるように支援する．

1) irAE のセルフモニタリング

　自己管理チェックシートの項目に沿って，irAE の症状の有無や程度をチェックしてもらう．前治療の影響で残存している症状もあるため，治療開始前の自覚症状についても記入しておくと，irAE の見極めに役立つ．

　一方，倦怠感などの一部の症状は irAE なのか，がんの進行の症状なのかわか

かりにくい．患者のセルフモニタリングに加え，医療者の問診により症状の状況をより正確に捉える必要がある．

2) 異常時の報告・相談

連絡が必要な症状の出現があった際，当院ではトリアージセンターに連絡し対応する体制をとっている．日中であれば，各診療科のホットライン，夜間であれば当直医師が対応する．詳細は，第2章5「irAEと救急受け入れ体制」の項で述べる．

3) irAEのセルフケア

irAEに対するセルフケアの目的は，irAEをマネジメントし治療を継続するためである．看護師は，患者の持っている力を引き出し，患者のセルフケアを支援する．セルフケアの獲得は治療経過に沿って，患者とともに目標を共有しながら支援することが重要である．維持期となれば，通院の中で蓄積された情報と患者のセルフモニタリングにより些細な変化を拾い上げられるようになってくる．ただし，全例で拾い上げが成功しているわけではないので，症例を振り返る機会を持つことが重要である．

　治療導入時期
　　目標：irAEのセルフモニタリングを行える
　　・治療日誌の活用方法
　　・病院への連絡方法
　irAE出現時期
　　目標：実際に出現している症状に対してセルフケアが行える
　　・日々の体調チェックの継続
　　・処方されている薬剤の服用
　　・スキンケアなどの技術獲得
　維持期
　　目標：irAEはいつでも起こり得ることを理解して生活できる
　　・日々の体調チェック，症状のセルフケアの継続
　　・異変を見逃さない
　　・モチベーションの維持

外来治療の流れ

外来治療は，①再来受付，②採血・各種検査，③診察，④通院治療センター受付・調剤前体調チェック，⑤薬剤調製，⑥投与，⑦帰宅の流れで進む．通院治療センターは④以降の対応を行う．

通院治療センター受付での問診

通院治療センターでは，問診表のチェックを患者自身で行い（表2），投与前のバイタルサイン測定（体温，血圧，脈拍，酸素飽和度）を行う．診察で医師に伝えられなかった症状はないか確認してから，薬剤調製の依頼をかけている．高額薬剤の破棄を防ぐ意味でも，診察を受けてきた患者には調剤前の体調確認の目的を説明している．

体調確認（症状の拾い上げ）

投与当日の問診表，患者の治療日誌により，症状の拾い上げを行う．前回の投与記録を参考に体調の変化を確認し，看護師の立場でも投与可能かの判断を行う．患者は医師に聞かれたことしか答えていないことがあるため，最近の変化をオープンクエスチョンで聞いてみる工夫も必要である．

担当医へのアラート体制

当院では，職員全員がチームステップス（Team STEPPS®）のコミュニケーションスキルの講習を受講している．チームステップスのコミュニケーションスキルは，チームとしてのパフォーマンスが適応性，正確性，生産性，効率性，安全性の点から向上するという成果が期待できる[1]．臨床現場では，医師へのアラート体制として疑義照会の際に，CUS（concerned, uncomfortable, safety issue）というスキルを活用している．また一度の報告でも対応しなかった場合，2チャレンジルールを活用する．職種，経験年数に関係なく，患者の安全第一に必要と思ったことは何でも言える，聞ける雰囲気を作ることを目指している．

表2・通院治療センター ICI 問診票

問診票
前回の治療から今日までの症状にあてはまる項目に○をつけてください

	質問	なし	1	2	3
1	発熱はありますか？	なし	あり		
2	かわいた咳は出ますか？	なし	あり		
3	息切れや憩苦しさはありますか？	なし	運動するとある	少し動いてもある	動かなくてもある
4	食欲低下はありましたか？	なし	食欲はなかったが食べられた	食事量が減った	食事・水分が取れず体重が減った
5	吐き気はありますか？	なし	吐き気はあるが食べられた	吐き気があって食事量が減った	食事・水分が取れなかった
6	皮膚や白目が黄色くありませんか？	なし	あり		
7	むくみはありますか？	なし	あり		
8	体にかゆみはありましたか？	なし	部分的にかゆい	広範囲がたまにかゆい	広範囲が常にかゆい
9	体にじんましんがありますか？	なし	あり		
10	疲れやすいですか？	なし	軽い疲れを感じた	疲れを感じ元気がなかった	

	質問	なし	1	2	3
11	筋肉痛はありますか？	なし	少しの痛みがあった	中等度の痛みがあった	日常生活の制限があった
12	頭痛やめまいはありますか？	なし	少しあった	あったが身の回りのことはできた	日常生活の制限があった
13	物がかすんで見えにくいことはないですか？	なし	―	あったが身の回りのことはできた	日常生活の制限があった
14	物が二重に見えますか？	なし	あり		
15	まぶたが重く感じますか？	なし	あり		
16	腹痛はありますか？	なし	少しあった	あったが身の回りのことはできた	日常生活の制限があった
17	下痢はありますか？	なし	普段より4回/日多い	普段より5〜6回/日多い	普段より7回/日以上多い
18	血便はありますか？	なし	―	粘液または血液が混じる	粘液または血液が混じる腹痛が激しい腹痛がある
19	腕や足に力が入らないことはありますか？	なし	―	あったが身の回りのことはできた	日常生活の制限があった
20	のどが渇きやすいですか？	なし	あり		
21	水を多く飲んだり、尿量が増えたりしましたか？	なし	あり		

症状の拾い上げから担当医へのアラートを行ったケース

70歳代，男性，肺腺がんのため抗PD-1抗体薬治療6サイクル目で，通院治療センターに来訪した．5サイクル目投与後より言葉が出にくい，呂律が回りにくい症状を認めており，頭部CT検査施行し，異常所見を認めなかった．主治医は，症状発現時より呂律は改善傾向であることから，治療のgoサインを出した．通院治療センターに来訪した際，家族も付き添っており，発語や呂律に関しては若干改善していると話していた．しかし，明らかに治療開始時の患者の状況とは変化していた．看護師は，予定通り治療を実施してよいのか疑問に思い，CUSのスキルを使って「まだ，完全に症状が改善していないので心配です．本日の治療に関して，ICI有害事象対策会議の医師に相談してください」と主治医に伝えた．主治医は，ICI有害事象対策会議の医師に相談し，治療は延期とし緊急でMRI検査を施行した．同時に脳卒中内科にコンサルテーションを行った．MRI検査結果では異常所見を認めず，次週に治療を実施できた．

本ケースは，脳炎や神経系の異常が疑われたまま，ICI治療を実施することはベストではないと他職種の提案を主治医が受け入れた．結果，異常所見はなかったが，当院の医療チームは安全を確認して治療を実施することを最優先することが共有できた事例である．

☑ 外来の相談体制

通院治療センター看護相談

看護相談は，当センター看護師が担当し，通院治療センターで初めて治療を受ける患者に，同センターのオリエンテーションを含めて患者教育を行う．外来の診察ブースを利用し，プライバシーが確保されたところで対応する．患者によっては，不安が強く，意思決定が行えていない者もいるため，専門・認定看護師が担当している看護専門外来と連携して対応している．

また，外来治療では，家族の存在が大きな影響を及ぼす．高齢者，独居，支援者がいないなどのケースでは，早期から社会資源の活用を視野に入れ，他部門と連携していく．さらに病棟で退院支援を受けているケースでは，調整の進捗状況を確認し，安心して治療が受けられる体制作りを整えていく．

看護専門外来

　国際医療センターに所属する専門・認定看護師が開設している専門外来である．ICIに関連することは，筆者が担当する「がん化学療法看護専門外来」で対応する．患者・家族，または医療者からの依頼を受け，不安への対応，意思決定支援を行う．さらに医師と協働し，がん患者指導管理料1，2の算定を行う．

1）意思決定支援

　よりよい意思決定には情報が必要であり，情報として理解するためには知識が必要である．医療者にデータを紹介されたとしても，それが持つ意味を情報として捉えなければならないが，それができない場合は，支援が必要になる[2]．意思決定における葛藤やジレンマがある場合，意思決定の時間が迫られている場合，患者・家族による情報収集や評価が困難な場合なども，意思決定支援が必要となる．ICI投与を受ける患者は，治療に対する期待が大きいことがある．看護専門外来では，薬剤に対する正しい理解，メリット・デメリットを理解したうえで患者自身が情報を吟味し意思決定できるよう支援する．具体的には，治療への迷いや治療を受けるうえでの支障など，意思決定の障壁に対する対応を行う．

2）不安への対応

　全人的苦痛があるケース，不安による不眠や食欲不振があるケースなどでは，アセスメントを行い各専門家への橋渡しを行う．精神的支援で対応可能なケースでは継続的な支援を行う．

がん相談支援センター，その他の相談

　がん相談支援センターに所属するソーシャルワーカー・看護師が対応する．社会資源の情報提供，コーディネーション，療養の場の調整，経済的な問題，就労支援など多岐にわたる相談に対応している．ICIのように高額な薬剤の治療を長期間継続していく中で生じる問題があるため，いつでも相談に乗れることを伝えておく．

　当院では，就労支援としてハローワークの出張相談を毎月2回開催している．その他，がんになった親を持つ子どものためのサポートグループCLIMB®，

外見のケア相談としてアピアランスケアなどがある．患者・家族に情報提供を行い，安心して治療が継続できる支援を行っている．

[参考文献]
1) 種田憲一郎．チームとしてのよりよいパフォーマンスと患者安全を高めるためのツールと戦略．医療安全．2010; 7: 38-44.
2) 中山和弘, 岩本 貴, 編. 患者中心の意思決定支援―納得して決めるためのケア．中央法規; 2012. p.24-36.

〈玉木秀子〉

免疫チェックポイント阻害薬の事前検査と治療開始後のモニタリング

4 免疫チェックポイント阻害薬の事前検査と治療開始後のモニタリング

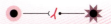

KEY MESSAGE

- 免疫チェックポイント阻害薬治療は，多くの診療科で横断的に実施されるが，その検査内容については施設内で標準化されることが望まれる．
- 検査内容について院内でよくコンセンサスを得ることが重要である．
- 標準化された検査内容をどのように運用していくか，チームおよび多職種間でコンセンサスを得るようにしていくことが望まれる．

☑ 検査内容の決定

　免疫チェックポイント阻害薬（ICI）の使用は幅広い診療科で使用するため，どの診療科でも同じように検査ができるよう院内で検査内容についてコンセンサスを得て標準化することが望まれる．院内のICI有害事象対策会議において，メンバー内で協議を重ね項目を決定する．項目については，新たな知見が出てきた場合などに応じて常時見直しをかけ，改訂していくことが望まれる．

☑ 運用

　電子カルテ内で検査のセット化を実施した．共通のボタンをクリックすることで，誰でもICI治療をする医師は検査をオーダーすることが可能となっている．検査セットの内容を変更することも可能となっている．投与前の共通事前検査セット（表1）のみならず，共通事後検査セットも作成し運用している．事後検査では，「1カ月に1回は必要な検査項目」（表2），「投与日に必要な検査項目」（表3）とした．

第2章　チーム医療の取り組み

表1・共通事前検査セット

採血項目	血算，白血球分画 AST (GOT), ALT (GPT), γGTP, T-Bil, D-Bil, LDH, ALP UA, クレアチニン, BUN, ALB, Ca, Na, Cl, K, IP アミラーゼ, リパーゼ, CRP TSH, FT_3, FT_4, KL-6 リウマチ因子（RF），抗核抗体 (FA) HBs抗原，HBc抗体，HBs抗体，HCV抗体 抗サイログロブリン抗体，抗TPO抗体 CK (CK-MB)，トロポニンI, BNP コルチゾール，ACTH 網状赤血球，フェリチン，TG 血糖，ヘモグロビンA1c
尿検査	尿定性半定量，タンパク，糖 クレアチニン，沈査
その他の検査	心電図検査，胸部X線検査，心エコー検査

補足コメント：しばらく心エコーを実施していない場合には投与前に実施してください．胸部CTを実施していない場合には投与前に実施してください．

表2・共通事後検査セット（1カ月に1回は必要な検査項目）

採血項目	血算，白血球分画 AST (GOT), ALT (GPT), γGTP, T-Bil, D-Bil, LDH, ALP UA, クレアチニン, BUN, ALB, Ca, Na, Cl, K, IP アミラーゼ, リパーゼ, CRP TSH, FT_3, FT_4 CK (CK-MB)，トロポニンI, BNP コルチゾール，ACTH 網状赤血球，フェリチン，TG 血糖，ヘモグロビンA1c
尿検査	尿定性半定量，タンパク，糖 クレアチニン，沈査

補足コメント：トロポニンIとCK（CK-MB）と心電図は投与3回目まで毎回検査を実施をお願いいたします．その後はトロポニンIとCK（CK-MB）は月に1回の実施をお願いいたします．フェリチンは月1回程度でフォローをお願いいたします（病名は鉄欠乏性貧血疑いをお願いいたします）．

　また，薬剤師においては，厚生労働省医政局長通知（医政発0430第1号）の内容[1,2]（2章2-1の表2）により，医師と薬剤師が協働で，事前にプロトコルを作成することができる．よく協議し，よいプロトコル作成ができることが望まれる．院内全体で検査については合意を得ておくことが重要である．
　検査については，明確な実施項目，実施間隔について明確な手順書やガイド

表3・共通事後検査キット（投与日に必要な検査項目）

採血項目	血算，白血球分画 AST（GOT），ALT（GPT），γGTP，T-Bil，D-Bil，LDH，ALP UA，クレアチニン，BUN，ALB，Ca，Na，Cl，K，IP アミラーゼ，リパーゼ，CRP CK（CK-MB），トロポニンI 網状赤血球，TG 血糖
尿検査	尿定性半定量，タンパク，糖 クレアチニン，沈査
その他の検査	心電図検査

補足コメント：トロポニンIとCK（CK-MB）と心電図は投与3回目まで毎回検査を実施をお願いいたします．

表4・心筋炎対策についての推奨 （心臓内科中埜先生作成．ICI有害事象対策会議承認）

ICI投与患者の心筋炎に対するモニタリング					
項目	ベースライン	1回目	2回目	3回目	4回目以降
トロポニンI	○	○	○	○	○（1回／月）
CK（CK-MB）	○	○	○	○	○（1回／月）
心電図	○	○	○	○	△
BNP	○				
胸部X線	○		△		
心エコー	○				

○：必須の検査　△：症状（息切れ，浮腫み，動悸など）または○項目の異常出現時の検査

ラインが存在しないため，施設間では違いがある．まずは製薬企業の適正使用ガイドを参考にしたい．

特にICI治療における心筋炎対策におけるトロポニンの測定については重要視されている．ASCOガイドライン[3]や心筋炎に関する報告[4,5]をもとに当院では心臓内科医師により表4のような心筋炎対策についての参考資料が作成された．ここでは，トロポニン以外にも心臓に関する検査項目について明記されている．

その他としてニボルマブ治療での甲状腺副作用を発症した患者群においてニボルマブ治療前の抗甲状腺抗体〔抗サイログロブリン抗体，抗サイロペルオキシダーゼ（TPO）抗体〕の陽性率が有意に高値であったという報告がある[6]．

この報告を参考に抗甲状腺抗体を共通事前検査セットの中に項目を追加した．

また，フェリチン，網状赤血球については，血球貪食症候群が発症するという報告もあるため，また血球貪食症候群が発症すると中性脂肪の上昇を認めるため，トリグリセリド（TG）が項目に含まれている．なお，検査項目については，常に関連メンバー内で見直しをかけており，内容は変更されることもある．

[参考文献]
1) 厚生労働省医政局長通知（医政発 0430 第 1 号）．医療スタッフの協働・連携によるチーム医療の推進について．平成 22 年 4 月 30 日．
2) 日本病院薬剤師会．厚生労働省医政局長通知（医政発 0430 第 1 号）「医療スタッフの協働・連携によるチーム医療の推進について」日本病院薬剤師会による解釈と具体例 Ver.2.0. 2014 年 4 月 17 日．
3) Brahmer JR, Lacchetti C, Schneider BJ, et al. Management of immune-related adverse events in patients treated with immune checkpoint inhibitor therapy: American Society of Clinical Oncology Clinical Practice Guideline. J Clin Oncol. 2018; 36: 1714-68.
4) Mahmood SS, Fradley MG, Cohen JV, et al. Myocarditis in patients treated with immune checkpoint inhibitors. J Am Coll Cardiol. 2018; 71: 1755-64.
5) Sarocchi M, Grossi F, Arboscello E, et al. Serial troponin for early detection of nivolumab cardiotoxicity in advanced non-small cell lung cancer patients. Oncologist. 2018; 23: 936-42.
6) Kobayashi T, Iwama S, Yasuda Y, et al. Patients with antithyroid antibodies are prone to develop destructive thyroiditis by nivolumab: a prospective study. J Endocr Soc. 2018; 6: 241-51.

〈藤堂真紀〉

5 irAE と救急受け入れ体制

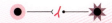

KEY MESSAGE

- 免疫関連有害事象（irAE）のトリアージで判断が難しい場合の相談体制づくり，臨時受診を許容する院内コンセンサスが安全な医療体制に重要な観点となる．
- irAE の救急対応を円滑に行うためは，患者自身で免疫チェックポイント阻害薬（ICI）治療歴を伝えることや診療録上での ICI 治療歴を情報共有できることが必要である．
- 治療終了後の irAE の出現に対して，治療を終了した後の病診連携先との情報共有が必要である．

☑ 免疫関連有害事象の救急事例

　免疫関連有害事象（irAE）の計画外受診では，夜間の場合，救急部を受診することになる．2014 年 10 月から 2017 年 5 月までに当院でニボルマブを投与した 172 名の後方視研究では，救急部を受診した患者は 21 名（12.2%）であった[1]．救急車の利用は 11 件（6.3%）で，一番多い症例は肺障害であった．
　MD アンダーソンがんセンターの救急部門を受診した免疫チェックポイント阻害薬（ICI）治療患者の後向視研究では，628 名，1,026 回の受診があった[2]．このうち 25.0% が，1 つ以上の irAE と関連した．受診理由として最も多かったのは下痢であった．

☑ 当院の救急体制

　当院は，三次救命救急センターであり，24 時間救急車を受け入れている．当院の通院歴のある ICI 治療患者が救急部を受診した場合，治療を担当して

いる当該科対応となる．

　退院時，外来通院時は，患者に緊急連絡先としてトリアージセンターの電話番号を渡している．トリアージセンターにかかってきた電話は日中はホットライン対応医師に，夜間は当直医師につなぎ対応をしている．

☑ 患者教育

　症状の急な変化，不安があるときは病院に連絡をするように伝える（表 1）．なるべく対応者が充足している平日の昼間の時間帯に，病院に連絡することを説明する．特に就業していて夜間になって受診すること，家族がいないために週末，夜間の受診になってしまう状況は，irAE の対応を遅らせる要因になることを伝え，家族にも受診の協力を依頼する．

☑ 事例

ケース 1：1 型糖尿病症例

　60 歳代女性で悪性黒色腫（メラノーマ）のため抗 PD-1 抗体 8 サイクル施行し，他院に転院のため治療を休止していた．2 週間前からトイレで吐き気をもよおすなどの体調の悪さを自覚していたが，呼吸困難，悪心を主訴に当院の救急部を受診した．受診時の血糖値 661 mg/dL のため，当院救急部に緊急入院し，血糖コントロールと補液を施行した．2 日後に大学病院糖尿病内科に転

表 1・連絡が必要な症状

- 38.0°以上の発熱
- いつもより疲れやすい
- 行動の変化がある（いらいらする，物忘れしやすい）
- 尿量が減る，血尿が出る，むくみが強い
- のどが渇く，多飲，多尿
- 運動の麻痺，感覚の麻痺，手足のしびれ，手足の痛み
- 息苦しい
- 足・腕に力が入らない，ものが二重に見える
- 嘔吐（1 日 3 回以上）
- 胸の痛み
- 痰のない乾いた咳が出る，歩行時の息切れ
- 血便・黒い便が出る，腹痛を伴う下痢（1 日 5 回以上）
- 水ぶくれが出る，ひどい口内炎
- 上記以外でも耐えられない苦痛がある場合

院となった．転院後の検査で劇症 1 型糖尿病と診断（血糖 600 mg/dL 以上，HbA1c 8.6％，ケトーシス，尿 CPR 0.8）教育入院プログラムを受け退院となった．

ICI のうち，ニボルマブによる 1 型糖尿症発生頻度は，0.39～0.84％ と報告されており，イピリムマブでも少数の報告がある．劇症 1 型糖尿病は，治療開始が遅れれば致死的であるため疾患の存在を想定し，早期に発見して適切な対処を行う[3]．本事例では，速やかに全身管理を行い，適切に専門診療科による治療を開始できた事例である．

ケース 2：急性胆嚢炎，転移搬送症例

60 歳代男性で肺腺がんのため抗 PD-1 抗体 7 サイクル施行し，副腎不全のため休薬していた．既往歴として，2011 年に胆嚢炎で内科的治療，副腎不全のためヒドロコルチゾン 15 mg 内服中であった．発熱，右季肋痛のため他院に救急搬送され，急性胆嚢炎の診断で PTCD（経皮経肝胆管ドレナージ）挿入．当院での肺腺がん治療の経緯から，全身管理目的で転医搬送（急性胆嚢炎＋急性腎不全）された．当院では，全身管理し入院加療 18 日間で退院となった．その後，開腹胆のう摘出術施行し，現在は無治療で経過観察中である．

本事例は，抗 PD-1 抗体により慢性炎症（胆嚢炎の既往）を惹起したことが起因と考えられる．患者が抗 PD-1 抗体治療歴を医療機関に伝えたこと，当院に転医搬送依頼をした紹介元の判断が適切な対応に結び付いた事例である．

✅ 理想的なバックアップ体制

トリアージの質の担保とバックアップ体制

ICI 治療に関わる医療スタッフは，irAE が軽微なうちに速やかに対応することを理解しておくことが重要である．諸検査を進めて，入院不要，経過観察でよければ治療は継続できる．しかし，重篤な irAE となれば，治療継続のチャンスを失うことになる．そのため，施設内でのコンセンサスとして，ICI 治療患者において臨時受診を許容することも必要であろう．

また，トリアージを担当する者の相談体制も重要である．判断が難しいケー

スでは，医師に相談できる体制作り，医師は相談を受けた際に快く対応する構えが，安全な医療体制に重要な観点となる．さらに，救急事例の対応で，初動体制，迅速検査，転帰，適切な対応が行えていたか，課題はないかを振り返る機会があるとよい．当院では，ICI 有害事象対策会議により，重篤な irAE や 28 日以内の死亡症例について検討している．事例の蓄積により，さらに救急部との連携，トリアージの精度を上げることなどの課題がみえてきている．トリアージの質の担保として，すでに作成している施設もあるがトリアージマニュアル，症状の逆引きマニュアルなどの活用も効果的である．当院でも，症状から疑われる irAE と進めるべき検査，コンサルテーションに対応する診療科を示したものを，電子カルテ画面に収載している．

ICI に関する情報共有の仕組みづくり

　救急患者を当該科で対応する体制になっていない施設の場合，ICI に関する情報が不足しているため，必要な検査を行えなかったり，初動が遅れたりする可能性がある．施設によっては，ICI 治療患者であることが一目でわかるように，電子カルテを開けると ICI 治療患者であると表記するシステムを構築している．各施設の状況に見合った，情報共有する仕組み作りを行い，ICI 治療患者が計画外受診した際にも一定の質が担保された医療の提供が望まれる．

　また，病棟と外来の連携も課題である．通院治療センターは経過が安定している患者が治療を継続する場であり，irAE の重篤例の経験がない．一方で，病棟は重篤な irAE の事例を経験している．病棟と外来で，irAE に関する経験を共有し，知識を深めていくことが必要である．当院では，病棟と外来の情報共有では，サマリーや院内メールを活用しているが，チームイミュニティでの症例検討も定期的に開催していきたい．

地域連携

　irAE は，投与が終了してからも出現する報告があるため，患者が ICI 治療を終了した後，地域医療機関に連携した際の対応についても，念頭においていく必要がある．地域医療機関に移行した患者については，診療情報提供書にICI 治療歴を記載し，irAE のモニタリングの継続を依頼する．また，患者・

家族にも治療終了後の irAE の発現について説明を行い，医療者へ伝えることを説明しておく．

　施設周辺の救急隊との連携強化も急務である．勉強会，地域連携懇話会などを通じて，ICI および irAE の知識を普及し，質の高い救急医療の提供が行える体制を構築していくことが求められる．

［参考文献］
1) 玉木秀子, 各務 博. ニボルマブ投与患者の救急事例の検討. 第 2 回日本がんサポーティブケア学会学術集会抄録. 2017. p.79
2) El Majzoub, Qdaisat A, Thein KZ, et al. Adverse effects of immune checkpoint therapy in cancer patients visiting the emergency department of a comprehensive cancer center. Ann Emerg Med. 2019; 73: 79-87.
3) 日本臨床腫瘍学会, 編. がん免疫療法ガイドライン 第 2 版, 金原出版; 2019. p.47-9.

〈玉木秀子〉

第3章

症状に基づくirAEマネジメント

第3章 症状に基づくirAEマネジメント

1

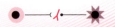

総論：irAEを見逃さないために

KEY MESSAGE

- 免疫関連有害事象（irAE）を見逃さないために，治療開始後のモニタリング検査が重要である．
- 診断が難しいirAEの症状をよく理解し，患者の訴えによく耳を傾ける．
- IrAEの発症が免疫チェックポイント阻害薬治療効果のサロゲートマーカーになっている可能性がある．よって，irAEマネジメントは適切に行わなければならない．

はじめに

2019年8月現在，本邦で使用できる免疫チェックポイント阻害薬（immune checkpoint inhibitor: ICI）は抗CTLA-4抗体，抗PD-1抗体，抗PD-L1抗体の3種類である．いずれも，免疫関連有害事象（immune-related adverse events: irAE）と呼ばれる従来の抗がん剤では経験しなかったような多臓器にわたる副作用が生じることが知られている（図1）[1]．

ICIによる治療関連死亡率は米国の大学病院を中心とした多施設後方視研究で0.6%と報告されている[2]．また，臨床試験のメタ解析の結果，死亡率は抗PD-1抗体0.36%，抗PD-L1抗体0.38%，抗CTLA-4抗体1.08%，抗PD-1/抗PD-L1抗体と抗CTLA-4抗体との併用で1.23%と報告されており，併用療法での治療関連死亡が多くなる傾向がある[2]．一方で，多くのirAEは早期に発見すればステロイドを中心とした免疫抑制治療や補充療法で管理可能なものが大半であり，軽快すれば治療再開が可能なirAEもある．

近年，irAEを発症しなかった患者群に比べ，irAEを発症した患者群のほう

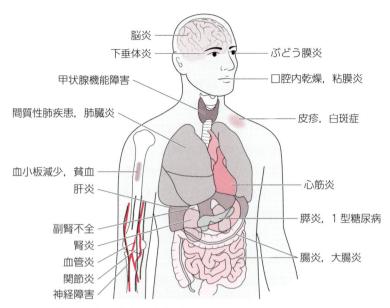

図1・多彩な免疫関連有害事象（irAE）(Postow MA, et al. N Engl J Med. 2018; 378: 158-68[1] より改変)

が予後がよいとする主旨の後方視研究の結果が多数報告されている[3-7]．IrAE の主な発症機序が T 細胞活性化に伴う臓器障害であるとすれば[1]，irAE 発症患者の抗腫瘍効果が高いことは直観的に理解しやすい．すなわち，治療効果と irAE 発症の有無は表裏一体の関係にあると言える．

多くのがん種において，ICI は長期予後を期待できる有望な薬剤である[8,9]．患者個々の長期生存という大きなメリットを考えれば，irAE の診断と発症後の対応が非常に重要である．不定愁訴のような症状で受診し，一般検査での異常がないような場合にも irAE が隠れている可能性もある．鑑別が難しいことも多いが，「がんの症状の一部だから……」と決めつけて説明してしまい，見落とすようなことがあってはならない．ICI 治療中は常に irAE の発症を念頭におかなければならない．

本項では筆者が実際に経験した患者を通じて，irAE 対応とチーム医療の取り組みの重要性を説明する．

第3章 症状に基づくirAEマネジメント

✅ irAEに関する教訓的なICI使用患者

Case 1
図2

ステージⅣ期肺腺がんの50歳代女性．7次治療で抗PD-1抗体を使用した．自覚症状はなかったが，5コース目終了後の甲状腺機能の定期モニタリングで，甲状腺刺激ホルモン（TSH）値の上昇があり，甲状腺機能低下症と診断し，レボチロキシンの補充療法を開始した．甲状腺機能の正常化を確認し，抗PD-1抗体を再開したが，17コース施行後（治療開始から9カ月後）に意識障害を主訴に救急搬送された．意識障害の直接の原因は低血糖であり，ブドウ糖投与で意識レベルは改善したが，後に副腎皮質刺激ホルモン（ACTH），コルチゾール値の低値が判明し，副腎不全と判断した．ヒドロコルチゾン補充療法による症状改善後，再度抗PD-1抗体を再開した．再発所見を認めず，3年以上の長期奏効が続いている．1人の患者において甲状腺機能低下症，副腎不全という2種類の内分泌系irAEの発症を経験した．1つのirAEを診断したところで安心せず，その後も他のirAEが発症し得るということに留意して診療しなければならないという教訓を得た．また，意識障害発症時に低血糖の原因をさらに追究し，副腎不全を見落とさずに診断できたことが，この患者の長期奏効につながっていると考えている．

201X年6月
抗PD-1抗体治療開始

201X+2年2月
治療継続中

①コース②③④⑤⑥⑦⑧⑨⑩⑪⑫⑬⑭⑭14 15 16 ⑰ 18 19 20 21 22 23 24 25 26 27 28 29 30 31 32 33 34 35 36

※白ヌキ：中止

気管支炎のため投与延期

治療開始から2カ月後
甲状腺機能低下
自覚症状なし
遊離T₃ 1.59
遊離T₄ 0.40
TSH 127.63
→レボチロキシン開始

治療開始から9カ月後
意識障害で救急搬送
（低血糖 35 mg/dL）
その他の症状：食欲不振，倦怠感
検査所見：
・ACTH<2.0pg/mL
・コルチゾール 0.19μg/dL
診断：副腎不全(続発性)
→治療：ヒドロコルチゾン 20 mg/日

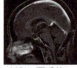
MRI：下垂体に異常所見なし

図2・Case 1（50歳代女性）

総論：irAE を見逃さないために

Case 2
図3

右肺尖部原発非小細胞肺がんの 60 歳代男性．診断時はステージⅢ期であり，化学放射線療法を施行した．その後局所再発があり，腕神経叢への浸潤を伴っていたため，右腕の強い疼痛があった．抗 PD-1 抗体を開始したところ，腫瘍の縮小とともに速やかな疼痛の改善があった．10 コースの治療を行った後，患者本人より「微熱，食欲低下，倦怠感がある」との訴えがあった．それらの症状だけであれば，まず感染症の合併を考えたが，その後もよく患者本人の話を聴くと，「普段は血圧が高いほうだが，ここ数日は（収縮期血圧が）100 を下回ることがある」という追加情報が得られた．ショックと判断し，同日入院して頂いた．早朝安静時の採血検査で，ACTH，コルチゾール値ともに有意に低値であったため，副腎不全と診断し，ヒドロコルチゾンの内服を開始した．数日で倦怠感，微熱などの症状は改善し，血圧も正常化した．本患者では，治療開始から約 3 年にわたる長期奏効が持続している．本ケースでは，診察時にそれほど重篤な印象がなかったため，患者の訴えを傾聴していなければ，副腎不全を見落としていた可能性がある．基本的なことではあるが，患者の症状や訴えは irAE を診断するうえで，非常に重要であると実感した．また，患者自身の「毎日欠かさ

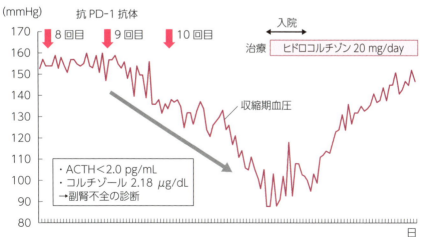

図3・Case 2（60 歳代男性）

ず血圧を測定する」というセルフモニタリングも診断に有用であった．

Case 3
図4

　　　EGFR 遺伝子変異陽性肺腺がんの70歳代の男性．6次治療で抗PD-1抗体を使用した．抗PD-1抗体を10回投与した後のCT検査で増悪と判断し，治療を終了した．抗PD-1抗体終了から1カ月後に嘔吐・食欲低下を主訴に入院した．甲状腺機能障害や副腎不全はなく，補液のみで症状が軽快したため退院したが，その約1カ月後に吐血を主訴に再入院した．上部内視鏡検査を行ったところ，食道胃接合部から胃壁にかけてびらん性胃炎の所見を認めた．また，胃粘膜生検を行ったところ，病理組織像で胃粘膜へのCD3，CD4，CD8陽性細胞の浸潤像を認めた．抗PD-1抗体に関連した胃炎と判断し，ステロイド全身投与を行ったところ，症状は数日のうちに速やかに改善し，後日行った内視鏡検査でも胃粘膜の正常化が確認できた[10]．下部消化器症状である下痢や腸炎は比較的よく経験するirAEであるが，胃炎の報告は少なく，よく知られたirAE以外にも稀な副作用があることを念頭におく必要がある．

✓ irAEを見逃さないために：症状とモニタリング検査の重要性

　前述のようにirAEの症状は多彩で，鑑別が難しい場合もある．他の種類の抗がん剤と違い，治療から一定期間経っても，また中止した後のirAE出現の可能性をも考慮しなければならない．悪性黒色腫（メラノーマ）の臨床試験ではICI治療を継続すればするほどirAEの累積罹患率は高まるという報告もある[11]．

　治療開始後の定期的な検査（モニタリング検査）がirAE発見に有用かどうかという観点からガイドラインや適正使用ガイドに記載がある代表的なirAEを大まかに分類した（図5）．

　図の右下方に位置するirAEは採血や画像検査によるモニタリングを行うことで，見逃すことが少ない副作用である．肝機能異常や腎機能異常は定期的な採血検査を行えば必ず確認でき，見落とすことは少ないだろう．また，甲状腺機能障害もTSHと遊離T_4の定期的な測定が米国臨床腫瘍学会（American Society of Clinical Oncology: ASCO）のガイドラインは推奨されている[12]．実際にケース1のように症状出現前に検査値異常を呈することが多い．

総論：irAE を見逃さないために

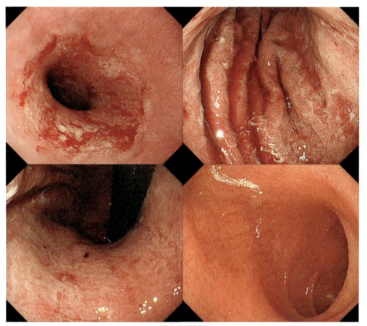

上部内視鏡検査

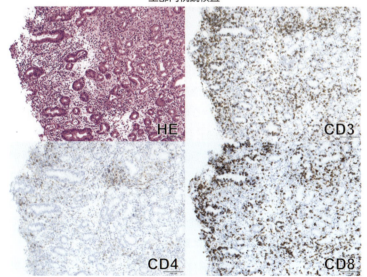

胃粘膜生検の組織・免疫染色

図 4・Case 3（70 歳代男性）

第3章 症状に基づく irAE マネジメント

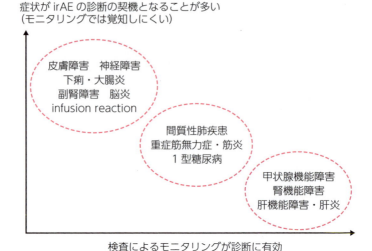

図5・モニタリング検査の有用性

　間質性肺疾患（interstitial lung disease: ILD）は CTEAE grade 1, 2 レベルのものに関しては定期的な胸部 X 線検査で症状出現前に確認ができ，診断に至ることも多い．しかしながら，呼吸困難などの呼吸器症状で予定外受診をすることもある．特に呼吸不全を伴っている場合は（grade 3 以上），早急な対応・治療が必要である．1 型糖尿病は血糖値モニタリングで無症状のうちに覚知できる場合もあるが，口渇，倦怠感などの症状で受診する場合はケトーシス，ケトアシドーシスを伴っている可能性もあり，救急対応が必要になる．

　一方，図の左上方に位置する irAE は定期モニタリングが困難で，症状から推測しなければ診断が難しい副作用である．例えば，副腎不全を診断するためのコルチゾールや ACTH のモニタリングは不適である．担当医は症状から副腎不全を疑わなければ検査自体をオーダーしない可能性が高い．また，脳炎などの中枢神経症状は稀であるが，神経症状から発症を疑い，頭部 MRI などの画像検査を行わねば診断に至ることは難しい．

　以上のことから，約半数の irAE の診断は検査によるモニタリングが有効である．よって，irAE を見落とさないための基本は，治療開始後および中止後のモニタリング検査項目の設定（これは院内で統一することが望ましい）と，

モニタリング検査のみでは覚知しにくい irAE に関する症状をよく理解し，診療にあたることである．

☑ 情報収集の方法

　ICI の治療開発は私たちの想像を超える速さで進歩している．現在も，PD-1 阻害薬を中心に他の ICI，殺細胞性抗腫瘍薬，チロシンキナーゼ阻害薬，放射線治療などとの併用効果を検証する多くの臨床試験が進行中であり[13]，今後も有望な治療レジメンが次々に開発されるであろう．しかしながら，同時に irAE の頻度や種類も多様化すると考えなければならない．例えば，抗 PD-1 抗体と抗 CTLA-4 抗体を併用する臨床試験では，抗 PD-1 抗体単剤治療に比べ grade 3 以上の irAE の頻度が高まることが知られている[8, 14, 15]．特に消化器症状の頻度が高まるとされている．また，非小細胞肺がんの 1 次治療において抗 PD-1 抗体（ペムブロリズマブ）と化学療法（カルボプラチン／ペメトレキセド）の併用を検討した試験では，化学療法単独群に比べ，抗 PD-1 抗体併用群では腎機能障害の頻度が高まることが知られている[16]．

　我々は新規治療法が開発・承認される度に，irAE 発症の情報についてアップデートしなければならない．信頼できる情報源として，各学会から出版されているガイドラインは有用である．国際的なものとしては，前述の ASCO のガイドラインに加え[12]，欧州臨床腫瘍学会（ESMO），がん免疫学会（SICT），全米総合がんセンターネットワーク（NCCN）からも irAE マネジメントのガイドラインが出版されている[17-19]．また，わが国の臨床腫瘍学会（JSMO）からもがん免疫療法ガイドラインが出版されている[20]．

　ガイドラインのみでなく，各薬剤の適正使用ガイドの確認も重要である．特に中止基準や再開基準に関しては原則として臨床試験（治験）で行った方法に準じるべきであり，適正使用ガイドに詳細が記載されていることが多い．また，新しい薬剤については，発売元の製薬企業による市販後の使用成績調査が行われており，irAE の種類や頻度について各企業のインターネットサイト上で随時公開・更新されている．インターネット上で得られる情報も積極的に活用しながら，irAE マネジメントを行う必要がある．

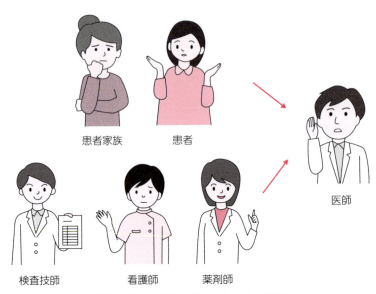

図6・患者・他職種の訴えに「耳を傾ける」ことが重要

☑ 埼玉医科大学国際医療センターの取り組み

　あるirAEの診断が得られれば，その該当専門科へのコンサルテーションが比較的容易であるが，その前段階として，irAEを診断するためには症状からのアプローチが欠かせない．

　当院では，「免疫チェックポイント阻害薬有害事象対策会議」において，症状毎にアプローチが可能な対応チャートを作成した（付録1参照）．ICI治療中に各診療科担当医が症状からirAEを疑った場合に早めに対応できるよう，検査項目，コンサルトの基準になる所見，コンサルトの窓口という項目を設定した．これをいつでも誰でも確認できるように電子カルテ内で情報共有している．

　本章の各論では，この対応チャートの作成を担当した各医師により鑑別のポイントやirAE診断後の対応を詳細に説明する．

☑ おわりに：耳を傾けることの重要性

　「詳細な病歴聴取が重要」と前述したが，多忙な外来診療の中では時間的な

制約が大きく，なかなか満足にはできないというのが現実である．ICI 治療のサポートは医師個人の努力のみでは成り立たず，まさにチームのサポートがあってのことである．患者の訴えに「耳を傾ける」ことは無論重要ではあるが，薬剤師，看護師など診療に関わる他職種の助言やアラートに「耳を傾ける」ことも立派な irAE 対策になるということを認識していただければ幸いである（図6）．

[参考文献]
1) Postow MA, Sidlow R, Hellmann MD. Immune-related adverse events associated with immune checkpoint blockage. N Engl J Med. 2018; 378: 158-68.
2) Wang DY, Salem JE, Cohen JV, et al. Fatal toxic effects associated with immune checkpoint inhibitors: a systematic review and meta-analysis. JAMA Oncol. 2018; 4: 1721-8.
3) Haratani K, Hayashi H, Chiba Y, et al. Association of immune-related adverse events with nivolumab efficacy in non-small-cell lung cancer. JAMA Oncol. 2018; 4: 374-8.
4) Teraoka S, Fujimoto D, Morimoto T, et al. Early immune-related adverse events and association with outcome in advanced non-small cell lung cancer patients treated with nivolumab: a prospective cohort study. J Thorac Oncol. 2017; 12: 1798-805.
5) Sato K, Akamatsu H, Murakami E, et al. Correlation between immune-related adverse events and efficacy in non-small cell lung cancer treated with nivolumab. Lung Cancer. 2018; 115: 71-4.
6) Hua C, Boussemart L, Mateus C, et al. Association of vitiligo with tumor response in patients with metastatic melanoma treated with pembrolizumab. JAMA Dermatol. 2016; 152: 45-51.
7) Nakamura Y, Tanaka R, Asami Y, et al. Correlation between vitiligo occurrence and clinical benefit in advanced melanoma patients treated with nivolumab: a multi-institutional retrospective study. J Dermatol. 2017; 44: 117-22.
8) Wolchok JD, Chiarion-Sileni V, Gonzalez R, et al. Overall survival with combined nivolumab and ipilimumab in advanced melanoma. N Engl J Med. 2017; 377: 1345-56.
9) Gettinger S, Horn L, Jackman D, et al. Five-year follow-up of nivolumab in previously treated advanced non-small-cell lung cancer: results from the CA209-003 study. J Clin Oncol. 2018; 36: 1675-84.
10) Kobayashi M, Yamaguchi O, Nagata K, et al. Acute hemorrhagic gastritis after nivolumab treatment. Gastrointest Endosc. 2017; 86: 915-6.
11) Robert C, Schachter J, Long GV, et al. Pembrolizumab versus ipilimumab in advanced melanoma. N Engl J Med. 2015; 372: 2521-32.
12) Brahmer JR, Lacchetti C, Schneider BJ, et al. Management of immune-related adverse events in patients treated with immune checkpoint inhibitor therapy: Ameri-

can Society of Clinical Oncology Clinical Practice Guideline. J Clin Oncol. 2018; 36: 1714-68.
13) Tang J, Yu JX, Hubbard-Lucey VM, et al. Trial watch: the clinical trial landscape for PD1/PDL1 immune checkpoint inhibitors. Nat Rev Drug Discov. 2018; 17: 854-5.
14) Hellmann MD, Ciuleanu TE, Pluzanski A, et al. Nivolumab plus ipilimumab in lung cancer with a high tumor mutational burden. N Engl J Med. 2018; 378: 2093-104.
15) Motzer RJ, Tannir NM, McDermott DF, et al. Nivolumab plus ipilimumab versus sunitinib in advanced renal-cell carcinoma. N Engl J Med. 2018; 378: 1277-90.
16) Gandhi L, Rodríguez-Abreu D, Gadgeel S, et al. Pembrolizumab plus chemotherapy in metastatic non-small-cell lung cancer. N Engl J Med. 2018; 378: 2078-92.
17) Haanen JBAG, Carbonnel F, Robert C, et al. Management of toxicities from immunotherapy: ESMO Clinical Practice Guidelines for diagnosis, treatment and follow-up. Ann Oncol. 2017; 28 (Suppl 4): iv119-42.
18) Puzanov I, Diab A, Abdallah K, et al. Managing toxicities associated with immune checkpoint inhibitors: consensus recommendations from the Society for Immunotherapy of Cancer (SITC) Toxicity Management Working Group. J Immunother Cancer. 2017; 5: 95.
19) http://oncolife.com.ua/doc/nccn/immunotherapy.pdf
20) 日本臨床腫瘍学会, 編. がん免疫療法ガイドライン 第2版. 金原出版; 2019.

〈山口 央〉

2 食欲不振，倦怠感

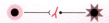

> **KEY MESSAGE**
>
> ● 免疫チェックポイント阻害薬治療後に食欲不振，倦怠感が出現したら免疫関連有害事象を疑う．

概要

　食欲不振を引き起こす病態には図1に示すものがあり，また全身倦怠感を引き起こす病態には図2に示すものがある[1]．特に悪性腫瘍によるものの原因が多く，免疫チェックポイント阻害薬（ICI）治療後に発症する免疫関連有害事象（irAE）は見逃されやすいので注意が必要である．

　ICIの使用により高頻度で甲状腺機能障害を発症することが知られている．甲状腺機能障害は甲状腺中毒症と甲状腺機能低下症に分類され（表1），主な機序は自己免疫活性化に伴う破壊性甲状腺炎と考えられている[2]．甲状腺中毒症が投与開始2〜6週間後の早期に発症し，甲状腺機能低下症がそれに引き続くパターンが多いとされるが，先行する甲状腺中毒症を認めないことも多い．頻度に関してはさまざまな報告があるが，抗PD-1抗体単剤による甲状腺機能低下症および中毒症の頻度はそれぞれ5.0〜10.1％と3.2〜6.5％と報告されているが[3,4]，抗CTLA-4抗体との併用で発症頻度が高くなることが知られている．ペムブロリズマブ（抗PD-1抗体）で治療された肺がん患者において甲状腺機能障害発症患者は非発症患者に比べ全生存期間の有意な延長がみられたとする報告がある[5]．

　ICIを用いたがん免疫療法のirAEとして下垂体性副腎機能低下症が認められる（表2）．臨床的特徴が自己免疫性視床下部下垂体炎に類似していることと薬剤の作用機序から，免疫機序を介した下垂体における炎症が原因と推測さ

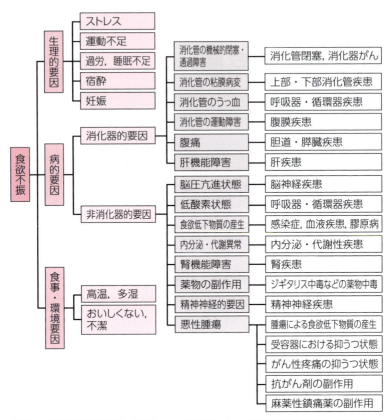

図1・食欲不振の原因 (福井次矢, 奈良信雄, 編. 内科診断学 第3版. 医学書院; 2016[1] p.400-7 より改変)

れる．ICIによる下垂体機能低下症では副腎皮質刺激ホルモン (ACTH) 分泌低下症の頻度が最も高いが，抗CTLA-4抗体ではACTH分泌低下症に加えて甲状腺刺激ホルモン (TSH) 分泌低下症を合併することがある．一方，抗PD-1抗体および抗PD-L1抗体ではACTH分泌低下症のみを認めることが多い．

✅ 免疫チェックポイント阻害薬を使用する前のスクリーニング検査

ICI使用前に甲状腺刺激ホルモン (TSH), 遊離T_4 (FT_4), 遊離T_3 (FT_3) の測定を行う．また，抗甲状腺ペルオキシダーゼ抗体（抗TPO抗体），抗サ

食欲不振，倦怠感

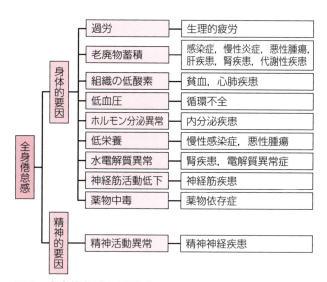

図2・全身倦怠感の原因（福井次矢，奈良信雄，編．内科診断学 第3版．医学書院；2016[1] p.226-30 より改変）

表1・甲状腺機能障害の臨床症状・検査所見

	臨床症状	臨床検査所見
甲状腺中毒症	動悸，発汗，発熱，下痢，振戦，体重減少，倦怠感	TSH低下，FT$_3$上昇，FT$_4$上昇
甲状腺機能低下症	倦怠感，食欲低下，便秘，徐脈，体重増加	TSH上昇，FT$_3$低下，FT$_4$低下

表2・下垂体性副腎機能低下症の臨床症状・検査所見

	臨床症状	臨床検査所見
下垂体性副腎機能低下症	全身倦怠感，低血圧，体重減少	低血糖，低ナトリウム血症，好酸球増多，血中ACTH低値，血中コルチゾール低値

イログロブリン抗体（抗Tg抗体）を測定することで自己免疫性甲状腺疾患の素因の有無を確認する．ICI使用前に抗TPO抗体あるいは抗Tg抗体陽性の場合は，甲状腺機能障害を発症する可能性が高い[6]．また，甲状腺機能障害発症後に抗TPO抗体，抗Tg抗体が陽性になることもある．しかしながら，抗

第3章 症状に基づくirAEマネジメント

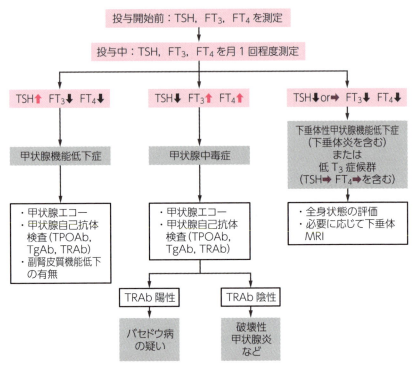

図3・甲状腺機能障害の診断フロー (高野加寿恵, 監修. 最新内分泌検査マニュアル 第3版. 日本医事新報社; 2010. p.79-84[8]) より改変)

TPO抗体, 抗Tg抗体ともに陰性の場合でも甲状腺機能障害を発症することもあり, 注意が必要である. 下垂体性副腎機能低下症では低ナトリウム血症, 高カリウム血症, 低血糖, ACTHおよびコルチゾールの低下を認める.

✅ 免疫チェックポイント阻害薬使用中のフォローアップと追加検査

ICI開始後は定期的にTSH, FT_4, FT_3の測定を行う. 米国臨床腫瘍学会(ASCO)のガイドラインでは4～6週毎のモニタリングが推奨されている[7]. 甲状腺機能障害を認めた場合には, 抗TPO抗体・抗Tg抗体の測定, 抗TSHレセプター抗体, 甲状腺超音波検査を施行し鑑別診断を行う. 超音波検査ではびまん性甲状腺腫大, 内部血流の低下, 実質信号領域の出現が特徴的とされる.

表3・副腎クリーゼ発症時の治療法（「副腎ホルモン産生異常に関する調査研究」班．日本内分泌学会雑誌．2015; 91 Suppl: 1-24[9]）より引用）

1. 心機能監視下に500～1000 mL/時の速度で生理食塩水を点滴静注
2. ヒドロコルチゾン（HC）100 mg 静注後，5％ブドウ糖液中に100～200 mgのHC混注した溶液を24時間で点滴静注（あるいは25～50 mgのHCを6時間毎に静注）

生理食塩水の投与量については，年齢や病態を考慮して判断．

破壊性甲状腺炎では，抗甲状腺薬や無機ヨウ素薬は無効であるばかりでなく，投与によって不要な副作用が出現するリスクがあるためバセドウ（Basedow）病との鑑別は重要である．診断フローを図3に示す[8]．下垂体性副腎機能低下症では食欲不振，全身倦怠感，低血圧，体重減少などの症状に注意し電解質，血糖，血算を毎回測定し，下垂体性副腎機能低下症が疑われた場合には即座に血中 ACTH，血中コルチゾールを測定する．

☑ irAE 発症後の治療とフォローアップ

甲状腺中毒症の場合，β遮断薬（例：プロプラノロール 30 mg/日）が症状緩和に有効である．甲状腺ホルモンの上昇は甲状腺の破壊による一過性の甲状腺中毒症であるため，抗甲状腺薬の投与は不要で，基本的には経過観察である．甲状腺機能低下症となった場合に甲状腺ホルモンの補充を検討する．破壊性甲状腺炎による甲状腺中毒症時に甲状腺クリーゼとなる症例も報告されており，慎重な経過観察を要する．甲状腺機能低下症に対してはレボチロキシン（チラーヂンS®）による甲状腺ホルモン補充療法を行う．無症状であっても，血中 TSH 値が 10 μIU/mL 以上に上昇する場合には甲状腺ホルモン補充療法の適応がある[6]．レボチロキシンの用量は 25～50 μg/日から開始し，血中 TSH 値を指標に 100～150 μg/日に増量する．高齢者あるいは心疾患を有する場合は 12.5 μg/日が推奨される．甲状腺機能障害に対するステロイドの有効性は示されていない．治療により甲状腺機能が安定化するまでは ICI の休薬を検討する．安定した後も，甲状腺機能の定期的なモニタリングを行う．

なお，ホルモン補充に際して副腎機能低下（不全）を併発している場合には甲状腺ホルモン補充のみを行うとかえって副腎不全を悪化させる可能性があり，副腎皮質ホルモンの補充を優先する．下垂体機能低下症ではヒドロコルチ

ゾン（コートリル®）10～20 mg/日を投与する．患者には自己判断でステロイドの内服を中断しないように指導する．いつもと違うストレスがかかるとき，例えば，インフルエンザ，発熱，抜歯などの際には，普通の状態よりもストレス対応ホルモンであるコルチゾールの量を多く必要とする．そのような際にはコートリル®を通常服用量の1.5～3倍服用する．薬理量のグルココルチコイド投与はICI関連下垂体機能低下症の予後改善効果に対するエビデンスがないため推奨されない．ACTH分泌低下症による副腎クリーゼの場合には副腎クリーゼの治療指針を参照する（表3）．

[参考文献]
1) 福井次矢，奈良信雄，編．内科診断学 第3版．医学書院；2016．
2) 日本内分泌学会．免疫チェックポイント阻害薬による内分泌障害の診療ガイドライン．日本内分泌学会誌．2018; 94: 1-11.
3) Ribas A, Puzanov I, Dummer R, et al. Pembrolizumab versus investigator-choice chemotherapy for ipilimumab-refractory melanoma (KEYNOTE-002): a randomised, controlled, phase 2 trial. Lancet Oncol. 2015; 16: 908-18.
4) Robert C, Schachter J, Long GV, et al. Pembrolizumab versus Ipilimumab in advanced melanoma. N Engl J Med. 2015; 372: 2521-32.
5) Osorio JC, Ni A, Chaft JE, et al. Antibody-mediated thyroid dysfunction during T-cell checkpoint blockade in patients with non-small-cell lung cancer. Ann Oncol. 2016; 28: 583-9.
6) Kobayashi T, Iwama S, Yasuda Y, et al. Patients with antithyroid antibodies are prone to develop destructive thyroiditis by nivolumab: a prospective study. J Endocr Soc. 2018; 2: 241-51.
7) Brahmer JR, Lacchetti C, Schneider BJ, et al. Management of immune-related adverse events in patients treated with immune checkpoint inhibitor therapy: American Society of Clinical Oncology Clinical Practice Guideline. J Clin Oncol. 2018; 36: 1714-68.
8) 高野加寿恵，監修．最新内分泌検査マニュアル 第3版．日本医事新報社；2010. p.79-84.
9) 「副腎ホルモン産生異常に関する調査研究」班．副腎クリーゼを含む副腎皮質機能低下症の診断と治療に関する指針．日本内分泌学会雑誌．2015; 91 Suppl: 1-24.

〈栗原 進〉

脱力感，運動機能障害

3

脱力感，運動機能障害

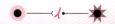

> **KEY MESSAGE**
> - 筋力低下が免疫関連有害事象由来か，確認する必要がある．
> - 症状の進行は急速に進行し，また，投与1カ月以内での発症が多い点に注意が必要である．
> - 典型例との臨床像がまったく異なることを注意しなければならない．

はじめに

　神経系免疫関連有害事象（irAE）として，多くはメラノーマ（悪性黒色腫）に対する免疫チェックポイント阻害薬（ICI）投与によって生じることが多く，抗 CLTA-4 抗体では 1％，抗 PD-1 抗体では 3％程度の頻度であり，併用療法では 14％程度と言われている．中枢性のものでは多発性硬化症は増悪および新規発症を認め，視神経炎はイピリムマブ，ペムブロリズマブで，横断性脊髄炎はイピリムマブで発症したとの報告があり，また，Guillain-Barré 症候群，慢性炎症性脱髄性多発神経炎，重症筋無力症（myasthenia gravis: MG），末梢神経障害など末梢神経系の報告もある．このように irAE として起こり得る脱力，筋力低下をきたす疾患は多岐にわたるが，今回は当院でも発症例のある筋炎症状を伴う MG について述べたい．

脱力感，運動機能障害をみたら

ICI 投与前

　ICI 投与前に脱力感を認めた場合，既往症の有無について確認する必要があ

表1 • 脱力をきたす疾患

代謝・電解質異常
- 糖尿病
- Addison 病
- 甲状腺中毒症
- 周期的麻痺

神経系
- けいれん発作
- 多発性硬化症
- 筋萎縮性側索硬化症
- Guillain-Barré 症候群
- 重症筋無力症

原発性の筋肉疾患
- 筋ジストロフィー
- 皮膚筋炎

中毒
- 有機リン酸毒
- ボツリヌス中毒

る．脱力感の原因になる疾患は神経疾患のみならず，内分泌疾患，中毒などでもみられる（表1）．投与までに徒手筋力テスト（manual muscle test: MMT），上下肢の把握痛，自発痛の有無を確認可能であれば行うことが好ましい．また，悪性腫瘍のために衰弱している可能性もあり，その点についても留意しなければならない．筋疾患の有無を確認するために生化学所見では，血清クレアチニンキナーゼ（creatine kinase: CK）値を測定する必要がある．

ICI 投与後

　脱力感についての評価が重要になる．発熱や脱水の有無を確認する．そして，脱力感を認める病態について鑑別するために脱力感の出現した時期，経過，脱力を感じている部位，日内変動の有無などについて問診を行う．さらに，全身の疲労感・倦怠感，息切れや呼吸困難感，眼瞼下垂，構音障害，嚥下困難などの症状も脱力感を伴う疾患の一症状である可能性もあるため問診を行う．

　MMT や筋の把握痛を確認する．筋炎を含めた筋疾患の場合，近位筋の筋力低下を認め，筋の把握痛を認める．同時に生化学検査を行う必要がある．生化学検査については当院では CK 測定が ICI セットに含まれているが，CK 測定を怠った場合でも，CK 上昇時には AST，LDH の上昇を認めるため AST，

LDHで異常値を認めた場合は肝疾患と決めつけず，必ずCKを再検するべきである．

irAE-MG

irAEで発症するMGは心筋炎・筋炎を併発することがあると言われている．まず，一般のMG，筋炎について記す．

一般的なMG

末梢神経と筋接合部における筋側の受容体が自己抗体により破壊または減少し，刺激伝達障害が生じる自己免疫疾患である．症状としては骨格筋の易疲労性を伴う筋力低下とその日内変動性を特徴としている．眼瞼下垂や複視など眼症状が初発症状として多く，頸部や四肢の筋力低下，球症状（構音障害，嚥下障害など），呼吸困難も認める．MGは，眼症状が主体の眼筋型と全身的な症状を呈する全身型に分けられ，診断時に眼筋型であった患者の約20％が経過中に全身型に移行する[1]．筋炎を合併することは胸腺腫も合併した症例において0.8％と稀であり[2]，本来はCK上昇を認めない．自己抗体は抗アセチルコリン受容体抗体（抗AChR抗体）陽性が約80～85％，抗筋特異的チロシンキナーゼ抗体（抗MuSK抗体）陽性が5～10％と言われている[3]．一般的なMGでは自己抗体出現が重要であるが，陰性例もあり，その場合は以下の検査を行う．

代表的な検査

抗AChR抗体，抗MuSK抗体などの自己抗体が陰性の場合，MGと診断するには神経筋接合部機能障害の有無について検査する必要がある[1]．
- 眼瞼の易疲労性試験：患者に上方視を最大1分程度まで続けさせて眼瞼下垂の出現または増強を認めた場合，陽性と判断する．
- アイスパック試験：冷凍したアイスパックをガーゼで包み3～5分間上眼瞼に押し当て，眼瞼下垂が改善すれば陽性と判断する．
- テンシロン試験：神経筋接合部に放出された大量のアセチルコリンをアセチルコリンエステラーゼ（AChE）よって分解する．AChE阻害薬である塩化エドロフォニウムを静脈注射することで受容体の減少した神経筋接合部にも

神経刺激が伝達されるようになり、一時的に筋力が改善した場合、テンシロンテスト陽性と判断する.
・連続刺激誘発筋電図：筋肉に対して反復する電気刺激を与え、筋電図での波形の振幅を確認する。波形が徐々に減少していく現象（漸減現象：waning）の存在はMGを示唆する所見である.
・単線維筋電図でのjitter値の増大
・胸部CT：胸腺腫合併例も多いため鑑別のために必要である.

　筋力低下が易疲労性を伴い、上記検査のいずれかが陽性かつ他の疾患が否定的であれば、MGと診断される（表2）.
　これらの検査は眼瞼下垂を認める患者にしか施行できない場合もある。また、MGであっても所見を認めないこともある。単線維筋電図は感度の高い検査であるが、行える神経内科医が少ない.
　これらの検査で診断に至ったのち、症状の分類としてMyasthenia Gravis Foundation of America（MGFA）病型分類を用いる.
　症状が呼吸筋に及び呼吸不全を起こし生命を脅かすものをクリーゼと呼ぶ。MGの15～20%では経過のどこかでクリーゼを経験すると言われている。クリーゼは神経筋接合部のブロックが呼吸筋に起こることである。クリーゼを起こす誘因としては感染症、外科手術、ステロイド等の薬剤性などがある.

　一般的なMGの治療については胸腺腫がある場合は胸腺摘出術を行う。それ以外の場合は抗コリンエステラーゼ薬、副腎皮質ステロイド、免疫抑制剤などであるが、副腎皮質ステロイドについてはクリーゼの原因にもなるため注意が必要である。重症例には血液浄化療法も選択される.

筋炎（多発性筋炎，皮膚筋炎）

　筋炎は横紋筋の炎症を主座とし、特に自己免疫性の炎症性筋疾患として代表的なものは多発性筋炎、皮膚筋炎である。主に体幹や四肢近位筋、咽頭筋などの筋力低下をきたす。また、稀に呼吸筋や心筋の筋力低下もきたす。Gottron徴候やヘリオトロープ疹などの皮疹が出現するものを皮膚筋炎と呼ぶ。病理像

脱力感，運動機能障害

表2● 重症筋無力症の診断基準（難病情報センターのサイト http://www.nanbyou.or.jp/272 より引用）

A，Bを対象とする．
1. 症状
   以下の自他覚的症状があり，易疲労性と日内変動を伴うこと．
   1) 眼瞼下垂
   2) 眼球運動障害
   3) 顔面筋筋力低下
   4) 構音障害
   5) 嚥下障害
   6) 咀嚼障害
   7) 頸筋筋力低下
   8) 四肢・体幹筋力低下
   9) 呼吸困難
2. 検査所見
   以下の自己抗体のいずれかが陽性であること．
   1) アセチルコリン受容体（AChR）抗体
   2) 筋特異的受容体型チロシンキナーゼ（MuSK）抗体
3. 生理学的所見
   以下の検査のいずれかにより神経筋接合部障害を示す生理学的所見があること．
   1) 低頻度反復刺激発筋電図
   2) エドロフォニウム試験（眼球運動障害，低頻度反復刺激発筋電図などの客観的な指標を用いて評価すること）
   3) 単線維筋電図
4. 鑑別診断
   眼筋麻痺，四肢筋力低下，嚥下・呼吸障害をきたす疾患はすべて鑑別の対象になる．Lambert-Eaton筋無力症候群，筋ジストロフィー（Becker型，肢帯型，顔面・肩甲・上腕型），多発性筋炎，周期性四肢麻痺，甲状腺機能亢進症，ミトコンドリア脳筋症，慢性進行性外眼筋麻痺，Guillain-Barré症候群，多発性神経炎，動眼神経麻痺，Tolosa-Hunt症候群，脳幹部腫瘍・血管障害，脳幹脳炎，単純ヘルペス・その他のウイルス性脳炎，脳底部髄膜炎，側頭動脈炎，Wernicke脳症，Leigh脳症，糖尿病性外眼筋麻痺，血管炎，神経Behçet病，サルコイドーシス，多発性硬化症，急性散在性脳脊髄炎，Fisher症候群，先天性筋無力症候群，先天性ミオパチー，眼瞼皮膚弛緩症，ミオトニー，眼瞼けいれん，開眼失行，筋萎縮性側索硬化症，ボツリヌス症
5. 診断のカテゴリー
   A：1. 症状の1項目以上と2. 検査所見のいずれかを満たす場合
   B：1. 症状の1項目以上と3. 生理学的所見のいずれかを満たす場合で，4. 鑑別診断の疾患が鑑別できる（2. 検査所見を満たさないことが前提条件）

として骨格筋に単核球の未壊死筋線維周囲への浸潤と，筋線維の変性，壊死，再生が認められる．浸潤細胞はT・Bリンパ球，マクロファージなどである．全身症状として，発熱，全身倦怠感，易疲労感，食欲不振，体重減少などを認め，筋症状は緩徐に発症して進行し，体幹，四肢近位筋群，咽頭筋の筋力低下をきたす．嚥下筋，呼吸筋の筋力低下も認めた場合，誤嚥や窒息の原因となる．

間質性肺炎を伴うことがあり，生命予後を左右する．また，皮膚筋炎の一部では悪性腫瘍を合併することはよく知られている[4]．さらに，CKが上昇する疾患としては横紋筋融解症があり急性腎不全をきたすことがあるが，筋炎では急性腎不全をきたすことは稀である．

一般の筋炎に対する検査

- 血液検査：筋破壊により，筋原性酵素であるCK，またアルドラーゼという酵素が上昇する．また，肝酵素であるAST，LDHの上昇があるため，肝疾患の合併と間違えられることがあるが，どちらも筋肉内に認めるため，筋破壊に伴って上昇する．
- 自己抗体（血清検査）：抗核抗体は，筋炎患者でも約半数が陽性となるが筋炎における自己抗体としては抗アミノアシルt-RNA合成酵素抗体（抗ARS抗体）が代表的である．筋炎の自己抗体として知られている抗Jo-1抗体についても抗ARS抗体に含まれる．他に，2016年に保険適用となった抗体として抗MDA5抗体，抗TIF-1γ抗体，抗Mi-2抗体などが知られている．しかし，筋炎患者でもこれらの抗体が陰性であることも多い．抗TIF-1γ抗体陽性では70％程度で悪性腫瘍と合併することが報告されている[5]．
- 筋電図：筋力低下を認める筋に対して筋電図を行い，神経原性か，筋原性かの鑑別を行う．
- 筋生検：筋力低下を認める部位に対して診断確定のために施行する．病理像としてリンパ球の浸潤を認める．
- MRI：筋炎がある場合，T2強調画像で高信号領域を認め，診断と程度を把握するために有用である．

多発性筋炎，皮膚筋炎についてはこれらの検査を行い，診断基準（表3）に従い診断する．

筋炎の治療は，まず副腎皮質ステロイド投与を行う．ステロイドについて1 mg/kg/日での投与が必要になることがある．ステロイド投与から減量を行う過程で免疫抑制剤(メトトレキサート，シクロスポリン，タクロリムスなど)，大量γグロブリン静注療法による治療を行うことがある．

脱力感，運動機能障害

表 3 • 多発性筋炎の診断基準 (難病情報センターのサイト http://www.nanbyo.or.jp/entry/4080 より引用)

1. 診断基準項目
   (1) 皮膚症状
      (a) ヘリオトロープ疹：両側または片側の眼瞼部の紫紅色浮腫性紅斑
      (b) Gottron 丘疹：手指関節背面の丘疹
      (c) Gottron 徴候：手指関節背面および四肢関節背面の紅斑
   (2) 上肢または下肢の近位筋の筋力低下
   (3) 筋肉の自発痛または把握痛
   (4) 血清中筋原性酵素（クレアチンキナーゼまたはアルドラーゼ）の上昇
   (5) 筋炎を示す筋電図変化
   (6) 骨破壊を伴わない関節炎または関節痛
   (7) 全身性炎症所見（発熱，CRP 上昇，または赤沈亢進）
   (8) 抗アミノアシル tRNA 合成酵素抗体（抗 Jo-1 抗体を含む）陽性
   (9) 筋生検で筋炎の病理所見：筋線維の変性および細胞浸潤

2. 診断のカテゴリー
   皮膚筋炎：(1) の皮膚症状の (a)～(c) の1項目以上を満たし，かつ経過中に (2)～(9) の項目中4項目以上を満たすもの．なお，皮膚症状のみで皮膚病理学的所見が皮膚筋炎に合致するものは，無筋症性皮膚筋炎として皮膚筋炎に含む．
   多発性筋炎：(2)～(9) の項目中4項目以上を満たすもの．

3. 鑑別診断を要する疾患
   感染による筋炎，薬剤誘発性ミオパチー，内分泌異常に基づくミオパチー，筋ジストロフィーその他の先天性筋疾患，湿疹・皮膚炎群を含むその他の皮膚疾患

表 4 • 重症筋無力症（MG），筋炎の比較

	MG	筋炎	irAE-MG
眼瞼下垂・複視	認める	なし	認めないこともあり
筋力低下	認める	認める	認める
筋力の日内変化	認める	なし	認めないこともあり
呼吸困難	クリーゼで認める	認めることもある	急速に進行
CK 上昇	なし	認める	認める
自己抗体	抗 AChR 抗体 抗 MuSK 抗体	抗 ARS 抗体など	抗 AChR 抗体（弱陽性）

一般に認める MG と筋炎の特徴を表にまとめる（表 4）．

ICI 投与により発生する MG（irAE-MG）

irAE-MG では従来のものとは異なる病像を示す．鈴木らの報告[6]では，2014 年 9 月から 2016 年 8 月までの 2 年間の市販後調査で，ニボルマブ単独

投与された 9,869 例において irAE-MG は 12 例で認めた．内訳は男性 6 名・女性 6 名，平均年齢 73.5 歳，原疾患は悪性黒色腫 5 例，非小細胞肺がん 6 例，大腸がん 1 例であった．ニボルマブ投与開始後 2 回目の投与以内での発症例が多く，発症までの平均は 29 日であった．ニボルマブの投与用量にも関連は認められず，少量投与でも発症した例もあった[7]．当院で発症した MG については 4 例であるが，ニボルマブは 2 例，他の 2 例では抗 PD-L1 抗体製剤が 2 例であり，同様にほぼ投与 2 回以内で CK 上昇などがみられた．

初発の症状は倦怠感，食欲不振，呼吸困難，嚥下障害，易疲労性，近位筋の筋力低下，眼瞼下垂，複視などであり，この所見は一般の MG と変わらなかった[8-11]．しかし，眼症状が先行するとは限らない点，眼筋型あるいは軽症全身型などの MGFA 病型分類 class 2 までの軽症例は少なく，中等症全身型 MGFA 病型分類 class 3 以上の重症例が多いという点は非典型的であった[6]．また，一般の MG と比較して症状の進行は急速であり，構音障害，嚥下障害，顔面筋筋力低下の頻度も高い．MG のクリーゼとされている急速に進行する呼吸不全も一般 MG と比べて高頻度で，呼吸不全出現により人工呼吸器管理が必要になる症例もあった．さらに，その後改善なく死亡に至った症例もある[12]．さらに，一般の MG では稀な心筋炎・筋炎を高頻度で発症する．当院では，神経所見や一般的な MG の所見がなく，CK 上昇と抗 AChR 抗体陽性だけ認めた例もある．心筋炎合併例では致死的な不整脈が起きることもあるため，注意が必要である[2]．

ICI 投与により起こる MG の発症機序は不明であるが，現在以下のように考えられている．
・抗 CTLA-4 抗体薬投与で抗 AChR 抗体が増加（前臨床試験の結果において）[9]．
・ICI 投与後に免疫抑制的な制御性 T 細胞の減少と自己反応性 CD8$^+$T 細胞の増加が発症に関与[4]．
・潜在していた MG が ICI 投与後に顕在化した[6]．

また，筋炎や心筋炎を合併する理由として 自己免疫の標的が神経筋接合部に限局しておらず，骨格筋全体に広がっている可能性が推測されている．

irAE-MG の検査所見

・自己抗体：irAE-MG での抗 AChR 抗体陽性率は 60〜70％程度と考えられ一般の MG と同程度であるが，陽性例についてはカットオフ値に近い弱陽性と言える値の症例が多いとの報告である[6]．抗 MuSK 抗体が陽性の irAE-MG の症例は報告されていない．

また，最近の報告では，筋炎合併例において，一般の MG では胸腺腫合併の際に陽性になる抗横紋筋抗体が陽性になることが報じられている[13]．抗横紋筋抗体には抗 titin 抗体，抗リアノジン受容体抗体，抗 Kv1.4 抗体があり，心筋炎合併例では抗 Kv1.4 抗体が高率に検出されているという報告がある[7]．

・血液生化学所見：一般の MG では神経筋接合部が病態の主座であるため，血清 CK 値の上昇を認めることは少ない．しかし，irAE-MG では血清 CK の平均は 4,799 IU/L と高値を示したとの報告がある[6, 7]．また，心筋炎を合併した場合は CK 以外に心筋型クレアチンキナーゼ（CK-MB）の上昇，トロポニンの上昇も認める．

・生理機能検査・電気生理検査
テンシロン試験：7 例で施行され 4 例で陽性であった．
連続刺激誘発筋電図：irAE-MG の患者 7 例で，2 例で waning を認めた．
単線維筋電図：連続刺激誘発筋電図を施行されたが waning を観察できなかった症例で 1 例は jitter 値の増大を認めた．

上記の通り，生理機能検査では irAE-MG において通常の MG と比べて神経・筋接合部の証明が難しい．また，病態が急速に進行することが多いため検査を行う時間的余裕も少ない．さらに，心筋炎合併例では心電図異常も示すため，心電図検査も必要である．

✓ ICI 開始後に筋力低下，CK 上昇をみたら

CK 上昇については横紋筋融解症や一般の筋炎が生じている可能性もあるが，irAE-MG か否かについて，これらの検査を行いながら，MG，心筋炎，筋炎，横紋筋融解症の診断および対処法フロー（図1）[14] の通りに診断を進め

第 3 章　症状に基づく irAE マネジメント

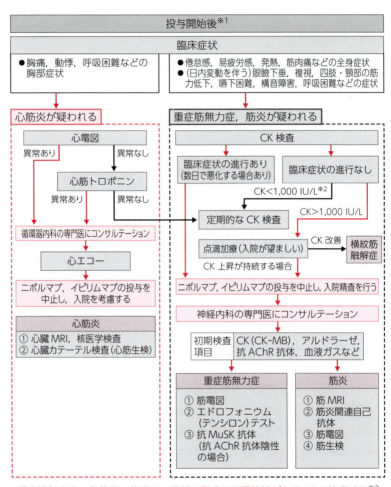

※1：投与初期には CK の定期的な測定が望ましい．
※2：CTCAE Grade 3（>5×ULN－10×ULN）相当．
※3：重症筋無力症に心筋炎・筋炎を合併した症例では，抗横紋筋抗体が高率に検出される．

図 1・重症筋無力症，心筋炎，筋炎，横紋筋融解症の診断および対処法フロー
(小野薬品工業株式会社，ブリストル・マイヤーズスクイブ株式会社. オプジーボ・ヤーボイにおける副作用マネジメントの実際. irAE アトラス. p.217[14]) より改変)

表 5 • ICI 治療を受けた患者における神経系 irAE の管理: 重症筋無力症
(Brahmer JR, J Clin Oncol. 2018; 36: 1714-68[15] より改変)

grade	管理
grade 1: なし	
grade 2: ADL を妨害するいくつかの症状 MGFA 重症度クラス 1 (眼の症状と所見のみ) および MGFA 重症度クラス 2 (軽度の一般化された脱力)	・ICI を中断, 症状が改善した場合にのみ G2 患者 (MGFA 重症度クラス 1 および 2) に再開することがある ・神経内科医に相談 ・ピリドスチグミンは 1 日 3 回経口的に 30 mg から始め, 症状に基づいて, 最大 120 mg を 1 日 4 回経口投与 ・G2 の症状がある場合は, コルチコステロイド (プレドニゾロン, 1 日 1〜1.5 mg/kg を経口) を投与する. 症状改善に基づき減量
grade 3〜4: セルフケアや手助けを制限する根拠;歩行を制限する筋力低下, 嚥下障害, 顔面脱力, 呼吸筋筋力低下, または急速に進行する症状 または MGFA 重症度クラス 3〜4, 中等度から重度の筋無力症クリーゼによる一般化された脱力	・ICPi を恒久的に中止 ・患者を入院させ ICU レベルのモニタリング ・神経内科医へ相談 ・コルチコステロイドを継続し, 5 日間かけて大量 γ グロブリン療法 (IVIG) 2 g/kg を開始 (400 mg/kg/ 日) ・5 日間の血漿交換 ・頻繁な肺機能評価 ・毎日の神経学的レビュー

る. irAE-MG の場合は検査の項でも記載したように典型的な症状が乏しい例も多い[12]. 自己抗体検査や生理機能検査の結果が判明する前に治療開始が必要になる場合が多い.

現在まで, MG に筋炎合併および MG クリーゼを併発したという報告が散見されるが, 筋炎においても, 呼吸筋自体の炎症のため, 呼吸状態の悪化が生じることがあり, また, クリーゼと言われている症例において筋炎合併例が多く, さらに MG 特有な生理機能検査では所見が乏しいことも多い[12]. これらのことから, 既報の MG クリーゼは筋炎症状の一症状をみている可能性も考えられる.

治療においては呼吸機能低下をきたしている症例では早期の治療が必要になる.

irAE-MG について症状と治療についての管理が ASCO より示された (表 5)[15]. ICI の継続については表 5 に沿って対応する. 本邦の irAE-MG では急速に病

態が悪化するため，副腎皮質ステロイド大量療法が開始されることが多い．一般に，筋炎の場合でもプレドニゾロン 1 mg/kg/ 日で治療を行うが，初期から症状が重篤な場合はステロイドパルス療法が施行されることもある．一般の MG ではステロイドは症状悪化をきたすため注意が必要である．その他には MG の治療に準じた形でピリドスチグミン内服，筋炎の治療に準じて大量γグロブリン静注療法（400 mg/kg / 日 5 日間投与），血液浄化療法なども行われる．呼吸状態の悪化を認めた場合は気管挿管による呼吸管理を行うことも検討する必要がある．

　ステロイド投与後，CK 正常化など症状改善を認めた場合はステロイドの減量が必要になるが，ステロイドの減量については筋炎など自己免疫疾患でのステロイド減量と同様の方法で減量する．基本的に初期投与量を 2〜4 週継続し，症状改善後に 5〜10 mg を 2 週間毎のペースで減量を行う．10 mg まで減量を行った後は月単位で 1 mg 程度と緩やかに減量する．irAE の場合はもう少し早い減量も可能かもしれないがまだ報告は少ない．

　症状改善した場合の ICI 再開については確立されていないが，irAE 発症後，ICI を中止したままでも腫瘍の縮小効果を認めるとの報告があり，当院で発症した irAE-MG 4 例中 2 例で ICI 中止後も腫瘍縮小効果を認めている．

☑ おわりに

　ASCO において irAE-MG を疑う際には神経内科医へのコンサルトが必要と示されているが，一般の MG とは異なる病態を示すため，がん免疫に精通していない神経内科医では MG との診断に至らず，治療が遅れる可能性がある．病態の主座は筋炎に類似した病態の可能性があり，リウマチ膠原病医へのコンサルトも考慮し，各科協力して早期に対応することが必要である．

[参考文献]
1) 日本神経学会，監修．重症筋無力症診療ガイドライン 2014．南江堂；2014．
2) 鈴木重明．心筋・骨格筋を標的とした重症筋無力症の新たな疾患概念．臨床神経学．2012；52: 1312-4．
3) 櫻林郁之介，熊坂一成，監修．最新 臨床検査項目辞典．医歯薬出版；2008．
4) 難治性疾患政策研究事業 自己免疫疾患に関する調査研究班 多発性筋炎皮膚筋炎分科会，編．多発性筋炎・皮膚筋炎治療ガイドライン．診断と治療社；2015．

5) 藤本 学. 皮膚筋炎得意抗体の最近の知見. 臨床神経学. 2014; 54: 1110-2.
6) Suzuki S, Ishikawa N, Konoeda F, et al. Nivolumab-related myasthenia gravis with myositis and myocarditis in Japan. Neurology. 2017; 89: 1127-34.
7) 鈴木重明. 免疫チェックポイント阻害薬による重症筋無力症. 臨床神経生理学. 2018; 46: 101-4.
8) Kimura T, Fukushima S, Miyashita A, et al. Myasthenic crisis and polymyositis induced by one dose of nivolumab. Cancer Sci. 2016; 107: 1055-8.
9) Shirai T, Sano T, Kamijo F, et al. Acetylcholine receptor binding antibody-associated myasthenia gravis and rhabdomyolysis induced by nivolumab in a patient with melanoma. Jpn J Clin Oncol. 2016; 46: 86-8.
10) Liao B, Shroff S, Kamiya-Matsuoka C, et al. Atypical neurological complications of ipilimumab therapy in patients with metastatic melanoma. Neuro Oncol. 2014; 16: 589-93.
11) Johnson DB, Saranga-Perry V, Lavin PJ, et al. Myasthenia gravis induced by ipilimumab in patients with metastatic melanoma. J Clin Oncol. 2015; 33: e122-4.
12) 此枝史恵, 鈴木重明. ニボルマブ投与後に筋炎合併重症筋無力症を発症した1例. 臨床神経学. 2017; 57: 373-6.
13) Suzuki S, Utsugisawa K, Yoshikawa H, et al. Autoimmune targets of heart and skeletal muscles in myasthenia gravis. Arch Neurol. 2009; 66: 1334-8.
14) 小野薬品工業株式会社, ブリストル・マイヤーズスクイブ株式会社. オプジーボ・ヤーボイにおける副作用マネジメントの実際. irAE アトラス. p.217.
15) Brahmer JR, Lacchetti C, Schneider BJ, et al. Management of immune-related adverse events in patients treated with immune checkpoint inhibitor therapy: American Society of Clinical Oncology Clinical Practice Guideline. J Clin Oncol. 2018; 36: 1714-68.

〈島田祐樹〉

第 3 章　症状に基づく irAE マネジメント

4

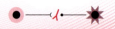

口渇，多飲，多尿

 KEY MESSAGE

- 免疫チェックポイント阻害薬（ICI）開始前には尿検査，血糖，HbA1c を測定する．
- ICI 開始後も尿検査，血糖，HbA1c を定期的に測定する．
- ICI 開始後，口渇，多飲，多尿の症状が出たら速やかに医療機関を受診させる．

はじめに

　口渇は水分摂取を欲する感覚であり，原因は水分や体液の喪失，血漿浸透圧の上昇によるもの，尿崩症，Sjögren 症候群などの唾液分泌減少，心因性多飲などさまざまな疾患でみられる（表 1）．

　多飲とは飲水量が多い状態であり，原因としては糖尿病，薬剤性，心因性，

表 1・口渇をきたす病態・疾患（矢﨑義雄，総編集．内科学 第 11 版．朝倉書店；2017. p.79[2)]より改変）

- 循環血液量の減少
    脱水症，利尿薬，出血，嘔吐・下痢
- 血漿浸透圧の上昇
    高 Na 血症：原発性アルドステロン症，Cushing 症候群，薬剤性
    高 Ca 血症：原発性副甲状腺機能亢進症，PTHrP 産生腫瘍，固形がんの骨転移，血液腫瘍，家族性低 Ca 尿性高 Ca 血症，甲状腺機能亢進症，薬剤性，長期臥床
    低 K 血症：原発性アルドステロン症，尿細管性アシドーシス，薬剤性，Bartter 症候群
    糖尿病
- 中枢性尿崩症・腎性尿崩症
- 心因性多飲
- 口腔内乾燥症：Sjögren 症候群，薬剤性

口渇, 多飲, 多尿

表2・多尿をきたす疾患(成瀬光栄, 他, 編. 内分泌代謝専門医ガイドブック 改訂第3版. 診断と治療社; 2012. p20-1[1] より改変)

- 水分摂取過剰
   心因性多飲, 薬剤性
- ADH分泌低下
   中枢性尿崩症, 薬剤性
- 腎におけるADH反応低下
   腎性尿崩症, 低K血症, 高Ca血症, 慢性腎不全, 両側尿管閉塞, アミロイドーシス, Sjögren症候群, 鎌状赤血球症, 薬剤性
- 腎髄質の浸透圧勾配の障害, 浸透圧利尿
   急性・慢性腎不全, 慢性腎盂腎炎, 囊胞腎, 糖尿病, 膠原病に伴う腎病変, 多発性骨髄腫

中枢性尿崩症, 腎性尿崩症がある.

多尿とは1日尿量が3,000 mL以上を言い, 原因は水分摂取過剰やADH (antidiuretic hormone) 分泌低下, 腎臓でのADH反応性低下, 浸透圧利尿とさまざまである (表2)[1].

検査としては1日の尿量, 一般尿所見, 尿沈渣, 尿浸透圧, 尿ナトリウム (Na), 尿カリウム (K), 尿カルシウム (Ca), ヘモグロビン (Hb) やヘマトクリット (Ht) など, 血糖, 腎機能, 肝機能, 電解質 (Na, K, Cl, Ca, P, Mg), 血漿浸透圧, 血漿ADHを測定する.

血漿浸透圧を測定する際は尿浸透圧, 電解質, 血漿ADHも同時に測定することが重要であり, 頻尿や夜間尿と区別するために24時間蓄尿検査による正確な評価が必要である.

中枢性ならびに腎性尿崩症と心因性多飲を鑑別する目的で, 高張食塩水負荷試験 (必要な場合のみ水制限試験), デスモプレシン負荷試験を行う.

多尿をきたす疾患の鑑別は, はじめに尿浸透圧の値から水利尿と浸透圧利尿のいずれであるかを判断し, 水利尿が疑われる場合は血清Na濃度を参考にしつつ負荷試験を実施して疾患を絞り込んでいく (図1)[1].

免疫チェックポイント阻害薬 (ICI) 投与の重要な副作用に1型糖尿病があり, 発症頻度はICI投与患者の約0.3%と報告されている. また頻度は少ないが下垂体炎の報告もあり, 下垂体後葉が障害されると中枢性尿崩症が発症する[3].

✅ 中枢性尿崩症

バソプレシン〔vasopressin, 抗利尿ホルモン (ADH)〕が分泌刺激に応じ

第 3 章 症状に基づく irAE マネジメント

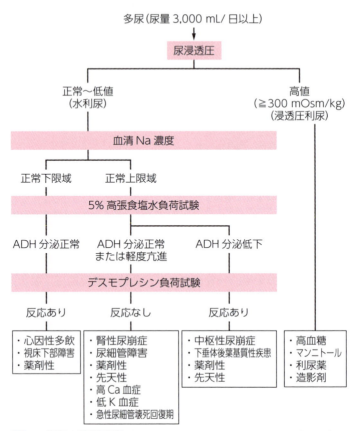

図 1・多尿の鑑別手順（成瀬光栄, 他, 編. 内分泌代謝専門医ガイドブック 改訂第 3 版. 診断と治療社; 2012. p.20-1[1)] より改変）
ADH 分泌刺激試験である水制限試験については脱水によるショックを起こすことがあるので, 上記手順で鑑別がつかない場合など必要時のみ実施を考慮する.

て下垂体後葉から適切に分泌されないために, 腎における尿濃縮能が減弱して多尿となる.

原因としては視床下部・下垂体後葉系の器質的病変により二次的に発症する続発性中枢性尿崩症, 画像診断などで器質的疾患を認めない特発性中枢性尿崩症, 遺伝的に発症する家族性中枢性尿崩症の 3 つに分類される（表 3）[4)].

臨床症状としては突発的に口渇, 多飲, 多尿を呈して発症することが多く,

表3 ● 中枢性尿崩症の原因〔バソプレシン分泌低下症（中枢性尿崩症）の診断と手引き 平成22年度改訂．2011. p.155-7[5]）より改変〕

- 続発性
  視床下部-下垂体系の器質的異常，リンパ球性漏斗下垂体後葉炎，胚細胞腫，頭蓋咽頭腫，奇形腫，下垂体腺腫，転移性腫瘍，白血病，リンパ腫，サルコイドーシス，Langerhans細胞組織球症，結核，脳炎，脳出血，外傷・手術
- 特発性
- 家族性

表4 ● 中枢性尿崩症の診断基準〔バソプレシン分泌低下症（中枢性尿崩症）の診断と手引き 平成22年度改訂．2011. p.155-7[5]）より改変〕

Ⅰ 主徴候
  1 口渇
  2 多飲
  3 多尿
Ⅱ 検査所見
  1 尿量は1日3,000 mL以上．
  2 尿浸透圧は300 mOsm/kg以下．
  3 バソプレシン分泌：血漿浸透圧（または血清Na濃度）に比較して相対的に低下する．5％高張食塩水負荷試験時に血漿AVPが血漿浸透圧高値下でも分泌低下を認める．
  4 バソプレシン負荷試験（水溶性ピトレシン®5単位皮下注後30分毎に2時間採尿）で尿量は減少し，浸透圧は300 mOsm/kg以上に上昇する．
  5 水制限試験（飲水制限後，3％の体重減少で終了）においても尿浸透圧は300 mOsm/kgを超えない．
Ⅲ 参考所見
  1 原疾患（表3）の診断が確定していることが特に続発性尿崩症の診断上の参考となる．
  2 血清Na濃度は正常域の上限に近づく．
  3 MRI T1強調画像において下垂体後葉輝度の低下を認める．ただし，高齢者では正常人でも低下することがある．

【診断基準】 ⅠとⅡの少なくとも1〜4を満たすもの．

　口内灼熱感を伴う口渇で，多飲は冷水を好む傾向がある．皮膚乾燥や口腔内乾燥，脱水に伴う全身倦怠感がみられることがある．

　検査所見としては低張尿（低比重，低浸透圧尿）であり，血液検査では多尿に伴う血液濃縮を反映し，血清NaやHb, Ht, 血清総タンパク，血漿浸透圧，血中尿酸値が上昇傾向となる．表4に診断基準を示す[4]）．画像検査ではT1強調画像にて下垂体後葉の高信号消失がみられる．

　中枢性尿崩症の治療にはデスモプレシン(1-desamino-8-D-argininevasopressin: DDAVP) が主に使用される．DDAVPは抗利尿作用の持続時間が長く（数時間〜十数時間），血管収縮作用を有さず，AVPの測定系においてAVPとの

交差反応がほとんどみられない．用法としては DDAVP を 2.5～5μg/ 日程度から開始し，患者の DDAVP に対する感受性を確認しながら適宜用量調節を行う．DDAVP 開始後は血清 Na 値や体重変化を参考にしつつ水中毒の出現に注意する．

☑ 1 型糖尿病

　主として膵臓 β 細胞を標的とする自己免疫により膵臓 β 細胞が破壊され発症する糖尿病であり，発症様式別に劇症，急性発症，緩徐進行の 3 つに分類される．

　劇症 1 型糖尿病は，糖尿病症状出現後，約 1 週間以内で糖尿病性ケトアシドーシスを発症するも HbA1c はほぼ正常であり，発症の時点ですでに内因性インスリン分泌能が著しく低下していることから診断される（表5）[6]．

　急性発症 1 型糖尿病は，高血糖症状出現後おおむね 3 カ月以内にケトーシスまたはケトアシドーシスに陥り，発症早期からインスリン治療が継続して必要になる場合に診断される．通常，膵島関連自己抗体が陽性である（表6）[6]．

　緩徐進行 1 型糖尿病は，糖尿病発症（もしくは診断）時はケトーシスもし

表 5・劇症 1 型糖尿病診断基準（2012）（今川彰久, 他. 糖尿病. 2012; 55: 815-20 より引用）

下記 1～3 のすべての項目を満たすものを劇症 1 型糖尿病と診断する． 　1　糖尿病症状発現後 1 週間前後以内でケトーシスまたはケトアシドーシスに陥る（初診時尿ケトン体陽性，血中ケトン体上昇のいずれかを認める）． 　2　初診時の（随時）血糖値が 288 mg/dL（16.0 mmol/L）以上であり，かつ HbA1c 値（NGSP）＜8.7%*である． 　3　発症時の尿中 C ペプチド＜10μg/ 日，または，空腹時血清 C ペプチド＜0.3 ng/mL かつグルカゴン負荷後（または食後 2 時間）血清 C ペプチド＜0.5 ng/mL である． 　　　　*劇症 1 型糖尿病発症前に耐糖能異常が存在した場合は，必ずしもこの数字は該当しない． 参考所見 　A) 原則として GAD 抗体などの膵島関連自己抗体は陰性である． 　B) ケトーシスと診断されるまで原則として 1 週間以内であるが，1～2 週間の症例も存在する． 　C) 約 98％の症例で発症時に何らかの血中膵外分泌酵素（アミラーゼ，リパーゼ，エラスターゼ I など）が上昇している． 　D) 約 70％の症例で前駆症状として上気道炎症状（発熱，咽頭痛など），消化器症状（上腹部痛，悪心・嘔吐など）を認める． 　E) 妊娠に関連して発症することがある． 　F) HLA DRB1*04：05-DQB1*04：01 との関連が明らかにされている．

表6 • 急性発症1型糖尿病診断基準（2012）(川崎英二, 他. 糖尿病. 2013; 56: 584-9[6])より引用)

1. 口渇, 多飲, 多尿, 体重減少などの糖尿病（高血糖）症状出現後, おおむね3カ月以内にケトーシスあるいはケトアシドーシスに陥る[1]。
2. 糖尿病の診断早期より継続してインスリン治療を必要とする[2]。
3. 膵島関連自己抗体が陽性である[3]。
4. 膵島関連自己抗体が証明できないが, 内因性インスリン分泌が欠乏している[4]。

判定：
- 上記1〜3を満たす場合,「急性発症1型糖尿病（自己免疫性）」と診断する. 1, 2, 4を満たす場合,「急性発症1型糖尿病」と診断してよい.
- 内因性インスリン分泌の欠乏が証明されない場合, あるいは膵島関連自己抗体が不明の場合には, 診断保留とし, 期間をおいて再評価する.

参考事項
[1] 尿ケトン体陽性, 血中ケトン体上昇のいずれかを認める場合, ケトーシスと診断する. また, 臨床的判断によりただちにインスリン治療を開始した結果, ケトーシスやケトアシドーシスに陥らない例がある.
[2] 1型糖尿病の診断当初にインスリン治療を必要とした後, 数カ月間インスリン治療なしで血糖コントロールが可能な時期 (honeymoon period) が一過性に存在しても, 再度インスリン治療が必要な状態となりそれが持続する場合も含める.
[3] グルタミン酸脱炭酸酵素（GAD）抗体, IA-2抗体, インスリン自己抗体（IAA）, 亜鉛輸送担体8（ZnT8）抗体, 膵島細胞抗体（ICA）のうちいずれかの自己抗体の陽性が経過中に確認された場合, 膵島関連自己抗体陽性と判定する. ただし, IAAはインスリン治療開始前に測定した場合に限る.
[4] 空腹時血清Cペプチド<0.6 ng/mLを, 内因性インスリン分泌欠乏の基準とする. ただし, 劇症1型糖尿病の診断基準を満たす場合は, それに従う. また, *HNF-1α*遺伝子異常, ミトコンドリア遺伝子異常, *KCNJ11*遺伝子異常などの単一遺伝子異常を鑑別する.

くはケトアシドーシスがなく, 経過のどこかの時点で, グルタミン酸脱炭酸酵素 (glutamic acid decarboxylase: GAD) 抗体もしくは膵島細胞抗体 (ICA) が陽性の場合に診断される (表7)[7]. 通常, 経過とともにインスリン分泌能が緩徐に低下し, 糖尿病の発症（もしくは診断）後3カ月を過ぎてからインスリン療法が必要になり, インスリン依存状態へと進行する.

急性合併症として重要なものの一つに糖尿病ケトアシドーシスがあげられる.

糖尿病ケトアシドーシスはインスリンの高度な欠乏やインスリン拮抗ホルモンの増加による高血糖, 高ケトン血症, 代謝性アシドーシス, 浸透圧利尿による脱水を主病態とする. 通常, 口渇, 多飲, 多尿などの高血糖症状や倦怠感が先行し, 脱水, 種々の程度の意識障害, 体重減少などがみられる. また, 代謝性アシドーシスに対する呼吸性代償としての過呼吸 (Kussmaul 呼吸) や, 呼

表 7・緩徐進行 1 型糖尿病（SPIDDM）診断基準（2012）（田中昌一郎, 他. 糖尿病. 2013; 56: 590-7[7]）より引用）

必須項目 1　経過のどこかの時点でグルタミン酸脱炭酸酵素（GAD）抗体もしくは膵島細胞抗体（ICA）が陽性である[a]。 2　糖尿病の発症（もしくは診断）時，ケトーシスもしくはケトアシドーシスはなく，ただちには高血糖是正のためインスリン療法が必要とならない[b]。 判定：上記 1，2 を満たす場合「緩徐進行 1 型糖尿病（SPIDDM）」と診断する。 [a] Insulinoma-associated antigen-2（IA-2）抗体，インスリン自己抗体（IAA）もしくは亜鉛輸送担体 8（ZnT8）抗体に関するエビデンスは不十分であるため現段階では診断基準に含まない。 [b] ソフトドリンクケトーシス（ケトアシドーシス）で発症した場合はこの限りではない。 **参考項目** 1) 経過とともにインスリン分泌能が緩徐に低下し，糖尿病の発症（もしくは診断）後 3 カ月を過ぎてからインスリン治療が必要になり，高頻度にインスリン依存状態となる。なお，小児科領域では糖尿病と診断された時点で，ただちに少量（0.5 単位/kg 体重以下）のインスリン投与を開始することがある。内科領域でも GAD 抗体陽性が判明すると，インスリン分泌低下阻止を考慮してインスリン治療がただちに開始されることがある。 2) GAD 抗体や ICA は多くの例で経過とともに陰性化する。 3) GAD 抗体や ICA の抗体価にかかわらず，インスリン分泌能の低下がごく緩徐であるため，あるいは変化しないため，発症（診断）後 10 年以上経ってもインスリン依存状態まで進行しない例がある。

気のアセトン臭，口腔粘膜の乾燥，低血圧，頻脈なども観察される．

　検査所見としては高血糖（≥ 250 mg/dL），高ケトン血症（血中総ケトン体≥ 3 mmol/L），アシドーシス（pH≤ 7.3，重炭酸塩≤ 18 mEq/L）などが特徴的である．

　1 型糖尿病の治療の基本は強化インスリン療法であり，生理的なインスリン分泌動態を念頭におきながら責任インスリンの概念に基づいてインスリン投与量を調整し，血糖値の正常化を目指す．通常，持効型溶解あるいは中間型インスリンで基礎インスリン分泌を補い，超速効型あるいは速効型インスリンで追加インスリン分泌を補う[8]．

　基礎インスリン量は深夜の低血糖に留意しつつ早朝空腹時の血糖値が目標血糖値になるように調節する．一度適正量を決めれば頻回に変更する必要はないが，体重の増減や加齢，食生活や運動習慣の変化に応じて見直しが必要になる場合がある．

　超速効型インスリンは食後の高血糖抑制効果に優れている．シックデイで食事が十分に摂取できない場合には，実際の食べた量に応じて食事摂取直後に超

速効型インスリンを投与することも可能である．

　糖尿病ケトアシドーシスに対する初期治療の三大原則は，補液（脱水補正），速効型インスリンの静脈内持続投与，電解質の補正である．補液は最初の1時間で生理食塩水を10〜20 mL/kg/時で投与し，尿量をみながら調節する．その後は250〜500 mL/時とし，血糖が低下して概ね200 mg/dL以下となったら5〜10％グルコース含有維持輸液に変更する．高齢者や心疾患，腎疾患を有する場合は中心静脈圧をモニターしながら補液を行うほうが安全であり，投与速度も慎重に調整する．血清Na濃度が正常もしくは高い場合は，生理食塩水ではなく0.45％食塩水による補液を考慮する．

　糖尿病ケトアシドーシスの初期治療では，シリンジポンプを用いて速効型インスリンを静脈内に持続投与する．通常，0.1単位/kg/時で開始する．急激な血漿浸透圧の低下は脳浮腫を起こし致命的となるため，1時間あたりの血糖降下速度は50〜75 mg/dLを基準とし，投与速度を適宜調整する．血糖値が概ね200 mg/dL程度にまで低下しケトーシスの十分な改善がみられたら食事を開始し，強化インスリン療法へと移行する．

　糖尿病ケトアシドーシスの初期治療中は，1〜3時間毎に血清K値を確認する．血清K濃度が3.5〜5.3 mEq/Lの場合はインスリン持続投与を継続しつつ経静脈的にKの補充を行う．末梢静脈からK製剤を投与する場合は，原則的に投与速度は20 mEq/時以下，濃度は40 mEq/L以下とする．血清K濃度が3.5 mEq/L以下の場合は，原則的にインスリン持続投与を一時中止し，Kの補正を優先する．血清K濃度が5.3 mEq/L以上の場合はK製剤の投与は一般的に不要である．

　リン（P）不足は心筋や骨格筋の筋力低下，呼吸抑制を起こす可能性がある．血清P濃度が1.0 mEq/L以下になった場合や筋力低下，横紋筋融解症などがみられた場合はPの補充を考慮する．なお，Pの補充時は低Ca血症の出現に注意する[9-11]．

　低血糖，特に夜間の低血糖に注意し，低血糖の際にはブドウ糖を内服させるなどの指示が重要である．無自覚低血糖は意識障害につながり危険なため，低血糖時の対応を家族にも伝えておくことが大切である．

　ICIに関連する1型糖尿病の発症様式は，半数が劇症1型糖尿病であり，残

りが急性発症1型糖尿病と報告されている[12]．ICIの開始前には，尿検査，血糖，HbA1cの測定を行い，耐糖能異常の有無を確認しておく．ICI開始後は，投与毎に毎回必ず高血糖症状の有無を確認し，尿検査，血糖，HbA1cの測定を行う．

　高血糖症状を認めるか検査で異常値（空腹時血糖126 mg/dL以上，あるいは随時血糖200 mg/dL以上）がみられたら，速やかに糖尿病専門医にコンサルトする．ICI投与中の2型糖尿病患者において急激な高血糖がみられた場合には，1型糖尿病の併発を見落とすことがないよう慎重に糖尿病の病態を評価する必要がある．

[参考文献]

1) 高橋　裕．多尿．In: 成瀬光栄，他，編．内分泌代謝専門医ガイドブック 改訂第3版．診断と治療社；2012. p.20-1.
2) 大島忠之，三輪洋人．口渇．In: 矢﨑義雄，総編集．内科学 第11版．朝倉書店；2017. p.79.
3) 岩間信太郎，有馬　寛．免疫チェックポイント阻害剤における内分泌副作用の臨床とそのメカニズム．日本臨床免疫学会会誌．2017; 40: 90-4.
4) 菅原　明，伊藤貞嘉．中枢性尿崩症．In: 成瀬光栄，他，編．内分泌代謝専門医ガイドブック 改訂第3版．診断と治療社；2012. p.119-21.
5) 厚生労働省労働科学研究費補助金難治性疾患克服研究事業　間脳下垂体機能障害に関する調査研究班（主任研究者：大磯ユタカ）．平成22年度総括・分担研究報告書．バソプレシン分泌低下症（中枢性尿崩症）の診断と手引き 平成22年度改訂．2011. p.155-7.
6) 川崎英字，丸山太郎，今川彰久，他．急性発症1型糖尿病の診断基準（2012）の策定　1型糖尿病調査研究委員会（劇症および急性発症1型糖尿病分科会）報告．糖尿病．2013; 56: 584-9.
7) 田中昌一郎，大森正幸，栗田卓也，他．緩徐1型糖尿病（SPIDDM）の診断基準（2012）1型糖尿病調査研究委員会（緩徐進行1型糖尿病分科会）報告．糖尿病．2013; 56: 590-7.
8) 島田　朗．1型糖尿病．In: 福井次矢，他，編．今日の治療指針2018．医学書院；2018. p.700-3.
9) 島田　朗．糖尿病ケトアシドーシス．In: 福井次矢，他，編．今日の治療指針2019．医学書院；2019. p.742-3.
10) 麻生好生，他．糖尿病ケトアシドーシス．In: 中村二郎，他，編．糖尿病専門医研修ガイドブック 改訂第6版．診断と治療社；2014. p.260-3.
11) 荒木栄一，他．糖尿病における急性代謝失調・シックデイ（感染症を含む）．In: 日本糖尿病学会，編．糖尿病診療ガイドライン2016．南江堂；2016. p.449-50.
12) Baden MY, Imagawa A, Abiru N, et al. Characteristics and clinical course of type 1 diabetes mellitus related to anti-programmed cell death-1 therapy. Diabetol Int. 2018; 10: 58-66.

〈中島理津子，栗原　進，及川洋一，島田　朗〉

5 呼吸困難,咳嗽

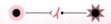

KEY MESSAGE

- 免疫チェックポイント阻害薬による間質性肺疾患（ILD）の多くはステロイド治療により軽快するものが多いが，死亡に至る可能性もある．
- 治療開始前の胸部 CT によるリスク評価が重要である．
- ILD 発症時は呼吸器専門医と連携し，ステロイド治療の必要性を検討する．

☑ 呼吸困難を呈する疾患

　本項はおもに免疫チェックポイント阻害薬（ICI）による間質性肺疾患（interstitial lung disease: ILD）治療について解説するが，呼吸困難を呈する疾患は表1のように多岐にわたるため臨床所見（身体所見や PaO_2 を含む臨床検査）をもとに適切に鑑別する必要がある．鑑別の大まかな流れを図1[1]に示す．呼吸困難は「息が苦しい」という主観的な症状である．一方，呼吸不全は低酸素血症（$PaO_2 \leqq 60$ Torr）の存在を示す客観的な病態であり両者は同義ではない．そのため呼吸困難を訴える場合には，SpO_2 測定を，可能であれば動脈血ガス分析で PaO_2 の測定を行い呼吸不全の有無を確認する．

　咳嗽や呼吸困難以外に発熱や喀痰といった随伴症状があれば細菌性感染症を疑う．また，胸痛や動悸，下腿浮腫，起坐呼吸といった随伴症状があれば心疾患を疑うことになる．胸部単純 X 線，胸部 CT，心電図，心エコー，SpO_2 モニター，血液検査（動脈血血液ガス分析，血算，CRP，BNP など），聴診などを組み合わせて診断を進める．

第3章 症状に基づくirAEマネジメント

表1 • 呼吸困難を呈する疾患

① 肺臓	② 気管支	③ 心臓	④ その他
・細菌性感染症（肺炎, 胸膜炎, 膿胸） ・非細菌性感染症（サイトメガロウイルス肺炎, ニューモシスチス肺炎など） ・間質性肺炎（irAE 肺障害を含む） ・慢性閉塞性肺疾患（COPD） ・気胸 ・胸水 ・肺水腫 ・肺梗塞／肺血栓症 ・無気肺	・気管支喘息 ・気管支異物	・心不全 ・急性冠症候群 ・不整脈 ・弁膜症 ・心筋症（irAE 心筋障害を含む） ・心タンポナーデ	・代謝性疾患（irAE 甲状腺機能障害を含む） ・神経筋疾患 ・精神疾患, 過換気症候群 ・貧血

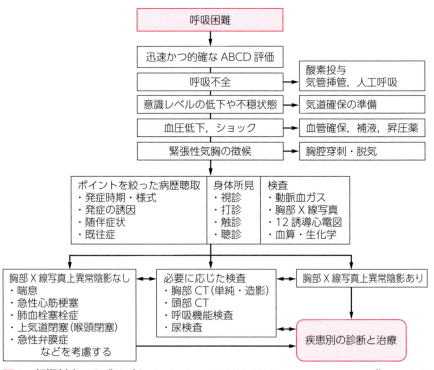

図1 • 初期対応アルゴリズム（西川正憲. 日本内科学会雑誌. 2010; 99: 1358-62[1]）より引用）

呼吸困難，咳嗽

✅ 間質性肺疾患の診断

　新たな肺陰影を認めた場合にはILDを疑いながら，細菌性肺炎，肺・胸膜に基礎疾患がある場合には既存の病変の悪化，サイトメガロウイルス肺炎やニューモシスチス肺炎といった日和見感染，肺水腫などとの鑑別を行う．日和見感染は長期ステロイド投与あるいはCD4<500μLの場合は特に疑う．ILD診断のためのフローチャートを図2[2)]に示す．SpO_2（あるいはPaO_2）の低下や咳嗽（特に乾性），捻髪音（fine crackles）の聴取が典型的な身体所見である．軽症の場合には，SpO_2の低下がみられないこともあるため注意する．KL-6，SP-Dが薬剤性ILDのバイオマーカーとして有用である．KL-6は投与前にベースライン値の測定を行い，治療開始後もモニタリングすることが勧められる．SP-D値はILDを反映して上昇することが多い．さらにニューモ

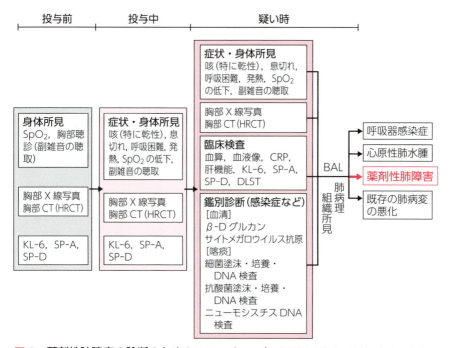

図2・薬剤性肺障害の診断のためのフローチャート（薬剤性肺障害の診断・治療の手引き第2版．メディカルレビュー社；2018. p.15[2)]より引用）

第3章 症状に基づくirAEマネジメント

シスチス肺炎，サイトメガロウイルス肺炎，一般細菌あるいは結核を含む抗酸菌感染症の鑑別のためにβ-Dグルカンやサイトメガロウイルス抗原測定，喀痰細菌/抗酸菌検査を行う．

✓ 免疫チェックポイント阻害薬による間質性肺疾患の頻度

各がん種，各抗PD-1/L1抗体単剤のILD発症頻度

各がん種別，各ICIのILD発症頻度を表2，表3，表4に示す．ニボルマブ，ペムブロリズマブともに非小細胞肺がん（non-small cell lung cancer: NSCLC）では他のがん種に比べILD発症頻度が高い傾向にある．また，ICIによるILDでは死亡に至るケースもあることに留意する．

Kenmotsuらが2017年米国臨床腫瘍学会（ASCO）においてILD発症に

表2・オプジーボ®（ニボルマブ）のがん種別のILD発症頻度

がん種	臨床試験	N	any grade（%）	grade3≦（%）
悪性黒色腫	ONO-4538-02（国内）*	35	2.9	0
	CheckMate-067[3]	313	1	1<
非小細胞肺がん	ONO-4538-05/06（国内）*	111	5.4	1.8
	CheckMate-057[4]	287	3.8	1
腎細胞がん	ONO-4538-03/CA209025（日本人）*	37	5.4	0
	CheckMate-025[5]	406	4.4	1.5
古典的Hodgkinリンパ腫	ONO-4538-15（日本人）*	17	5.9	5.9
	CheckMate-205[6]	80	4	0
頭頸部がん	ONO-4538-11/CA209141（日本人）*	18	0	0
	CheckMate-141[7]	236	2.1	0.8
胃がん	ONO-4538-12/ATTRACTION-2[8] 全体	330	2.1	0.6
	日本人	152	4.6	1.3
悪性胸膜中皮腫	ONO-4538-41（国内第Ⅱ相）[9]	34	5.8	2.9

*小野薬品工業株式会社 オプジーボのサイト（https://www.opdivo.jp/cancer/mpm）より引用

表3・キイトルーダ®（ペムブロリズマブ）のがん種別のILD発症頻度

がん種	臨床試験（KEYNOTE）	N	any grade（%）	grade3≦（%）
悪性黒色腫	041（国内第Ⅰ相）[10]	42	2.4	0
非小細胞肺がん	024（国際共同第Ⅲ相）[11]	154	5.8	2.6
	024（日本人集団）*	21	9.5	4.8
尿路上皮がん	045（国際共同第Ⅲ相）[12]	266	4.1	2.3
古典的Hodgkinリンパ腫	087（国際共同第Ⅱ相）[13]	210	2.9	0
MSI-high固形がん	158（国際共同第Ⅱ相）**	94	4.3	1.1

*MSD社のサイト（https://www.msdconnect.jp/products/keytruda/nsclc-keynote-024-japanese.xhtml）より引用．
**MSDのサイト（https://www.msdconnect.jp/products/keytruda/msi-high-keynote-158.xhtml）より引用．

表4・テセントリク®（アテゾリズマブ）の非小細胞肺がんのILD発症頻度

がん種	臨床試験	N	any grade（%）	grade3≦（%）
非小細胞肺がん	OAK[14]	609	2.3	0.8

関する日本でのニボルマブ市販後調査の結果を報告した．日本人のNSCLC患者におけるニボルマブによるILDの発症頻度は5.8%（1,005例中58例）でgrade 3以上が3.4%（1,005例中34例），転帰死亡が0.7%（1,005例中7例）だった[15]．さらに，Katoらの報告ではILDを発症したNSCLC患者140人のうち死亡は20%（28人）で，DADパターン（後述）がそのうちの約半数を占めていた[16]．

Fujimotoら[17]によるとNSCLC患者のニボルマブによるgrade 3以上の重症なILDはgrade1〜2の症例と比較して早期に発症する傾向があった（1.6 vs. 2.3 months，P＝0.031）．しかしながら，ICIによるILDは投与早期に限らずあらゆるときに，また投与が終了した後でも発症し得ることにも注意する必要がある．

抗 PD-1 抗体と抗 CTLA-4 抗体の併用における ILD 発症頻度

悪性黒色腫（メラノーマ）を対象としたニボルマブとイピリムマブ（抗 CTLA-4 抗体）併用群と各薬剤の単剤療法を比較した第Ⅲ相試験[18]が実施されており，ILD の発症頻度は併用群，ニボルマブ単剤群，イピリムマブ単剤群でそれぞれ 7.0%（313 例中 22 例），1.6%（313 例中 5 例），1.6%（313 例中 5 例）で grade 3 以上の ILD は，1%（313 例中 3 例），1%未満（313 例中 1 例），1%未満（313 例中 1 例）だった．

また high tumor mutational burden の進行 NSCLC 患者を対象としたニボルマブ＋イピリムマブ併用群，ニボルマブ単剤群，化学療法を比較した第Ⅲ相試験[19]では，ILD の発症頻度は，ニボルマブ＋イピリムマブ併用群，ニボルマブ単剤群でそれぞれ 4.1%（576 例中 24 例），2.3%（391 例中 9 例）であり，grade 3 以上の ILD は 2.2%（576 例中 13 例），1.5%（391 例中 6 例）だった．

抗 PD-1/L1 抗体と化学療法の併用における ILD 発症頻度

進行期非扁平上皮 NSCLC を対象としたプラチナ併用化学療法に対してペムブロリズマブ（抗 PD-1 抗体）の追加効果を検証した第Ⅲ相試験（KEYNOTE-189 試験）[20]における ILD の頻度はペムブロリズマブとプラチナ併用群，プラチナ群（病勢進行後ペムブロリズマブ単剤へクロスオーバーされた）で 4.4%（405 例中 18 例），2.5%（202 例中 5 例）で，grade 3 以上の ILD は 2.7%（405 例中 11 例），2.0%（202 例中 4 例）だった．ペムブロリズマブとの併用群で 3 例の死亡があった．

一方，進行期肺扁平上皮がんを対象としたプラチナ併用化学療法に対してペムブロリズマブの追加効果を評価した第Ⅲ相試験（KEYNOTE-407 試験）[21]における ILD の頻度はペムブロリズマブとプラチナ併用群，プラチナ群で 6.5%（278 例中 18 例），2.1%（280 例中 6 例）で，grade 3 以上の ILD は 2.5%（278 例中 7 例），1.1%（280 例中 3 例）だった．いずれも 1 例ずつの死亡があった．

進行期非扁平上皮 NSCLC を対象としたプラチナ併用療法に対してアテゾ

リズマブ（抗 PD-L1 抗体）の追加効果を評価した第Ⅲ相試験（IMpower-150 試験）はカルボプラチン＋パクリタキセル＋アテゾリズマブ併用群（A 群），カルボプラチン＋パクリタキセル＋ベバシズマブ＋アテゾリズマブ併用群（B 群）とカルボプラチン＋パクリタキセル＋ベバシズマブ（C 群）を比較している．そのうち，B 群と C 群の比較した結果が報告され[22]，その ILD の発症頻度は B 群，C 群で 2.8％（393 例中 11 例），1.3％（394 例中 5 例）で，grade 3 以上の ILD は 1.5％（393 例中 6 例），0.5％（394 例中 2 例）だった．

いずれの比較試験においても ILD 発症の頻度が少ないため，純粋な比較は難しいが，抗 PD-1 抗体と抗 CTLA-4 抗体との併用療法あるいは抗 PD-1/PD-L1 抗体と化学療法の併用療法で ILD の発症頻度が上がる可能性がある．併用治療を行う際には ICI 単剤治療に比べ，より一層の注意が必要である．

✅ 免疫チェックポイント阻害薬による間質性肺疾患の CT 画像

Nishino らの報告[23]では抗 PD-1 抗体による単剤あるいは併用治療を受けた 170 人のうち ILD を呈した患者の画像パターンは organizing pneumonia（OP：器質化肺炎）が 13 名，nonspecific interstitial pneumonia（NSIP：非特異性間質性肺炎）が 3 名，hypersensitivity pneumonitis（HP：過敏性肺炎）が 2 名，acute interstitial pneumonia（AIP：急性間質性肺炎）/acute respiratory distress syndrome（ARDS：急性呼吸窮迫症候群）が 2 名だった．AIP/ARDS は病理学的には diffuse alveolar damage（DAD：びまん性肺胞障害）を呈することが多い．OP パターンの ILD は臨床の現場で遭遇する頻度が高く，休薬あるいはプレドニゾロン換算 0.5 mg/kg～1 mg/kg のステロイドで概ね制御が可能であり，予後良好であることが多い．一方，DAD パターンの ILD の頻度は高くはないものの，ステロイド不応のことが多く致死的で予後不良である．短期間で急速に進行するすりガラス陰影や浸潤影を認める場合には疑う必要がある．これ以外の画像パターンでは，腫瘍周囲あるいは放射線照射野の周囲にすりガラス影や浸潤影が出現する場合もある．OP パターンと DAD パターンの典型的な CT 画像を図 3，図 4 に示す．

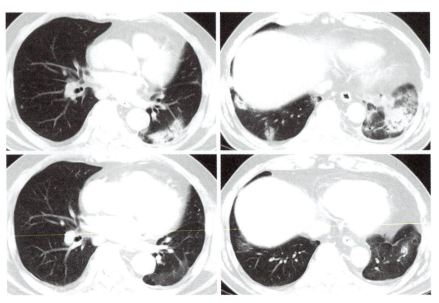

図 3・OP パターンの ILD
ステロイド治療前：Rt. S9-10, Lt. S9-10 に多発する非区域性浸潤影を認める（上）．
ステロイド治療後：プレドニゾロン 0.5 mg/kg 投与後．非区域性浸潤影は消退傾向だった（下）．

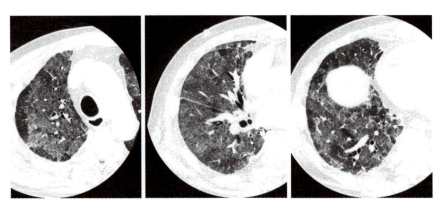

図 4・DAD パターンの ILD
びまん性に広がる一部濃度の上昇を伴うすりガラス陰影，軽度の牽引性気管支拡張を伴う．
ステロイド治療が行われたが第 26 病日に死亡．

治療

　ILDに対する治療は，原則はICIの中止，さらに必要に応じてステロイドを投与することである．ILDは死に至る可能性がある免疫関連有害事象（irAE）であるため，ILD発症が疑われた段階で，呼吸器専門医と連携を図りステロイド治療の適応について協議する．実際にはgrade 1とgrade 2の区別は難しい場合もあり，中止のみでステロイドを投与せずとも軽快する症例もある．Grade 3以上の場合には入院の上，ステロイド治療を中心とした全身管理を行う．ステロイド治療に反応すればステロイドを注意深く漸減する．改善した場合のICIの再開についてはASCOガイドライン[24]を参考にし，各薬剤の最新の適正使用ガイドの内容に従う．ステロイド投与に対する反応が乏しい場合には，他の免疫抑制剤（インフリキシマブ，シクロホスファミド，静注免疫グロブリン，ミコフェノール酸モフェチルなど）の使用を検討してもよいが，予後に対する効果は明らかではない．ICI後に発症したILDに対する免疫抑制剤はいずれも保険未収載であることに注意する．

ICI 使用前評価の重要性

　一般的に抗がん剤治療によるILD（薬剤性肺障害）は，年齢60歳以上，既存の肺病変（特に間質性肺炎），肺手術後，低呼吸機能，酸素投与，肺への放射線照射歴，抗悪性腫瘍薬の多剤併用，腎障害の存在などがリスク因子とされている．そのため，ICIを使用する前に間質性肺炎などの既存の肺病変がないか胸部CTでスクリーニングし，KL-6・SP-Dのベースライン値を測定することが重要である．間質性肺炎合併の場合には，ICIは慎重投与とされており，使用にあたっては患者にとってのメリット・デメリットを十分に検討する必要がある．判断に迷う場合には呼吸器専門医へのコンサルテーションを強く勧める．

ニボルマブ治療後のオシメルチニブによるILD発症に注意

　*EGFR*遺伝子変異陽性非小細胞肺がん患者の治療においてニボルマブの前治療がある患者に対して第3世代の上皮成長因子受容体チロシンキナーゼ

阻害薬（epidermal growth factor receptor-tyrosine kinase inhibitor: EGFR-TKI）であるオシメルチニブを投与した際にILDの発症頻度が上がることが近年注目されている．

Kotakeらの報告[25]では，T790M陽性 *EGFR* 遺伝子変異陽性のオシメルチニブによる分子標的薬治療を受けた進行非小細胞肺がん患者19名のうち4名がILDを発症し4名中3名（75%）が前治療でニボルマブを投与されていた．ILDを発症しなかった15名のうち前治療にニボルマブが投与されていたのは2名（13%）で，ニボルマブ投与後のオシメルチニブがILD発症の頻度を上げる可能性が示唆された．その後，日本のオシメルチニブ市販後調査の結果，ニボルマブの前治療歴がオシメルチニブによるILD発症およびリスク因子であることが報告された[26]．さらに，ニボルマブ最終投与日からオシメルチニブ初回投与日までの期間がILD発症に関与していることが報告されている．

Uchidaらはニボルマブ治療後のオシメルチニブはILD発症がみられるのに対しニボルマブ治療後に第1・2世代のEGFR-TKIの投与ではILD発症例がないことを報告した[27]．

[参考文献]

1) 西川正憲．呼吸困難．日本内科学会雑誌．2010; 99: 1358-62.
2) 日本呼吸器学会 日本呼吸器学会薬剤性肺障害の診断・治療の手引き第2版作成委員会，編．薬剤性肺障害の診断・治療の手引き 第2版．メディカルレビュー社; 2018. p.15.
3) Hodi FS, Chiarion-Sileni V, Gonzalez R, et al. Nivolumab plus ipilimumab or nivolumab alone versus ipilimumab alone in advanced melanoma (CheckMate 067): 4-year outcomes of a multicentre, randomised, phase 3 trial. Lancet Oncol. 2018; 19: 1480-92.
4) Borghaei H, Paz-Ares L, Horn L, et al. Nivolumab versus docetaxel in advanced nonsquamous non-small-cell lung cancer. N Engl J Med. 2015; 373: 1627-39.
5) Motzer RJ, Escudier B, McDermott DF, et al. Nivolumab versus everolimus in advanced renal-cell carcinoma. N Engl J Med. 2015; 373: 1803-13.
6) Younes A, Santoro A, Shipp M, et al. Nivolumab for classical Hodgkin's lymphoma after failure of both autologous stem-cell transplantation and brentuximab vedotin: a multicentre, multicohort, single-arm phase 2 trial. Lancet Oncol. 2016; 17: 1283-94.
7) Robert L, Ferris G, Blumenschein Jr, et al. Nivolumab for recurrent squamous-cell carcinoma of the head and neck. N Engl J Med. 2016; 375: 1856-67.
8) Kang YK, Boku N, Satoh T, et al. Nivolumab in patients with advanced gastric or

gastro-oesophageal junction cancer refractory to, or intolerant of, at least two previous chemotherapy regimens (ONO-4538-12, ATTRACTION-2): a randomised, double-blind, placebo-controlled, phase 3 trial. Lancet. 2017; 390: 2461-71.
9) Okada M, Kijima T, Aoe K, et al. Clinical efficacy and safety of nivolumab: results of a multicenter, open-label, single-arm, Japanese phase II study in malignant pleural mesothelioma (MERIT). doi: 10.1158/1078-0432.CCR-19-0103 Published September 2019
10) Yamazaki N, Takenouchi T, Fujimoto M, et al. Phase 1b study of pembrolizumab (MK-3475; anti-PD-1 monoclonal antibody) in Japanese patients with advanced melanoma (KEYNOTE-041). Cancer Chemother Pharmacol. 2017; 79: 651-60.
11) Reck M, Rodríguez-Abreu D, Robinson AG, et al. Pembrolizumab versus chemotherapy for PD-L1-positive non-small-cell lung cancer. N Engl J Med. 2016; 375: 1823-33.
12) Bellmunt J, de Wit R, Vaughn DJ, et al. Pembrolizumab as second-line therapy for advanced urothelial carcinoma. N Engl J Med. 2017; 376: 1015-26.
13) Chen R, Zinzani PL, Fanale MA, et al. Phase II study of the efficacy and safety of pembrolizumab for relapsed/refractory classic Hodgkin lymphoma. J Clin Oncol. 2017; 35: 2125-32.
14) Rittmeyer A, Barlesi F, Waterkamp D, et al. Atezolizumab versus docetaxel in patients with previously treated non-small-cell lung cancer (OAK): a phase 3, open-label, multicentre randomised controlled trial. Lancet. 2017; 389: 255-65.
15) Kenmotsu H, Sakai F, Kato T, et al. Nivolumab-induced interstitial lung disease (ILD) in Japanese patients with non-small cell lung cancer: a study on risk factors using interim results of post-marketing all-case surveillance. J Clin Oncol. 2017; 35 (15_suppl): 9078.
16) Kato T, Sakai F, Baba T, et al. Nivolumab-induced interstitial lung disease (ILD) in Japanese patients with non-small cell lung cancer: a study of on risk factors for fatal outcome. J Clin Oncol. 2017; 35 (15_suppl): 9077.
17) Fujimoto D, Morimoto T, Ito J, et al. A pilot trial of nivolumab treatment for advanced non-small cell lung cancer patients with mild idiopathic interstitial pneumonia. Lung Cancer. 2017; 111: 1-5.
18) Wolchok JD, Chiarion-Sileni V, Gonzalez R, et al. Overall survival with combined nivolumab and ipilimumab in advanced melanoma. N Engl J Med. 2017; 377: 1345-56.
19) Hellmann MD, Ciuleanu TE, Pluzanski A, et al. Nivolumab plus ipilimumab in lung cancer with a high tumor mutational burden. N Engl J Med. 2018; 378: 2093-104.
20) Gandhi L, Rodríguez-Abreu D, Gadgeel S, et al. Pembrolizumab plus chemotherapy in metastatic non-small-cell lung cancer. N Engl J Med. 2018; 378: 2078-92.
21) Paz-Ares L, Luft A, Vicente D, et al. Pembrolizumab plus chemotherapy for squamous non-small-cell lung cancer. N Engl J Med. 2018; 379: 2040-51.
22) Socinski MA, Jotte RM, Cappuzzo F, et al. Atezolizumab for first-line treatment of metastatic nonsquamous NSCLC. N Engl J Med. 2018; 378: 2288-301.
23) Nishino M, Ramaiya NH, Awad MM, et al. PD-1 inhibitor-related pneumonitis in advanced cancer patients: radiographic patterns and clinical course. Clin Cancer

第3章 症状に基づくirAEマネジメント

  Res. 2016; 22: 6051-60M.
24) American Society of Clinical Oncology. Guideline Central. com. 免疫チェックポイント阻害薬治療による免疫関連有害事象 日本語版. ヘスコインターナショナル; 2018.
25) Kotake M, Murakami H, Kenmotsu H, et al. High incidence of interstitial lung disease following practical use of osimertinib in patients who had undergone immediate prior nivolumab therapy. Ann Oncol. 2017; 28: 669-70.
26) アストラゼネカ株式会社. タグリッソ錠使用成績調査 最終報告 結果報告（2019年2月28日）.
27) Uchida T, Kaira K, Yamaguchi O, et al. Different incidence of interstitial lung disease according to different kinds of EGFR-tyrosine kinase inhibitors administered immediately before and/or after anti-PD-1 antibodies in lung cancer. Thorac Cancer. 2019; 10: 975-9.

〈塩野文子〉

浮腫（むくみ）

6
浮腫（むくみ）

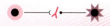

KEY MESSAGE

- がん患者において，浮腫は比較的頻度の高い合併症である．
- 静脈血栓症を含めた鑑別診断をあげ，原因に対して診療戦略を練る．
- 免疫関連有害事象である心筋炎は頻度が低いが，致死的な合併症であり，迅速な診断が予後を左右する．

 はじめに

　浮腫とは細胞間液が異常に貯留した状態である．免疫チェックポイント阻害薬（ICI）治療中における浮腫の発症頻度は，対象となる原疾患が異なるため単純比較はできないが，抗PD-1抗体のニボルマブ（オプジーボ®）[a]で〜12％，ペムブロリズマブ（キイトルーダ®）[b]〜10％，アテゾリズマブ（テセントリク®）[c]〜10％，デュルバルマブ（イミフィンジ®）[d]〜15％，抗CTLA-4抗体のイピリムマブ（ヤーボイ®）[e]ではcommonと記載されており*，決して稀ではない病態である．しかし浮腫の種類に関しては全身性浮腫，末梢性浮腫，顔面浮腫，眼窩周囲浮腫，ないしは血管浮腫などのさまざまな記載が含まれており，程度も詳細不明である．本項では実臨床で問題となる重篤な浮腫の原因疾患，特に心血管疾患を中心に解説する．

---

a) http://www.pmda.go.jp/drugs/2016/P20161208002/180188000_22600AMX00768_B100_1.pdf
b) http://www.pmda.go.jp/drugs/2016/P20161214002/170050000_22800AMX00696000_B100_2.pdf
c) http://www.pmda.go.jp/drugs/2018/P20180216002/450045000_23000AMX00014_B100_1.pdf
d) https://www.pmda.go.jp/drugs/2018/P20180727001/670227000_23000AMX00485_B100_1.pdf
e) http://www.pmda.go.jp/drugs/2015/P20150722002/670605000_22700AMX00696000_B100_1.pdf

第3章 症状に基づく irAE マネジメント

ICI 治療中にみられる浮腫の評価

浮腫が起こる原理

半透膜の性状の原理から考える浮腫

　毛細血管という半透膜を介して，血管内静水圧（Pcap）が高いと水分は間質へ押し出され，血管内膠質浸透圧（πcap）が低いと，血管内に水分を保持できない．このようなときに浮腫が起こる（図1）．

　また間質の膠質浸透圧が上昇している状態でも，間質に水分が引き込まれることから，血管内および間質における静水圧と膠質浸透圧の状態をまとめた表1のように浮腫の病態を考える．

　上記の病態のうち注目すべき免疫関連有害事象（irAE）としては，①心筋炎による心不全，②腎不全，および③甲状腺機能低下症が含まれる．①心筋炎は稀な irAE ではあるが重篤な経過をたどることが多いため本項で後述する．②腎不全に関しては，ICI 治療中の腎不全発症は稀（0～4％[1]）であり，適切な血液・尿検査でスクリーニング可能である．③甲状腺機能異常は irAE として比較的頻繁にみられ（～10％），抗 CTLA-4 抗体治療では下垂体炎が，抗 PD-1 抗体治療では甲状腺機能低下症が ICI 治療の合併症として現れることが多い[2,3]．

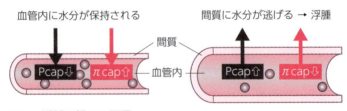

図1・浮腫が起こる原理

表1・血管内・間質における静水圧・膠質浸透圧と浮腫の関係

血管内・間質の圧	全身性浮腫の例	局所性浮腫の例
血管内静水圧↑	心不全，腎不全，肝硬変	深部静脈血栓症，上大静脈症候群
血管内膠質浸透圧↓	低タンパク・アルブミン血症	―
間質静水圧↓	―	―
間質膠質浸透圧↑	甲状腺機能低下症	リンパ浮腫

実臨床では上記のような特定の原疾患や静脈弁不全などの静脈環流障害の原因がなくとも，"長く台所仕事をしていると足がむくむけれど，朝起きるとよくなっている"というような重力に依存した下腿の浮腫が，特に女性や高齢者など筋ポンプによる静脈への圧迫作用が少ない患者でみられることが多い．

血管透過性亢進に伴う浮腫

上記のような血管内外の圧の原理とは別に，浮腫を惹起する因子としては，血管透過性亢進が亢進し，血管外に水分が逃げてしまう病態があげられる．例として敗血症や蜂窩織炎などの感染症，ないしは薬剤性や血管性浮腫などが含まれる．

問診・診察所見・検査所見による浮腫の原因検索

現病歴・既往歴・内服薬

急性経過である場合には，irAEである心筋炎（後述）など，急激に重症化する可能性のある病態を念頭において情報収集する．慢性経過であれば，既往歴，内服薬などから心不全・腎不全・肝硬変を呈する可能性のある基礎疾患に注意してスクリーニングしていく．特に，喫煙，脂質異常症，高血圧，ないしは糖尿病などは，冠動脈疾患・腎疾患のみならず一部のがんの危険因子となる可能性もあり，がん・心血管疾患共通の危険因子として認識しておく[4,5]．進行した担がん状態では悪液質（cancer cachexia）に伴う低タンパク（低アルブミン）血症を想定し栄養摂取状態や体重変化に関する情報を収集していく．

薬剤性浮腫の原因薬剤として比較的頻度が高いものは，がん治療薬の他に，降圧薬であるカルシウムチャネル遮断薬，チアゾリン系の経口血糖降下薬，あるいは甘草を含む漢方薬などがあげられる．

診察所見

全身性浮腫では，一般に体重増加を伴っているが，慢性の低栄養では体重減少することもある．静水圧の上昇しやすい下肢（脛骨前面など）や，組織圧の低い眼瞼などで浮腫が目立つことが多い．肝硬変では腹水貯留が特徴的である．リンパ管閉塞に伴うリンパ浮腫では，手術歴や放射線治療歴に関連する部位の末梢側に浮腫が局在している特徴がある．がんに関連する血栓症も局所性浮腫として留意すべき頻度の高い病態である（後述）．

第3章　症状に基づくirAEマネジメント

　ほとんどの浮腫では，指で浮腫の部位を圧迫すると圧痕が残るpitting edemaがみられるが，例外的に，リンパ浮腫（間質におけるタンパク濃度の上昇）や甲状腺機能低下症（間質におけるmucopolysaccharideの増加）では，圧痕が残らないnon-pitting edemaが特徴的である．

血液検査と二次スクリーニング

　血液検査から得られる情報は多い．心不全では体液貯留の指標である血漿BNPやNT-proBNPがあげられる．腎機能障害では血清尿素窒素（BUN）やCrがあげられ，尿所見と組み合わせて原疾患のスクリーニングをする．肝硬変では代表的な肝機能のバイオマーカーである血清AST，ALT以外に，プロトロンビン時間（PT）延長に着目する．低栄養に伴う低アルブミン血症のスクリーニングとしては血清総タンパクやアルブミン血症があるが，尿所見からネフローゼ症候群を否定しておく必要がある．甲状腺機能低下症では甲状腺刺激ホルモン（TSH）のほかに甲状腺ホルモン（遊離T_3，遊離T_4）が異常値を呈し，橋本病に合併する場合は抗甲状腺抗体（抗マイクロゾーム抗体，抗サイログロブリン抗体）が陽性になる．静脈血栓症では血栓イベント検出の特異度は低いが感度の高いDダイマーをスクリーニングの指標とする．血液検査と二次スクリーニングの例を示す（表2）．

☑ 浮腫の治療

irAEの可能性があれば情報共有

　浮腫の原因がirAEである可能性がある場合，例えば，甲状腺機能低下症や急性心筋炎（後述）であれば，まずはirAEの可能性をチーム内で共有し，関連する複数診療科で合併症を最小化しつつ，がん治療を最適化するために意見交換して，集学的に治療方針を決定する．

irAE以外の浮腫の治療の実際

　irAEによる浮腫でなければ，原疾患の治療を行う．心不全・腎不全・肝硬変に伴い体液貯留が進行している例では，利尿薬投与や増量が選択肢になるが，電解質異常，低血圧，あるいは進行した臓器機能低下があれば利尿薬投与に伴う状態悪化も予想されるため，関連する診療科にコンサルテーションして

表2・浮腫の鑑別における血液検査と二次スクリーニング

対象となる病態	検査の種類	異常値とその解釈*	二次スクリーニング
心不全	血漿 BNP	>40 pg/mL で心不全疑い**	胸部X線,心エコー,心電図
	血漿 NT-proBNP	>125 pg/m で心不全疑い	
腎不全	血清 BUN	>20 mg/dL（正常上限）	尿検査
	血清 Cr	>1.1 mg/dL（男性正常上限） >0.8 mg/dL（女性正常上限）	
肝硬変	血清 AST	>38 IU/L（正常上限）	腹部エコー
	血清 ALT	>38 IU/L（正常上限）	
	PT	<70%で Child-Pugh I度の条件	
低タンパク血症 低アルブミン血症	血清総タンパク	<6.0 g/dL で低タンパク血症	尿検査
	血清アルブミン	<3.0 g/dL で低アルブミン血症	
甲状腺機能低下症	fT4	<0.70 ng/dL（正常下限）	抗甲状腺抗体
	TSH	>4.94 μIU/mL で甲状腺機能低下疑い（下垂体炎は除く）	
静脈血栓症	D-Dimer	>1,000 ng で血栓症疑い	後述
炎症性疾患	CRP	>0.25 mg/dL（正常上限）	—

*各施設の測定方法や検査試薬により解釈の相違あり
**日本循環器学会/日本心不全学会合同ガイドライン．急性・慢性心不全診療ガイドライン（2017年改訂版）http://www.j-circ.or.jp/guideline/pdf/JCS2017_tsutsui_h.pdf

治療を進めていくほうが無難である．栄養摂取低下や cancer cachexia に伴う低タンパク血症や低アルブミン血症では，個々の患者の状態に応じて，経口，経管，あるいは経静脈経由で栄養を補うことが基本である．静脈血栓症が認められる場合はまずは血行動態把握，次に肺血栓塞栓症を否定してから，系統的に抗凝固薬などの治療を開始する（後述）．

　理学療法もエビデンスは乏しいもののしばしば有効である．弾性ストッキングや弾性包帯による圧迫療法，下肢挙上，マッサージ，および運動などを組み合わせると，筋ポンプ作用を増強し，毛細血管の還流が改善されるなどの機序から浮腫の軽減が期待できると考えられている．理学療法により不快感や痛みが緩和される場合には継続を勧める．

ICIに合併する心筋炎

　ICI投与による心毒性の頻度は低く，心筋炎1％程度，次いで心膜炎などの心膜疾患やたこつぼ心筋症などの報告がある[6, 7]．この中でICIに合併する心筋炎は20～50％の致死率と報告されており[8]，認識が遅れると極めて重篤な経過をたどるため，本項で特別に取り上げておく．PD-1やPD-L1はヒトの心筋にも発現しており，ICIに合併する心筋炎の病理はT細胞とマクロファージの浸潤などの免疫系を関与しているという特徴があるが，詳細な発症メカニズムは明らかになっていない[9, 10]．糖尿病など心疾患危険因子が多い患者や，複数のICIのcombination therapyでより高い心筋炎の発症率が報告されていることも注意すべきである[10, 11]．経過としては劇症型が多く，ほとんどがICI投与開始後3カ月以内に発症する[8, 11]が，少しずつ増悪するくすぶり型も報告されている[12]．

心筋炎の症状・診断

　症状としては，倦怠感，息切れ，ないしは胸部不快感などの非特異的症状の他に，うっ血性心不全を呈すれば下腿浮腫や眼瞼浮腫が出現する．重症例では致死性不整脈に伴う意識障害や突然死で初めて判明することもある．ICIに合併する心筋炎の診断基準としてコンセンサスを得られているものはなく，一般の心筋炎で用いられている診断基準に従う[13]．

　血液検査では心筋トロポニンが非常に有効なマーカーである．トロポニンはICIに合併する心筋炎の患者のほとんどで上昇し，トロポニン高値は予後不良と関連することが知られている[6, 11]．当院では高感度トロポニンI（正常上限値26.2 pg/mL）を心筋障害のスクリーニングとして用いている．重要なことは腎機能障害や慢性心不全などがあれば投与前のトロポニン値がすでに高値のこともあり，投与前の基礎値を確認しておくことが早期の病態認識につながる[14]．

　画像・生理学的検査はしばしば診断に有効である（図2）．胸部X線では，初期では特徴的な所見がみられないこともあるが，心不全がある程度進行すると，心拡大や肺水腫が著明となる．心電図所見としては刺激伝導障害（房室ブロックなど）や心室性期外収縮，重症例では致死性の心室頻拍や心室細動を呈

浮腫（むくみ）

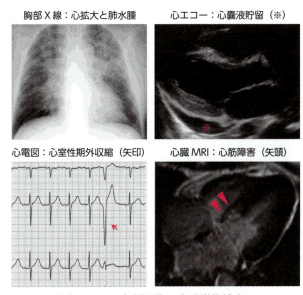

図2・心筋炎における各種画像・生理学的検査

表3・ICIに合併する心筋炎のスクリーニング方法の一例

項目	ICI前	1回目	2回目	3回目	4回目以降
トロポニンI	○	○	○	○	○（1回/月）
CK（CK-MB）	○	○	○	○	○（1回/月）
心電図	○	○	○	○	△
BNP	○				
胸部X線	○		△		
心エコー	○				

○：必須，△：臨床症状出現時または○項目の異常出現時

する．心エコーでは心筋の肥厚や心囊液の貯留が認められる．心臓MRIは心筋性状（炎症や線維化）の評価，心内膜下心筋生検は炎症・免疫病理の決定，およびCTやカテーテル検査による冠動脈造影は虚血性心疾患の否定に有効である．これらの検査は治療に直結するため全身状態が許せば積極的に施行する．

当院における心筋炎のスクリーニング方法を示す（表3）．

心筋炎の治療

　まず臨床症状とトロポニンⅠの上昇がみられれば，チーム内で心筋炎の可能性があることを共有し，ICI 治療をいったん保留，心臓の精査を優先することが最も重要なステップである[10, 11, 14]．心電図などの循環器モニタリング下で，抗心不全薬（βブロッカーやアンジオテンシン変換酵素阻害薬など）や抗不整脈薬（心室性不整脈があればアミオダロンなど）を循環器専門チームと協議して調整する．免疫抑制療法としては，エビデンスは乏しいものの，多くの場合ステロイドパルス療法（methyl-prednisolone 1,000 mg/ 日 3 日間）などのステロイド大量療法がまず検討されるが[6, 11]，しばしば合併している骨格筋のirAE（筋炎や重症筋無力症）に対する治療と整合性をつけて治療計画を決定する．抗 TNF-α であるインフリキシマブや抗胸腺細胞グロブリンの使用も報告されている[14]が，わが国では心筋炎に対する保険適用はない．

　以上のように，ICI に合併する心筋炎の診断・治療は現時点では一定の見解は得られていないが，今後症例の集積に伴い適正化・統一化されることが期待されている．

✅ がんに伴う心血管合併症: onco-cardiology の視点から

　近年腫瘍循環器学（onco-cardiology）が注目され，循環器とがんといった一見最も離れた領域の連携に対するニーズが高まっている．背景にはがん治療成績の向上，患者高齢化に伴う併存疾患の増加の他に，新規のがん治療薬に伴う心血管合併症対応の必要性が高まったことも関連している．中でも本項のテーマである浮腫の原因として，薬剤誘発性の心毒性とがん治療中の静脈血栓症は onco-cardiology の重要なトピックであるのでここで取り上げておきたい．

薬剤誘発性心毒性

　ICI 投与前にがん治療を受けている患者も多いため，ICI 以外のがん治療による心毒性の知識を持っておくことは ICI 治療中に起こる心臓合併症の解釈に非常に重要である．European Society of Cardiology（ESC）は 2016 年 Position Paper[15]の中で，左室機能低下を起こし得る薬剤としてアントラサ

イクリン系（ドキソルビシンなど，用量依存性），モノクローナル抗体（トラスツズマブなど，多くは可逆的），アルキル化剤（シクロホスファミド），チロシンキナーゼ阻害薬（スニチニブなど），プロテアーゼ阻害薬（カルフィルゾミブなど），代謝拮抗薬（5-FU など，冠動脈疾患合併の可能性）などをあげており，これらの薬剤治療歴には特段の注意を払う．放射線療法も冠動脈狭窄や心囊液貯留を惹起する可能性があり注意が必要である．発症率や機序に関しては煩雑になるためここでは割愛する．

　重要なことに，抗 HER2（human epithelial growth factor receptor type 2）薬や VEGF（vascular endothelial growth factor）阻害薬投与に合併する心毒性の危険因子には，先行するアントラサイクリン療法や放射線療法の他に，古典的な心血管系危険因子（肥満，高血圧，糖尿病，喫煙など）が含まれており，心機能低下時にはこれら心血管系危険因子のコントロールが治療戦略の基礎に位置付けられている．

がん関連静脈血栓症（CAT）

　がんと静脈血栓塞栓症（venous thromboembolism: VTE）は密接な関係がある．古くは 1865 年トルーソーが静脈血栓は悪性腫瘍の徴候として認められることを報告し（Trousseau's syndrome）[16]，最近ではがん患者の VTE 有病率は，非がん患者と比べ数倍高値という報告もあり [17, 18]，臨床現場においてVTE はがん発見のための重要な徴候であると考えられている．さらにはがん患者における VTE の有無は予後と強く関連していると言われており，VTE はがん患者の死亡原因としてはがんそのものに次いで二番目に多く [17, 19, 20]，VTE があるがん患者は VTE がないがん患者と比べて 3～4 倍死亡率が高い [21, 22]と報告されている．がん患者が VTE を起こしやすい機序としては腫瘍による圧迫や腫瘍の静脈内浸潤の他に，腫瘍細胞そのものから放出される凝固促進因子（PAI-1，tissue factor など），血管内皮攻撃物質（各種サイトカイン・tumor-associated cysteine proteinase など），あるいは粘性物質（mucin）など複数の因子が関わっている [23]．その他にも長期臥床，静脈内留置カテーテル，外科手術，およびがん薬剤治療などの，がん治療に関連する因子が VTE を起こしやすい機序としてあげられる．まず診察所見で浮腫を確認し，

Dダイマーが陽性であれば、次に非侵襲的な下肢静脈エコーを行う。CAT（cancer-associated venous thromboembolic disease）が判明したら、肺血栓塞栓症の有無、およびPESI（pulmonary embolism severity index）スコア[24]などを用いた重症度評価を行う。当院では、ショック（収縮期血圧90 mmHgなど）があればただちに、ショックがなくても右心不全徴候（心電図や心エコーでの肺高血圧を示唆する所見）があれば循環器チームにコンサルテーションすることを取り決めている。

　中等症以上の肺血栓塞栓症がなければ、抗凝固療法の適応になる。欧米のガイドラインではCATに対しては低分子ヘパリンが第一選択肢[25-27]であるが、わが国では低分子ヘパリンには治療として保険適用はない。したがって、わが国では以前はCATを未分画ヘパリンやワルファリンでコントロールすることが多かったが、最近ではCAT以外のDVTで実績の高い直接経口抗凝固薬（direct oral anticoagulants: DOAC）を用いる機会が増えてきた。CATに対するDOACの有効性を示すいくつかの大規模試験が発表されており[28, 29]、今後の指針改訂なども注目していきたい。

[参考文献]

1) Spain L, Diem S, Larkin J. Management of toxicities of immune checkpoint inhibitors. Cancer Treat Rev. 2016; 44: 51-60.
2) Ferrari SM, Fallahi P, Galetta F, et al. Thyroid disorders induced by checkpoint inhibitors. Rev Endocr Metab Disord. 2018; 19: 325-33.
3) Nieto JA, Solano R, Ruiz-Ribo MD, et al. Fatal bleeding in patients receiving anticoagulant therapy for venous thromboembolism: findings from the RIETE registry. J Thromb Haemost. 2010; 8: 1216-22.
4) Danilo C, Frank PG. Cholesterol and breast cancer development. Curr Opin Pharmacol. 2012; 12: 677-82.
5) Carter BD, Abnet CC, Feskanich D, et al. Smoking and mortality — beyond established causes. N Engl J Med. 2015; 372: 631-40.
6) Mir H, Alhussein M, Alrashidi S, et al. Cardiac complications associated with checkpoint inhibition: a systematic review of the literature in an important emerging area. Can J Cardiol. 2018; 34: 1059-68.
7) Geisler BP, Raad RA, Esaian D, et al. Apical ballooning and cardiomyopathy in a melanoma patient treated with ipilimumab: a case of takotsubo-like syndrome. J Immunother Cancer. 2015; 3: 4.
8) Moslehi JJ, Salem JE, Sosman JA, et al. Increased reporting of fatal immune checkpoint inhibitor-associated myocarditis. Lancet. 2018; 391: 933.
9) Johnson DB, Balko JM, Compton ML, et al. Fulminant myocarditis with combina-

tion immune checkpoint blockade. N Engl J Med. 2016; 375: 1749-55.
10) Neilan TG, Rothenberg ML, Amiri-Kordestani L, et al. Myocarditis associated with immune checkpoint inhibitors: an expert consensus on data gaps and a call to action. Oncologist. 2018; 23: 874-78.
11) Mahmood SS, Fradley MG, Cohen JV, et al. Myocarditis in patients treated with immune checkpoint inhibitors. J Am Coll Cardiol. 2018; 71: 1755-64.
12) Norwood TG, Westbrook BC, Johnson DB, et al. Smoldering myocarditis following immune checkpoint blockade. J Immunother Cancer. 2017; 5: 91.
13) Caforio AL, Pankuweit S, Arbustini E, et al. Current state of knowledge on aetiology, diagnosis, management, and therapy of myocarditis: a position statement of the European Society of Cardiology Working Group on Myocardial and Pericardial Diseases. Eur Heart J. 2013; 34: 2636-48.
14) Wang DY, Okoye GD, Neilan TG, et al. Cardiovascular toxicities associated with cancer immunotherapies. Curr Cardiol Rep. 2017; 19: 21.
15) Zamorano JL, Lancellotti P, Rodriguez Munoz D, et al. 2016 ESC Position Paper on cancer treatments and cardiovascular toxicity developed under the auspices of the ESC Committee for Practice Guidelines: The Task Force for cancer treatments and cardiovascular toxicity of the European Society of Cardiology (ESC). Eur Heart J. 2016; 37: 2768-801.
16) Khorana AA. Malignancy, thrombosis and Trousseau: the case for an eponym. J Thromb Haemost. 2003; 1: 2463-5.
17) Khorana AA. Venous thromboembolism and prognosis in cancer. Thromb Res. 2010; 125: 490-3.
18) Prandoni P, Lensing AW, Buller HR, et al. Deep-vein thrombosis and the incidence of subsequent symptomatic cancer. N Engl J Med. 1992; 327: 1128-33.
19) Khorana AA, Francis CW, Culakova E, et al. Thromboembolism is a leading cause of death in cancer patients receiving outpatient chemotherapy. J Thromb Haemost. 2007; 5: 632-4.
20) Horsted F, West J, Grainge MJ. Risk of venous thromboembolism in patients with cancer: a systematic review and meta-analysis. PLoS Med. 2012; 9 :e1001275.
21) Sorensen HT, Mellemkjaer L, Olsen JH, et al. Prognosis of cancers associated with venous thromboembolism. N Engl J Med. 2000; 343: 1846-50.
22) Chew HK, Wun T, Harvey D, et al. Incidence of venous thromboembolism and its effect on survival among patients with common cancers. Arch Intern Med. 2006; 166: 458-64.
23) Varki A. Trousseau's syndrome: multiple definitions and multiple mechanisms. Blood. 2007; 110: 1723-9.
24) Konstantinides SV, Torbicki A, Agnelli G, et al. 2014 ESC guidelines on the diagnosis and management of acute pulmonary embolism. Eur Heart J. 2014; 35: 3033-69.
25) Lyman GH, Bohlke K, Khorana AA, et al. Venous thromboembolism prophylaxis and treatment in patients with cancer: american society of clinical oncology clinical practice guideline update 2014. J Clin Oncol. 2015; 33: 654-6.
26) Streiff MB, Holmstrom B, Angelini D, et al. NCCN Guidelines insights: cancer-associated venous thromboembolic disease, version 2.2018. J Natl Compr Canc Netw.

2018; 16: 1289-303.
27) Kearon C, Akl EA, Comerota AJ, et al. Antithrombotic therapy for VTE disease: antithrombotic therapy and prevention of thrombosis, 9th ed: American College of Chest Physicians Evidence-Based Clinical Practice Guidelines. Chest. 2012; 141: e419S-96S.
28) Young AM, Marshall A, Thirlwall J, et al. Comparison of an oral factor Xa inhibitor with low molecular weight heparin in patients with cancer with venous thromboembolism: results of a randomized trial (SELECT-D). J Clin Oncol. 2018; 36: 2017-23.
29) Raskob GE, van Es N, Verhamme P, et al. Edoxaban for the treatment of cancer-associated venous thromboembolism. N Engl J Med. 2018; 378: 615-24.

〈中埜信太郎〉

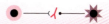

7 腹痛，下痢，血便

KEY MESSAGE

- 免疫関連有害事象の大腸炎の症状は下痢，排便回数増加，粘液便，粘血便，腹痛など．
- 発症はICT投与3カ月以内が多いが，長期経過後にも起こり得る．
- 穿孔など重篤化することがあるため，症状出現時は早急に検査治療を行う．
- 治療の中心はステロイドであり，無効時にはインフリキシマブ投与を検討する．

 はじめに

　免疫チェックポイント阻害薬（ICI）は従来の抗腫瘍薬とは異なり，免疫反応のブレーキを解除するという作用機序を有する．ブレーキの解除で増強した免疫反応による副作用として，自己免疫反応が引き起こされることがある．症状としては下痢，大腸炎，間質性肺疾患，腎障害，脳炎，重症筋無力症，神経障害，副腎障害，重度の皮膚障害，1型糖尿病，甲状腺機能障害などであり，自己免疫性反応と推定される病態で，これを免疫関連有害事象（irAE）と呼ぶ．

　ICIによる副作用のうち，消化器症状は比較的頻度の高い症候である[1, 2]．オプジーボ®が販売となった2014年7月～2017年8月に全体で推計2万件以上に同薬が使用されているが，オプジーボ®の悪性黒色腫（メラノーマ）を対象とした市販直後調査（製造販売承認～2015年3月）で報告されたirAEの発現時期（図1）と発現件数（図2）を示す．irAEの多くは軽症で，対症療法，経過観察により改善するとされ[3, 4]，オプジーボ®投与においてステロ

第3章　症状に基づくirAEマネジメント

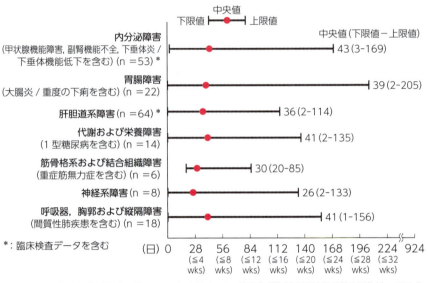

図1・オプジーボ®によるirAEの発現時期（国内，悪性黒色腫）
(irAEアトラス．2018年8月改訂版 総論[1]より引用)

イドの全身投与を必要とする大腸炎の症例は1～2%と報告されている[4,5]．抗CTLA-4抗体であるヤーボイ®投与による大腸炎・下痢の発現頻度は抗PD-1抗体（オプジーボ®）より高いとされ，また，これら薬剤の併用でさらに頻度が上がると言われている．

　発現頻度は図1のように投与開始3カ月以内が多いが，長期間経過後に発症をみることもあるため，注意が必要である．

☑ 病態と臨床症状

　消化管は口から肛門まで1本の管でつながった外界に開いている臓器である．食物として外界から流入してくる多量の物質には，食餌性抗原や細菌などが大量に含まれ，腸管内の常在菌も存在するため，消化管は常に大量の抗原や細菌にさらされている．そのため消化管にはそれらに対する防御機構が備わっており，体内で最大の免疫リンパ器官としての役割を担っている．腸管粘膜に

腹痛，下痢，血便

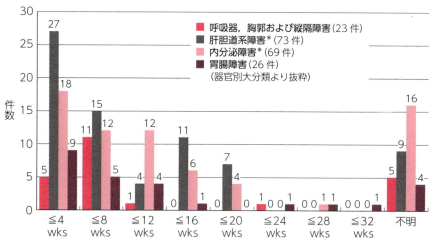

図2・オプジーボ®によるirAEの発現時期別発現件数（国内，悪性黒色腫）
(irAEアトラス，2018年8月改訂版 大腸炎[2] より引用)

は腸管関連リンパ組織(gut-associated lymphoid tissue: GALT)が存在し，図3に示すように粘膜固有層や腸管上皮細胞間に存在する多数のリンパ球が，免疫作用を行っている．この腸管粘膜の免疫担当細胞のうち，マクロファージと樹状細胞は抗原認識と異物処理を行い，腸管上皮細胞は宿主を守るバリアとして働く．これら免疫担当細胞は，体内に侵入する病原細菌に対してはこれを異物と認識して免疫反応を誘導し，食物成分や体内に侵入しない腸内細菌に対しては免疫寛容を誘導する．消化管ではこの2つの反応を調整して作用させることで，恒常性が維持されていることが解明されてきている．

　この腸管免疫の恒常性が破綻し，免疫が異常に活性化された病態が広義の炎症性腸疾患であり，このうち原因不明の非特異性腸炎を狭義の炎症性腸疾患 (inflammatory bowel disease: IBD) と呼ぶ．IBDには潰瘍性大腸炎とCrohn病が含まれる．

　潰瘍性大腸炎とCrohn病はいずれも比較的若年者に起こることの多い原因不明の消化管の慢性炎症性疾患で，irAEによって引き起こされる大腸炎は上

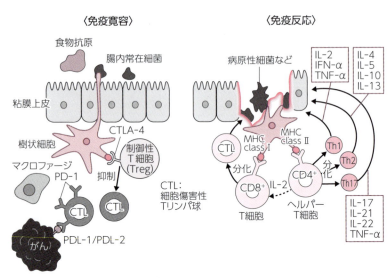

図3・腸管における免疫機構（谷口 克，監．標準免疫学 第3版．医学書院；2013. p.198[6]）およびirAEアトラス 2018年8月改訂版 大腸炎[2]をもとに作成）

記の機序により，IBDと非常に類似した病態を呈する．

　腸管は活性化された自己免疫反応により炎症が惹起され，びらん，潰瘍，発赤，出血を生じる．症状はIBDと同様に，初期には便回数の増加，下痢，粘液便，粘血便であり，症状は持続しときに増悪し，高度の炎症では血便の増加や腹痛を呈し，重症化すれば，大量の出血や穿孔の可能性があり，強い腹痛や高度の貧血,全身状態の悪化，ショック症状など重篤な状態となる可能性がある．

✅ 診断

　irAEの大腸炎の初期症状は下痢，排便回数増加，腹痛，粘液便，粘血便など，通常の大腸炎と変わらないが，急激に重症化し消化管穿孔などをきたすことがあるため，それらを念頭に他の疾患との鑑別を行っていくことが重要である．

　大腸炎が起こる時期としては開始後1～3カ月頃が多いが，数カ月後に起こることもあるので注意が必要である．

鑑別診断
- 感染性腸炎（ウイルス性，細菌性，原虫性），アメーバ赤痢，サイトメガロウイルス（CMV）感染症

腹痛, 下痢, 血便

表1・CTCAE (Common Terminology Criteria for Adverse Events) による grade分類 (Japan Clinical Oncology Group のサイト http://www.jcog.jp/doctor/tool/CTCAEv4J_20170912_v20_1.pdf[7]) をもとに作成)

	[CTCAE v4.0 term 日本語] 下痢	[CTCAE v4.0 term 日本語] 大腸炎
Grade 1	ベースラインと比べて4回未満/日の排便回数増加；ベースラインと比べて人工肛門からの排泄量が軽度に増加	症状がない；臨床所見または検査所見のみ；治療を要さない
Grade 2	ベースラインと比べて4～6回/日の排便回数増加；ベースラインと比べて人工肛門からの排泄量が中等度増加	腹痛；粘液または血液が便に混じる
Grade 3	ベースラインと比べて7回以上/日の排便回数増加；便失禁；入院を要する；ベースラインと比べて人工肛門からの排泄量が高度に増加；身の回りの日常生活動作の制限	高度の腹痛がある；腸管運動の変化；内科的治療を要する；腹膜刺激症状がある
Grade 4	生命を脅かす；緊急処置を要する	生命を脅かす；緊急処置を要する
Grade 5	死亡	死亡

- 虚血性腸炎, 抗生物質起因性腸炎 (出血性腸炎, 偽膜性腸炎), 放射線性腸炎, NSAIDs潰瘍
- 憩室炎, 憩室出血, 腫瘍出血, 腸重積,
- 潰瘍性大腸炎, Crohn病, 腸管Behçet, 単純性潰瘍

重症度分類と対応

irAEの大腸炎は早期診断, 早期の治療開始が重要である. 下痢, 粘液便, 粘血便, 腹痛などの症状を患者が訴えたら, 症状を表1にあてはめ重症度を判定する.

重症度が判明したら, 図4を参照し, 検査, 治療法を決定する.

Grade 1: 通常と比べ, 便回数の増加が4回未満で腹痛や血便の症状がなければgrade1である. 外来経過観察が可能である. 整腸剤の投与はよいが, ロペラミドの投与は避ける.

Grade 2: 通常と比べ1日あたりの排便回数が4～6回増加, または腹痛や粘液の排出, 便に血液が混じるなどの症状があればgrade 2である.

Grade 2以上で行うべきこと
　・ICIの投与は延期する.

第3章 症状に基づく irAE マネジメント

下痢または大腸炎の grade (CTCAE v4.0)	対処法	フォローアップ
Grade 1 下痢：ベースラインと比べて4回未満/日の排便回数増加；ベースラインと比べて人工肛門からの排泄量が軽度に増加 大腸炎：症状がない；臨床所見または検査所見のみ；治療を要さない	・本剤の投与を継続する ・対症療法を行う	・症状悪化に対する綿密なモニタリング ・悪化した場合に直ちに報告するように患者に伝える **症状が悪化した場合：** ・Grade 2 または 3～4 の対処法で治療する
Grade 2 下痢：ベースラインと比べて4～6回/日の排便回数増加；ベースラインと比べて人工肛門からの排泄量が中等度に増加 大腸炎：腹痛；粘液または血液が便に混じる	・本剤の投与を中止する ・消化器専門医との協議を行う ・便培養，CD トキシン，ウイルス（CMV 等）などの検査を行い，単純 X 線または腹部 CT 検査などを検討する ・対症療法を行う	**症状が grade 1 まで改善した場合：** ・本剤の投与再開を検討する **症状が5～7日間を超えて持続した場合または再発した場合：** ・0.5～1.0 mg/kg/日の経口プレドニゾロンまたはその等価量の経口剤を投与する ・症状が grade 1 に改善した場合，少なくとも1カ月以上かけてステロイドを漸減する ・本剤の投与再開を検討する ・日和見感染症に対する抗菌薬の予防投与を検討する **症状が悪化した場合：** ・Grade 3～4 の対処法で治療する
Grade 3～4 下痢（Grade 3）：ベースラインと比べて7回以上/日の排便回数増加；便失禁；入院を要する；ベースラインと比べて人工肛門からの排泄量が高度に増加；身の回りの日常生活動作の制限 大腸炎（Grade 3）：高度の腹痛がある；腸管運動の変化；内科的治療を要する；腹膜刺激症状がある 下痢/大腸炎（Grade 4）：生命を脅かす；緊急処置を要する	・本剤の投与を中止する ・消化器専門医との協議を行う ・便培養，CD トキシン，ウイルス（CMV 等）などの検査を行い，単純 X 線または腹部 CT 検査などを検討する ・1.0～2.0 mg/kg/日の静注プレドニゾロンまたはその等価量の副腎皮質ステロイドを静注する	**症状が改善した場合：** ・Grade 1 に改善するまでステロイドの使用を継続した後，少なくとも1カ月以上かけて漸減する ・日和見感染症に対する抗菌薬の予防投与を検討する **症状が3～5日間を超えて持続した場合または改善後に再発した場合：** ・インフリキシマブの併用を検討する

ステロイドの投与によっても症状がコントロールできない場合に，治験時のアルゴリズムでは免疫抑制剤（インフリキシマブ 5 mg/kg）の投与が設定されていた．（注意：インフリキシマブは穿孔または敗血症の症例へは使用するべきではない．）なお，本剤投与後に発症した大腸炎に対しての上記薬剤を含む免疫抑制剤の有効性は確立されておらず，いずれも保険未収載である．

図4・胃腸関連有害事象の対処法アルゴリズム（小野薬品工業，ブリストル・マイヤーズスクイブ．オプジーボ・ヤーボイ適正使用ガイド（悪性黒色腫）．2018年5月[8]）より改変）

表2 • 腸管壁肥厚の評価基準（CT検査）(Kim KW, et al. AJR Am J Roentgenol. 2013; 200: W468-74[9] より作成)

	腸管壁の厚さ
軽度	4〜8 mm
中等度	8〜12 mm
重度	>12 mm

- 消化器内科医にコンサルトする．
- 検査としては血液検査（血算，生化学，CRP，ESR，凝固など），便培養，CDトキシン，（必要に応じ）CMV血中抗原[9]など，腹部CTを行う．
- 腹部CTでは炎症のある腸管は壁肥厚として捉えることが可能で，腸管炎症の有無と範囲が判断可能である（表2）．高度の炎症に伴う腹水貯留や，腸閉塞，消化管穿孔（free air）の評価が可能で有用性の高い検査である．
- 大腸内視鏡検査は必須とはされておらず，侵襲性もあるため専門医に相談し必要性を検討する．行う場合も浣腸のみによる遠位大腸のみの観察でよい可能性がある．大腸内視鏡は粘膜表面の炎症の有無，程度，範囲の比較的詳細な評価が可能で，生検により炎症の有無，程度の評価，CMV（核内封入体）検査，細菌培養など，詳細な検査・診断を行うことができる．

irAEと判断されれば早急に経口のプレドニゾロン 0.5〜1.0 g/kg/日（または等価量の経口ステロイド剤）の投与を開始する．状況によるが外来での治療が可能である．症状が grade 1 に改善したら，ステロイドの減量は1カ月以上かけて行う．日和見感染予防の抗菌薬，抗真菌薬投与を考慮する．

Grade 3〜4：通常と比べ1日あたりの排便回数が7回以上増加あれば grade 3〜4，また高度の腹痛，腹膜刺激症状は大腸炎の grade 3〜4 である．入院が必要である．絶食加療を要し，ステロイドを静注で投与する．Grade 2 同様，消化器内科にコンサルトする．検査も grade 2 と同様だが，より注意が必要である．

腹部CT検査は grade 3〜4 ではさらに有用性が高いと考えられる．

腸内視鏡検査は必須とはされていない．強い腹痛，強い炎症がある場合は，

穿孔など重大な病態となっている可能性があり，検査に際しては細心の注意が必要である．まず腹部 CT で評価を行い，検査の必要性については専門医にコンサルトする．

irAE と判断すればステロイドの静注治療を開始する．

1.0〜2.0 mg/kg/ 日の静注プレドニゾロンまたはその等価量の副腎皮質ステロイドを静注する．

症状が改善傾向のとき：Grade 1 に改善するまでステロイドの使用を継続したのち，少なくとも 1 カ月以上かけてステロイドを漸減する．

・ICI の再開を考慮する．
・日和見感染症に対する抗菌薬，抗真菌薬の投与を検討する．

症状が 3〜5 日間を超えて持続した場合，再燃した場合，または改善しない場合はインフリキシマブ 5 mg/kg の単回投与を検討する[4]．大腸炎は重症化すれば重篤な病態に移行する可能性があるので期を逸せずに投与の判断を行う．なお，インフリキシマブは穿孔または敗血症の症例へは使用すべきではない．また irAE による大腸炎に対してのインフリキシマブの使用は保険未収載であり，使用に際しては倫理審査委員会など，各施設規定に従う．

[参考文献]
1) オプジーボ・ヤーボイにおける副作用マネジメントの実際．irAE アトラス．2018 年 8 月改訂版（第 7 版）総論．https://www.iraeatlas.jp.
2) 浜本康夫，金井隆典．オプジーボ・ヤーボイにおける副作用マネジメントの実際．irAE アトラス．2018 年 8 月改訂版（第 7 版）大腸炎．https://www.iraeatlas.jp.
3) 福島 聡．免疫チェックポイント阻害剤による有害事象．日本臨床免疫学会会誌．2016; 39: 30-6.
4) 金森大樹，安原ひさ恵．免疫チェックポイント阻害薬投与による重症の大腸炎を生じた 1 例．日本消化器病学会誌．2019; 116: 235-40.
5) Spain L, Diem S, Larkin J. Management of toxicities of immune checkpoint inhibitors. Cancer Treat Rev. 2016; 44: 51-60.
6) 谷口 克，監．宮坂昌之，小安重夫，編．標準免疫学 第 3 版．医学書院; 2013. p.198.
7) Japan Clinical Oncology Group のサイト
http://www.jcog.jp/doctor/tool/CTCAEv4J_20170912_v20_1.pdf
8) 小野薬品工業，ブリストルマイヤーズスクイブ．オプジーボ・ヤーボイ適正使用ガイド（悪性黒色腫）．2018 年 5 月．
9) Kim KW, Ramaiya NH, Krajewski KM, et al. Ipilimumab-associated colitis: CT findings. AJR Am J Roentgenol. 2013; 200: W468-74.

〈新井 晋〉

関節痛

8 関節痛

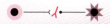

KEY MESSAGE

- 持続する関節炎は関節リウマチなど膠原病と類似した免疫関連有害事象の可能性があり注意が必要である．
- 自己免疫疾患の既往がある場合，悪化の危険性もあるためフォローアップが必要である．
- ステロイドを含めた治療薬の使用法についてはリウマチ専門医との連携を密にするべきである．

はじめに

　免疫チェックポイント阻害薬（ICI）使用例で，免疫関連有害事象（irAE）として自己免疫疾患に類似した症状が出現することは知られている．この項では関節痛・関節炎の irAE を中心に，ICI 導入前に遭遇する関節痛・関節炎の考え方，および担がん患者で出現する関節炎を呈する疾患とその鑑別，関節痛・関節炎を呈する自己免疫疾患合併患者への ICI 導入について以下に記載する．

ICI 開始前に関節痛を認めたら

関節リウマチおよびリウマチ性疾患

　高齢化社会を迎え，関節痛を訴える患者は多い．関節痛のみの場合は整形外科的な疾患の可能性もあり，関節炎所見を伴うか否かが重要である．関節炎は関節リウマチ（rheumatoid arthritis: RA）および膠原病でよくみられる症状であるため，既知の RA，膠原病の存在，および現時点での疾患活動性について確認する必要がある．

　関節炎を呈する疾患は多岐にわたるため，その所見のみで RA と判断するの

第3章　症状に基づくirAEマネジメント

表1 • 関節痛から考えられる主な病気

	疑われる疾患	関節炎以外の特徴的な症状
膠原病	全身性エリテマトーデス	頰部蝶形紅斑，Raynaud現象など
	多発性筋炎・皮膚筋炎	進行する筋力低下，筋肉痛，眼瞼部などの紫赤色皮疹
	強皮症	手指～体幹の皮膚硬化，Raynaud現象など
	結節性多発動脈炎・顕微鏡的多発血管炎	発熱，体重減少，紫斑，皮膚潰瘍，胸痛，腹痛，血痰
	アレルギー性肉芽腫性血管炎	発熱，全身倦怠感，体重減少，筋肉痛，紫斑，手足の痺れ
	混合性結合組織病	手指のソーセージ様腫脹，Raynaud現象など
	関節リウマチ	手指などの朝のこわばり，左右対称性の関節痛・関節炎
	Sjögren症候群	眼・口の乾燥，耳下腺腫脹，味覚異常，朝のこわばり
その他	痛風	急速な足指第1指の腫脹，発赤，激痛．自然軽快する
	偽痛風	膝関節や肩関節の腫脹・疼痛・熱感・発赤
	変形性関節症（手指・股・膝・足関節）	膝・股関節，手・足・肘の関節痛
	足関節滑液包炎	正座や足関節前部をこする動作により足首の前方での疼痛，腫脹
	肩関節周囲炎（俗に言う五十肩）	肩関節や肩周辺の組織の炎症．腕の挙上時などの疼痛
	化膿性関節炎	傷口から関節に細菌が侵入し，化膿．関節の発赤，腫脹，熱感，疼痛．疼痛は徐々に悪化

は早計である．次に関節炎を呈し得る疾患を記す（表1）．関節が痛いとの訴えがあった場合でも，身体診察を行うと，強皮症による関節拘縮や筋炎などでみられる近位筋の疼痛を関節痛と訴える場合があるため，訴えのみではなく，身体診察を行うことが重要である．

　関節痛がない場合でもスクリーニングでの自己抗体チェックは必要であるが，関節痛・関節炎を認めRA・膠原病の既往がない場合，抗核抗体（anti-nuclear antibody: ANA），リウマトイド因子（rheumatoid factor: RF），抗環状シトルリン化ペプチド抗体（anti-cyclic citrullinated peptide antibody; anti-CCP: ACPA）の確認は必須である．また，Sjögren症候群で陽性になる抗SS-A抗体，抗SS-B抗体についてはANA陰性でも陽性になることがあり，症状を確認して測定する必要がある．悪性腫瘍に対してICIが使用される際，副作用として皮膚・肺・消化管・内分泌の自己免疫性炎症に加え，

RAを含む膠原病自体の増悪の報告もある[1]．現時点の疾患活動性，過去および現時点での内服を確認し，他院通院中の場合は主治医との連携を密に行う必要がある．

腫瘍随伴症候群としての関節炎

　上記のようなRA，リウマチ性疾患と診断に至らない場合，腫瘍随伴症候群としての関節炎をみている場合もある．ある報告では担がん患者の2.65%で腫瘍随伴性リウマチ症候群〔関節炎，Raynaud症状などの症状〕を認めたとの報告もあり[2]，関節炎と腫瘍との関連の有無についても考慮する必要がある．

　腫瘍随伴症候群としての関節炎で認める特徴は，①関節炎の発症と悪性腫瘍の診断までの時間が短い，②がん自体の治療の奏効により関節炎などの症状が改善することがある，③RF，ACPA，ANAなど自己抗体は陰性の場合が多い，などである．以下に代表的な腫瘍随伴症候群としての関節炎を記す．

　腫瘍随伴関節炎：腫瘍随伴関節炎の特徴としては単関節，少数の関節炎，非対称性，下肢関節主体，血性反応陰性（RF陰性，ACPA陰性），高齢発症，急性発症，CRP高値，LDH高値といった臨床症状，血液検査異常を認めることが多く，がんを伴わない高齢発症関節リウマチと類似した特徴があり，なかなか鑑別は難しい．また，腫瘍随伴関節炎の特徴としては疾患修飾性抗リウマチ薬（disease modified anti-rheumatic-drugs: DMARDs）に対する反応性不良があげられる．基礎となる悪性腫瘍は，固形腫瘍，特に肺がんおよび女性の乳がんが多いとの報告もある．

　RS3PE症候群：血清反応陰性関節炎の一亜型として1985年に，①予後のよい（remitting），②リウマチ因子陰性（seronegative），③対称性（symmetrical），④手背足背の圧痕浮腫を伴う滑膜炎（synovitis with pitting edema），の頭文字からR＝remitting, S3＝seronegative, symmetrical, synovitis, PE＝pitting edemaとしてRS3PE症候群と命名された．悪性腫瘍との合併がないRS3PE症候群では10～15 mg/日程度の副腎皮質ステロイドでよく反応する．

　一方，腫瘍随伴性RS3PE症候群では，前立腺がん，胃がん，大腸がん，悪性リンパ腫に合併することがある．末梢の対称性の圧痕を伴う浮腫が悪性腫瘍

の初期症状であることがあり，発熱，悪液質，体重減少などの全身症状もみられることがある．また，腫瘍随伴性 RS3PE 症候群ではステロイドに対する反応性が悪いことが多い[2]．

リウマチ性多発筋痛症（polymyalgia rheumatica: PMR）：一般的に50 歳以上で発生し，消耗性の肩から上腕と腰から大腿の対称性の疼痛，CRP. 赤沈など炎症反応の著しい上昇を認める．また，経過するにつれて手関節腫脹を含む末梢関節炎を呈するため，高齢発症 RA との診断には困難な場合が多い．一般にはステロイドによい反応性を示すが，早期の減量で再燃する．PMR に似た症状を呈するが，非典型的な症状（50 歳未満，典型的な部位の1カ所のみの疼痛，非対称性の疼痛，関節痛を伴う，ややステロイドの反応性が悪い）が多い症例では腫瘍随伴症候群でみられる症状の可能性がある[2]．

腫瘍随伴性の関節炎としてあげたこれらの 3 疾患については常に悪性腫瘍と合併するわけではないが，診断確定後の経過が典型的ではない場合や治療開始後の副腎皮質ステロイドや DMARDs に対する反応が乏しい場合は新規の他の悪性腫瘍が発生している可能性もあり注意が必要である．これら腫瘍随伴性の関節炎が疑われた場合もリウマチ専門医との相談は必要である．

☑ 関節痛を認めないが自己抗体で異常を認めたら

事前スクリーニングで ANA，RF，ACPA を測定し陽性であった場合，リウマチ膠原病を専門としない医師では判断に苦慮するケースが多い．一般にANA については特異度が低く，日本では健常人の 26.8％が 40 倍希釈で陽性となり，160 倍希釈でも 5％程度陽性になるとの報告がある[3]．膠原病患者の大部分は 160 倍以上の高抗体価を示す[4]．そのため，女性では 160 倍希釈未満で，自覚症状などがなく，陽性を示した型に対応する自己抗体（表2）が陰性の場合は経過観察でも問題ないと考えられる．特異的な自己抗体が陽性を示した場合，その疾患で認める症状の有無について既往も含め確認を行い，膠原病が疑われる場合はリウマチ膠原病専門医に相談をするべきである．

RF については RA 患者の 75〜90％で陽性になると言われているが特異度は低く，RA 以外の膠原病や，肝疾患などでも上昇し，健常人でも陽性となり，

表2 • 抗核抗体

染色パターン	代表的抗体
均等型（homogeneous pattern）	抗ds/ss-DNA抗体，抗ヒストン抗体
辺縁型（peripheral pattern）	抗ds/ss-DNA抗体
斑紋型（speckled pattern）	抗RNP抗体，抗Sm抗体，抗SS-A抗体，抗SS-B抗体，抗Scl-70抗体
核小体型（nucleolar pattern）	抗Scl-70抗体，抗PCNA抗体
細胞質型（cytoplasmic pattern）	抗Jo-1抗体，抗リボソーム抗体，抗ミトコンドリア抗体
PCNA型（proliferating cell nuclear antigen pattern）	抗PCNA抗体
セントロメア型（centromere pattern）	抗セントロメア抗体

表3 • リウマトイド因子が陽性を示す病態

- 関節リウマチ　70〜90%
- 膠原病〔全身性エリテマトーデス15〜35%〕，強皮症20〜30%，Sjögren症候群75〜95%
- 肝硬変　約25%
- ウイルス性肝炎　約25%
- 悪性腫瘍　約5〜25%
- 慢性感染症（結核・梅毒）約9%
- 健常者　1〜5%
- 高齢者　10〜25%

高齢者になれば徐々に陽性者が増える（表3）[5-7]．そのため，RF陽性であっても，関節痛などの所見やX線での変化を認めない場合は経過観察可能である．

ACPAは感度59〜79%，特異度80〜84%との報告があり，RFなどよりも早期診断に優れていると言われている．また，ACPA陽性のRA患者では症状出現の数年前から実際はACPA陽性になっていると言われており，ICI投与前に関節炎・関節痛を認めない場合でも，経過中に発症する可能性もあるため注意が必要である[8]．

これら自己抗体陽性例で関節痛などの症状がなく自己免疫疾患の診断に至らない症例については，現時点でICI投与は問題ないと考えられるが，今後症状が発現する可能性もあり，陽性となっている自己抗体から今後出現する可能性のある疾患の症状を患者本人・看護師・薬剤師などにも周知し，その症状お

表4・各ICI使用後のリウマチ性疾患様のirAE頻度 (Tocut M, et al. Autoimmun Rev. 2018; 17: 610-6[10]) より改変）

薬剤	irAE	頻度（％）
抗CTLA-4阻害薬	関節痛・関節炎 筋肉痛 乾燥症候群 ドライアイ ドライマウス	5〜16 2〜18 3〜 4 3〜 4 7
抗PD-1阻害薬	関節痛・関節炎 筋肉痛 乾燥症候群 ドライマウス	5〜16 2〜18 3〜11 3〜11
抗CTLA-4阻害薬 ＋抗PD-1阻害薬	関節痛・関節炎 筋肉痛 乾燥症候群 ドライマウス	10.5 1 3〜4 3〜4

よび一般的なirAEについて注意深く確認することが必要である．

irAEとしての関節痛

　ICI投与前に関節炎を認めていない患者で関節炎が出現し，irAEと判断される報告は散見されるが，メラノーマ（悪性黒色腫）での使用例で5〜16％程度，その他の悪性腫瘍使用例では0.7％から7％とばらつきがあるが，おおむね5〜10％程度と推測される（表4）．そして，リウマチ様症状については発症の中央値は100日前後であるが，ICI治療開始後2年で発症したものもある．また，投与中止後しばらくして発症するなどの報告もあり，投与からかなり経過した時点でも注意が必要である[9]．

　irAE関節炎は，従来のRAと類似している点は骨びらんを認め，多くの患者でMCP・PIP関節など小関節の疼痛を呈することが多い点である．一方で異なる点は，RFやACPAは陰性の例が多い．さらに，RAでは女性のほうが多く罹患しているがirAE関節炎では女性優位ではない点が特徴的である[9]．

関節痛を認める患者へのICI投与の注意とirAE

　ICIでは自己免疫疾患の既往がない患者においても，多彩な自己免疫疾患に類似したirAE発生が知られている（表4）[10]．ICIの種類やirAEの程度にも

よるが，70～80％程度発生するとの報告もある．その中で，関節痛・関節炎を訴える患者や自己免疫疾患を持つ患者へのICI投与でのirAE発生について検討されている報告では，RA・膠原病・腫瘍随伴関節炎でのICI使用例のみの報告は少なく，他の内分泌，皮膚などの既往の自己免疫疾患について報告されている例が多い．以下に示す．

Abdel-Wahabらによる，自己免疫疾患既往について記載された論文から抽出された123例に対するICI投与に関する報告では，75％の症例で原病の悪化，新規irAEを認めた．現病の疾患活動性の有無についてはirAE発症に関連を認めず，ICI投与時に原病に対する治療が行われていたほうがirAEは少なかったとのことであった．この報告の中で，RA 20例に対して注目すると，75％（15例）でirAEを認めて，関節炎の再燃・増悪を認めたのは35％（7例）であり症状は副腎皮質ステロイドの使用や増量で改善した．他の免疫抑制剤治療が必要になった例は16％のみで，半数以上がICIの中止を必要としなかったとのことであった[1]．

また，別の報告では，抗PD-1/PD-L1抗体薬を投与された自己免疫疾患を有する非小細胞肺がん患者56人の報告（うち，リウマチ性疾患の内訳はRA 11人，PMR 5人，血清反応陰性関節炎4人，強皮症2人，乾癬性関節炎2人，全身性エリテマトーデス（SLE）1人，Sjögren症候群1人，側頭動脈炎1人，合併例あり）では抗PD-1/PD-L1抗体薬治療により既存の自己免疫疾患が悪化した患者は23％と影響は少なく，irAEを認めた患者で抗PD-1/PD-L1抗体薬による治療を継続できた[11]．

これらの報告から，
・自己免疫疾患の既往はリスク因子と考えられているが，既存の自己免疫疾患が悪化する患者は少数
・irAEの発症率は自己免疫疾患の有無で差はない
・疾患活動性の影響は少なく，原病に対する治療をされているほうがirAE発生率は低い．

などが考えられるが，いまだ報告が少ないため注意は必要である．

RA，膠原病を含む自己免疫疾患既往例についてリスクは少なからずあるため，ICI療法での現病悪化やirAEについてはスクリーニングやその後の注意

深い観察にて治療を進めていくことが重要である．原病の疾患活動性を完全にコントロールする必要はないかもしれないが，治療を行いながら投与する必要性はある．膠原病領域における原病の治療は，担がん患者の場合ではステロイド以外の免疫抑制剤治療継続が，がん自体を進行させる可能性を考え躊躇される場合もある．TNF 阻害薬を使用した悪性腫瘍の再発率について研究した報告では，メラノーマ以外では TNF 阻害薬と投与によって悪性腫瘍の再発率は上昇しなかったとの報告もあるが [12]，リウマチ学会の TNF 阻害薬使用ガイドラインでは，現時点では十分なデータが示されておらず，悪性腫瘍および前がん病変の既往がある患者での使用は慎重に行うべきと示されている [13]．しかし，原病に対する治療を継続することが irAE を減らす可能性もあるため，免疫抑制剤治療継続については各薬剤の添付文書上では禁忌とはなっていない点を踏まえ主治医と密に相談する必要がある．

また，ステロイド内服については，抗 PD-1/PD-L1 抗体阻害薬投与前の非小細胞肺がん患者でのステロイド 10 mg/日以上の投与は予後不良であったとの報告もあるが [14]，この論文でのステロイドの使用については呼吸困難，疲労感，脳転移などの症状に対して投与されており，自己免疫疾患に対してのステロイド使用ではないため，判断は難しい．一方で，irAE に対して高用量のステロイドを使用し減量した後でも抗腫瘍効果は持続したとの報告も散見されるため，ステロイドについてはリスクとベネフィットを考えながら使用するべきである．RA や関節痛に対するステロイド使用についてはおおむね 10 mg/日以下で，できるだけ速やかに減量を行うことが推奨されている．また，DMARDs についても従来型 DMARDs に分類されるサラゾスルファピリジンやブシラミン，イグラチモドなどについて免疫抑制効果は少なく，悪性腫瘍合併例でも使用しやすい．

irAE としての関節痛への治療

米国臨床腫瘍学会（ASCO）よりガイドラインが発表された [15]．それによると関節痛の irAE が出現した場合，grade 1 の場合は NSAIDs などでの治療を行い，grade 2 では副腎皮質ステロイドを投与する．副腎皮質ステロイドの投与量については一般に RA では 10 mg/日程度以下でコントロールされる

べきで，このガイドラインでも grade 1 では 10 mg 以下を推奨され，緩やかに減量することが望ましい．少量ステロイドで改善しない場合は中等度量のステロイドおよび DMARDs を使用する．Grade 3, 4 の場合は高用量のステロイドを使用し，メトトレキサート，TNF 阻害薬，抗 IL-6 阻害薬の使用も考慮することが勧められている．ICI 継続の有無については grade 1 であれば投与継続しながら治療を行い，grade 2 以上ではいったん保留し，症状改善すれば投与再開可能と考えられている（表5）[15]．

自己免疫疾患の治療として副腎皮質ステロイド・免疫抑制剤療法がすでに行われている症例で irAE 関節炎や現病の増悪を示した症例に対して，DMARDs は効果発現が遅いため，まず副腎皮質ステロイド増量が必要である．

ICI 継続について関節炎のみであれば，副腎皮質ステロイド投与で症状改善できれば継続できるという報告がある．一方，膠原病において関節炎のみではなく，他の症状悪化した場合はステロイド増量を行い症状改善した後，出現した irAE の grade により，継続や再投与については検討する必要がある[8]．

おわりに

関節痛・関節炎を発症した自己免疫疾患患者において現病の悪化や新規 irAE のリスクではあるが，ICI 導入の妨げになるとは言えず，むしろ副腎皮質ステロイドなどを使用し自己免疫疾患自体をコントロールしながら使用することは irAE の発生を低下させる可能性もあり，原病の治療を行いながら ICI を行うことは重要である．

腫瘍随伴性の関節炎の場合，副腎皮質ステロイドはある程度効果を示すが，減量が困難な症例が多く，その場合には DMARDs 併用を試みられる．しかし DMARDs 不応例が多いため減量困難な例が多い．その場合，副腎皮質ステロイドは減量せず継続する必要がある．

表 5 • ICI 治療を受けた患者における irAE 炎症性関節炎の管理 (Brahmer JR, et al. J Clin Oncol. 2018; 36: 1714-68[15]) より改変)

grade	管理
grade 1：炎症，紅斑，または関節腫脹を伴う軽度の疼痛	・ICI 継続 ・アセトアミノフェンおよび / または NSAIDs で鎮痛を開始する
grade 2：炎症の徴候に伴う中等度の痛み紅斑，または関節腫脹，手段的日常 ADL の制限	・ICI を中断，症状コントロールできたら再開，およびプレドニゾロン<10 mg/日 ・鎮痛薬の増量：必要に応じてより高用量の NSAIDs を考慮 ・コントロール不良の場合は，プレドニゾロン 10～20 mg/日または相当量を 4～6 週間投与 ・改善した場合，次の 4～6 週中に反応に応じて緩やかに減量 ・最初の 4～6 週間で改善がみられない場合は，grade 3 として扱う ・コルチコステロイドの投与量を 3 カ月後に 10 mg/日まで下げることができない場合 DMARDs を検討する ・大関節に対する関節内コルチコステロイド注射を検討する ・リウマチ医への紹介
grade 3-4：炎症の徴候に伴う激痛，紅斑，または関節腫脹，不可逆的な関節損傷，身体の不自由，セルフケア ADL の制限	・一時的に ICI 中断，もし grade 1 またはそれ以下になった場合リウマチ医と相談し再開 ・経口プレドニゾロン 0.5～1 mg/kg を開始する ・4 週間後に改善しないまたは悪化した場合 synthetic DMARDs または biologic DMARDs を検討 synthetic：メトトレキサート，レフルノミド biologic：TNF-α 阻害剤，抗 IL-6 阻害剤（注：非常に稀だが抗 IL-6 阻害剤は腸穿孔を引き起こす可能性があり，大腸炎患者には使用しない） ・DMARDs 投与前にウイルス性 B 型肝炎，C 型肝炎，潜伏性 / 活動性検査 ・リウマチ医への紹介

[参考文献]
1) Abdel-Wahab N, Shah M, Lopez-Olivo MA, et al. Use of immune checkpoint inhibitors in the treatment of patients with cancer and preexisting autoimmune disease. A systematic review. Ann Intern Med. 2018; 168: 121-30.
2) Rugienė R, Dadonienė J, Aleknavičius E, et al. Prevalence of paraneoplastic rheumatic syndromes and their antibody profile among patients with solid tumours. Clin Rheumatol. 2011; 30: 373-80.
3) Kumagai S, Hayashi N. Immunofluorescence--still the 'gold standard' in ANA testing? Scand J Clin Lab Invest Suppl. 2001; 235: 77-83.
4) Agmon-Levin N, Damoiseaux J, Kallenberg C, et al. International recommendations for the assessment of autoantibodies to cellular antigens referred to as anti-nuclear antibodies. Ann Rheum Dis. 2014; 73: 17-23.
5) Ingegnoli F, Castelli R, Gualtierotti R. Rheumatoid factors: clinical applications. Dis Markers. 2013; 35: 727-34.
6) Newkirk MM. Rheumatoid factors: what do they tell us? J Rheumatol. 2002; 29: 2034-40.
7) Simard JF, Holmqvist M. Rheumatoid factor positivity in the general population. BMJ. 2012; 345: e5841.
8) Niewold TB, Harrison MJ, Paget SA. Anti-CCP antibody testing as a diagnostic and prognostic tool in rheumatoid arthritis. QJM. 2007; 100: 193-201.
9) Calabrese LH, Calabrese C, Cappelli LC. Rheumatic immune-related adverse events from cancer immunotherapy. Nat Rev Rheumatol. 2018; 14: 569-79.
10) Tocut M, Brenner R, Zandman-Goddard G. Autoimmune phenomena and disease in cancer patients treated with immune checkpoint inhibitors. Autoimmun Rev. 2018; 17: 610-6.
11) Leonardi GC, Gainor JF, Altan M, et al. Safety of programmed death-1 pathway inhibitors among patients with non-small-cell lung cancer and preexisting autoimmune disorders. J Clin Oncol. 2018; 36: 1905-12.
12) Dixon WG, Watson KD, Lunt M, et al. Influence of anti-tumor necrosis factor therapy on cancer incidence in patients with rheumatoid arthritis who have had a prior malignancy: results from the British Society for Rheumatology Biologics Register. Arthritis Care Res (Hoboken). 2010; 62: 755-63.
13) 日本リウマチ学会. 関節リウマチ (RA) に対する TNF 阻害薬使用ガイドライン (2019 年 6 月 29 日改訂版). https://www.ryumachi-jp.com/publish/guide/guideline_tnf/
14) Arbour KC, Mezquita L, Long N, et al. Impact of baseline steroids on efficacy of programmed cell death-1 and programmed death-ligand 1 blockade in patients with non-small-cell lung cancer. J Clin Oncol. 2018; 36: 2872-8.
15) Brahmer JR, Lacchetti C, Schneider BJ, et al. Management of immune-related adverse events in patients treated with immune checkpoint inhibitor therapy: American Society of Clinical Oncology Clinical Practice Guideline. J Clin Oncol. 2018; 36: 1714-68.

〈島田祐樹〉

第3章 症状に基づくirAEマネジメント

9

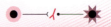

発熱, 出血傾向

KEY MESSAGE

- 免疫チェックポイント阻害薬（ICI）による免疫関連有害事象のうちの血液異常としては，すべての自己免疫性の血液疾患が起こり得る．
- 血球貪食症候群の初期症状としての発熱は重要であり，この時点でのステロイドなどによる介入は有用である．
- 血球貪食症候群は重篤化すれば致死的となり得るが，回復すれば基礎がんの寛解を伴うことが多い．
- 特発性（免疫学的）血小板減少性紫斑病にはステロイドが有用だが，ICIのrechallengingでは再度血小板減少をきたしやすい．

 はじめに

　免疫チェックポイント阻害薬（ICI）による免疫関連有害事象（irAE）のうちの血液異常としては，特発性（免疫学的）血小板減少性紫斑病（idiopathic thrombocytopenic purpura: ITP），自己免疫性溶血性貧血（autoimmune hemolytic anemia: AIHA），そしてやや頻度は低いが血球貪食症候群（hemophagocytic syndrome: HPS）などが重要である．頻度は低いが再生不良性貧血などの報告もあり，すべての自己免疫性の血液疾患が起こり得ると考えられる[1,2]．最近のJ Clin Oncol誌でのICIによるirAEの網羅的な総説では，血液irAEとして，ITP，AIHA，血栓性血小板減少性紫斑病（thrombotic thrombocytopenic purpura: TTP），溶血性尿毒症症候群，再生不良性貧血，リンパ球減少症，2次性血友病の合わせて7つがあげられている[3]．本稿では，それぞれ発熱と紫斑で発症することが多いHPSとITPの診断と治療について述べる．

☑ 血球貪食症候群（HPS）

　HPSとは，何らかの誘因により生体内の免疫応答が全般的に活性化し，特にマクロファージの活性化が著しいために，高熱を呈し，骨髄でマクロファージが血球貪食することによる汎血球減少，マクロファージによる直接的な障害などによる肝臓などの多臓器不全を呈する．その原因を除去する，あるいは免疫抑制療法を行うなどの治療を行わなければ，重篤化し数週間で致死的となることが多い．HPSが重篤化して典型的となればその診断は容易だが治療は困難となるため，早期に診断することが求められる．HPSの病態は，その先天性あるいは後天性の基礎疾患の契機となる事象（感染，薬剤，あるいは後天性の基礎疾患自体の増悪など）によって多彩であることが明らかとなっている．

　HPSはまず先天性と後天性に分けられるが，表1に示すようにそれぞれ多彩な病因による．その診断基準はHistiocyte Societyにより2004年に改訂されたHLH-2004ガイドライン（表1）であり，先天性の場合は表の（1）に示された遺伝子異常のいずれかを認めれば診断される[4]．それ以外では（2）に示された8つの症候，検査値異常のうち5つ以上を認めればHPSと診断される．この8つの基準のうち早期から認められるものとしては，発熱，血球減少が極めて重要である．血球を貪食したマクロファージを骨髄などで認めることは細胞・組織学的に極めて重要だが，トリグリセリド，フィブリノゲン，フェリチン，可溶性IL-2受容体の異常を複数認めれば特異度も高くなり，確定診断には必須の検査となる．

　先天性HPSでは遺伝子異常として細胞傷害性T細胞とNK細胞の殺細胞性機能に重要な細胞傷害性顆粒（アズール顆粒）の構成タンパクであるグランザイムやパーフォリンの欠損などの異常があるため，あるいはその他のゲノム異常による免疫不全のため，Epstein-Barrウイルスなどの初回感染時にウイルスに対する免疫応答が十分にできないが，そのためそれが遷延することからいわゆるcytokine stormを生じマクロファージなどが持続的に活性化する．

　後天性HPSの代表はリンパ腫関連のHPS（LAHPS）とウイルス感染症関連のHPS（VAHPS）であり，いずれもcytokine stormを生じおもにT細胞免疫応答が持続的に活性化し，引き続いてマクロファージなどの活性化を生じ

表1・Histiocyte Society による血球貪食症候群の診断基準 (Ramos-Casals M, et al. Lancet. 2014; 383: 1503-16[4])より改変)

下記の（1）または（2）を満たす．
(1) *PRF1, UNC13D, STXBP1, RAB27A, STX11, SH2D1A, XIAP* のいずれかの病的変異を有する．
(2) 下記の 8 つのうち 5 つ以上を満たす．
  (A) 以前からの診断基準
    ・体温が 38.5℃以上
    ・脾腫
    ・血球減少症（末梢血の 3 つの細胞系統のうち少なくとも 2 つが以下のとおり減少する）：
        ヘモグロビンが 90 g/L 未満（幼児の場合には 4 週間に満たない間にヘモグロビンが 100 g/L 未満）
        血小板が 100×10⁹/L 未満
        好中球が 1.0×10⁹/L 未満
    ・高トリグリセリド血症および／または低フィブリノゲン血症：
        空腹時血中トリグリセリドが 3.0 mmol/L（265 mg/dL）以上，フィブリノゲンが 1.5 g/L 以下
    ・骨髄，脾臓，リンパ節または肝臓の血球貪食像
  (B) 新たな診断基準
    ・NK 細胞の低活性化または不活性化
    ・フェリチンが 500 mg/L 以上
    ・可溶性 CD25〔可溶性 IL-2（インターロイキン 2）受容体〕が 2400 U/mL 以上

る．

　ICI の AE としての HPS の報告の多くはまだケースレポートにとどまっている．その 11 名を表2[5-13]にまとめたが，その発症までの特徴としては，男女差はなく，がん年齢に好発すること，ペムブロリズマブ後が最多だがさまざまな ICI でも生じていること，基礎疾患は悪性黒色腫が多いこと，症候として発熱と血球減少は必発であること，用いた ICI のコース数はさまざまだが 2 コースまでに発症することが比較的多かったことがあげられる．ICI と基礎疾患については，薬剤開発における多寡の差が関与した可能性がある．発症した HPS の治療法の特徴としては，ICI の休薬とステロイドは全例で用いられたが HPS 治療法として推奨されているエトポシドは 2 例のみで用いられていたこと，少数の難治例では他の免疫抑制剤も用いられていたことがあげられる．奏効割合は 73％（完全寛解 7 名，部分寛解 1 名）と比較的高かったが，残り 3 名はすべて HPS 関連で死亡していた．これには reporting bias が関与している可能性に注意を要する．ICI の rechallenging は 6 名で行われたが，

表2 • ICT関連HPSの特徴（N＝11） (Michot JM, et al. Ann Oncol. 2018; 29: 518-20[5]) より改変)

患者数：男性／女性	6/5
年齢：レンジ（中央値）	26～81（60）
Nivo/Pem/Ipi/PDL1/Nivo＋Ipi	2/4/2/1/2
因果関係：確実/おそらく（骨髄未検）	9/2
基礎疾患：MM/Uro/LK/Merkel	7/2/1/1
高熱/血球減少/肝障害/脾腫	11/11/6/4
ICI治療コース数：～2/3～6/7～	5/3/3
HPS治療：PSL/Etp/MMF/CyA/Tacro	11/2/1/1/1
HPS治療効果：CR/PR/SD以下（うち死亡）	7/1/3（3）
再治療での再HPSの有無：有/無/NA	なし/6/5
他の有害反応：肺臓炎/TEN/カンジダ肺炎	1/1/1
基礎がんの奏効：CR/PR/SD/PD/NA	5/1/0/0/5

Nivo：ニボルマブ，Pem：ペムブロリズマブ，Ipi：イピリマブ，PDL1：抗PD-L1抗体薬，MM：悪性黒色腫，Uro：泌尿器がん，LK：肺がん，Merkel：Merkel細胞がん，PSL：プレドニゾロン，Etp：エトポシド，MMF：モチフェル，CyA：シクロスポリン，Tacro：タクロリムス，TEN：中毒性表皮壊死症
CR：完全寛解，PR：部分寛解，SD：安定，PD：進行，NA：not available

　HPSを再度発症した患者はいなかった．興味深いことにHPS後の基礎がんの奏効について記載のあった6名すべてが奏効（完全寛解5名と部分寛解1名）していた．中にはICI開始後も増悪していたがんがHPS発症後に急速に寛解となった報告もある[10]．

　興味深い以下の報告では，HPSと併せて発熱を市販後調査のコホートで評価しており，頻度が示されていることと，発熱に対しての早期の大量ではないプレドニゾロン使用が奏効していることが注目される．MichotらはフランスのPharmacovigilanceデータベースのREISAMIC（2013年にGustave Roussyに設けられ，CTCAE v4.03のgrade 2以上のICIによるirAEsを登録している）を用いて，抗PD-1抗体，抗PDL-1抗体または抗CTLA-4抗体を2013年から2017年までに用いた患者1,212名を対象として，HPSと発熱反応を評価したところ，それぞれを1名（0.08%）と15名（1.32%）に認めた[5]．HPSのケースレポートの詳細は表2に記したが，小脳転移部位への出血で死亡した．15名の発熱反応をきたした患者の特徴（表3）は，男性にやや多かったこと，さまざまなICIの初回使用後に多かったこと，輸注

表3 • Grade 2以上のICI関連発熱反応をきたしたREISAMICレジストリー登録患者の特徴 (Michot JM, et al. Ann Oncol. 2018; 29: 518-20[5]) より改変)

患者数（男性／女性）	15 (10/5)
年齢：レンジ（中央値）	29～88 (61)
発熱反応のタイプ：IRR/IRF	7/8
Pem/Nivo/Atezol/PDL1	6/2/4/3
因果関係：確実／おそらく	2/13
基礎疾患 治療コース数：1/2 治療とIRRの間隔（レンジ：中央値） 治療とIRFの間隔（レンジ：中央値） 随伴症状：悪寒／フル症状／発疹／呼吸困難／下痢／腫瘍フレア／	14名/1名 7名（1～6時間：1時間） 8名（1～10日：5日） 8/2/1/2/2/2
治療 再治療での発熱の有無：有／無／NA 他の有害反応：肝炎／発疹／肺臓炎／大腸炎／口内炎／脱毛／無 基礎がんの奏効：PR/SD/PD/NA	5/8/2 2（1つはgrade3)/3/1/1/1/1/10 2/2/10/1

Pem: ペムブロリズマブ，Nivo: ニボルマブ，Atezol: アテゾリズマブ，PDL1: 抗PD-L1抗体薬
PR: 部分寛解，SD: 安定，PD: 進行，NA: not available

からそれぞれ24時間以内に発症した7名とそれ以降で10日目までに発症した8名はそれぞれ輸注関連反応と免疫関連発熱と分類されたこと，輸注関連反応の発症までの中央値は1時間であったこと，免疫関連発熱の中央値は5日であったこと，などである．随伴症状としては寒気と一過性の下痢が多かったが，悪性リンパ腫患者2名では腫瘍関連痛のフレアを認めた．治療としては，発熱反応を呈した大多数の患者には少量のプレドニゾロン（0.5 mg/kg，2ないし5日間）が用いられ，発熱反応をマネージできており，死亡に至ったのはその後にHPSを続発した1名のみであった．他のirAEとしては肝炎，発疹その他が認められた．HPSと異なる注目すべき点としては，ICI治療を再開した10名中5名が再発熱をきたしたこと，HPS後の基礎がんの奏効について記載のあった14名中部分寛解の2名のみであったことがあげられる．

　以上からは，HPSに対する治療とその前駆病態と考えられる発熱に対する治療の強度は，後者で低くてよい可能性がある．ただこの2つが本当に同じ病態の初期と末期なのかは不明であり，今後の症例の蓄積が必要である．そのためには発熱，血球減少などが出現すれば，早期からかつ継時的なHPS診断

基準の検査を行うことが重要と考えられる．

　ICIによる発熱とそれに引き続いてのHPSの鑑別診断としては，感染症，腫瘍熱などがあげられる．ただ，その早期診断，特に発熱のみの診断は困難な場合もあるので，感染症が鑑別できれば早期に中等量（0.5 mg/kg）程度までのステロイドの短期使用を検討すべきである．

　ICIによるHPSの鑑別診断としては，発熱と汎血球減少を伴うことから重症感染症，腫瘍の骨髄浸潤があげられる．ただ，これらの疾患がHPSと併存する場合も稀にはあることに注意を要する．HPSの診断には骨髄検査が必須であるが，マクロファージの血球貪食像は骨髄の塗沫標本とクロットまたは生検の組織標本の両者を評価するとその診断精度は向上する．腫瘍の骨髄浸潤についても同様である．

✅ 免疫学的血小板減少性紫斑病（ITP）

　ITPは，血小板に対する自己抗体による血小板減少とその減少が重篤（通常2万/μL以下）の場合には出血傾向を伴う病態である．大きく急性と慢性に分けられ，急性型の多くは感染症または薬剤に伴い，慢性型は他の自己免疫疾患と同様に中年以降の女性に多い．その診断は他の疾患を除外することにより，原発性あるいは続発性の骨髄機能不全を呈する腫瘍性および非腫瘍性の疾患による血小板減少の鑑別が重要である（表4）．ITPはその定義からも血小板減少±出血傾向のみを呈する．さらに骨髄検査にて他の疾患の存在を否定し，巨核球の減少がないことを確認することから確定診断する．ICIのAEで血小板減少を呈する他の疾患としては，HPS，TTP，再生不良性貧血などがあげられるが，多くはITPで呈する血小板減少±出血傾向以外の症候・検査値異常も呈することから鑑別できる．EDTAなどの抗凝固剤による偽性血小板減少症が稀に経過中に出現することがあるが，自動血球計算機による血小板凝集の検出によりその診断は容易である．

　ICIによるITPのケースレポート10名の特徴を表5にまとめた[14-22]．男女比は女性に多いが，特発性のITPほどの偏りはないこと，さまざまなICIの2コース使用後までに多かったこと，併存のirAEとしては橋本病2名と赤芽球癆1名があったこと，などである．発症したITPの治療法の特徴としては，

表4 • 特発性血小板減少性紫斑病の診断基準と分類

(難病情報センター. 特発性血小板減少性紫斑病（指定難病63）. http://www.nanbyou.or.jp/entry/303 より引用)

---

1. 自覚症状・理学的所見
   出血症状がある．出血症状は紫斑（点状出血および斑状出血）が主で，歯肉出血，鼻出血，下血，血尿，月経過多などもみられる．関節出血は通常認めない．出血症状は自覚していないが血小板減少を指摘され，受診することもある．
2. 検査所見
   (1) 末梢血液
   　①血小板減少：血小板 100,000/μL 以下．自動血球計数のときは偽血小板減少に留意する．
   　②赤血球および白血球は数，形態ともに正常，ときに失血性または鉄欠乏性貧血を伴い，また軽度の白血球増減をきたすことがある．
   (2) 骨髄
   　①骨髄巨核球数は正常ないし増加：巨核球は血小板付着像を欠くものが多い．
   　②赤芽球および顆粒球の両系統は数，形態ともに正常：顆粒球／赤芽球比（M/E比）は正常で，全体として正形成を呈する．
   (3) 免疫学的検査
   　血小板結合性免疫グロブリン G（PAIgG）増量，ときに増量を認めないことがあり，他方，特発性血小板減少性紫斑病以外の血小板減少症においても増加を示し得る．
3. 血小板減少をきたし得る各種疾患を否定できる＊．
4. 1および2の特徴を備え，さらに3の条件を満たせば特発性血小板減少性紫斑病の診断を下す．除外診断にあたっては，血小板寿命の短縮が参考になることがある．

＊血小板減少をきたす他の疾患
薬剤または放射線障害，再生不良性貧血，骨髄異形成症候群，発作性夜間血色素尿症，全身性エリテマトーデス，白血病，悪性リンパ腫，骨髄がん転移，播種性血管内凝固症候群，血栓性血小板減少性紫斑病，脾機能亢進症，巨赤芽球性貧血，敗血症，結核症，サルコイドーシス，血管腫などがある．感染症については，特に小児のウイルス性感染症やウイルス生ワクチン接種後に生じた血小板減少は特発性血小板減少性紫斑病に含める．
先天性血小板減少症としては，Bernard-Soulier 症候群，Wiskott-Aldrich 症候群，May-Hegglin 症候群，Kasabach-Merritt 症候群などがある．

ICI の休薬とステロイドは全例で用いられたがプレドニゾロン同様に即効性のある免疫グロブリンは5名のみで用いられていたこと，少数の難治例では抗CD20抗体のリツキシマブやトロンボポエチンアナログも用いられていたことがあげられる．血小板の低下傾向が急なときに重篤な出血をきたすことが多く，血小板減少の程度が強くとも慢性に経過している場合には出血傾向が強くない場合も多いことが，上述の治療介入法の選択に関与した可能性がある．奏効割合は90％（完全寛解7名，部分寛解2名）と比較的高かったが残り1名は脳出血で死亡していた．これには reporting bias が関与している可能性に

表5 • ICT関連ITPの特徴（N＝10）(文献14〜22をもとに作成)

患者数: 男性／女性	4/6
年齢: レンジ（中央値）	32〜79 (54)
Nivo/Pem/Nivo＋Ipi	5/4/1
因果関係: 確実/おそらく	9/1
基礎疾患: MM/LK/HL	7/2/1
治療コース数: 〜2/3〜6/7〜	5/3/2
治療: PSL/IVIG/R	10/5/1
治療効果: CR/PR/SD以下（うち出血死）	7/2/1 (1)
再治療での再血小板減少の有無: 有/無/NA	2/2/6
他の有害反応: 橋本病／赤芽球癆／無	2/1/7
基礎がんの奏効: CR/PR/SD/PD/NA	0/0/0/3/7

Nivo: ニボルマブ, Pem: ペムブロリズマブ, Ipi: イピリムマブ, MM: 多発性骨髄腫, LK: 肺がん, HL:Hodgkinリンパ腫, PSL: プレドニゾロン, IVIG: 免疫グロブリン, R: リツキシマブ
CR: 完全寛解, PR: 部分寛解, SD: 安定, PD: 進行, NA: not available

注意を要する．ICIのrechallengingは4名で行われたが，うち2名は再度血小板減少を生じた．ITP後の基礎がんの奏効について記載のあった3名すべてが病勢増悪であった．

✅ おわりに

　ICIによる血液irAEのうち比較的に頻度の高いHPS（＋発熱）とITPをレビューした．サイトカインストームを含む免疫応答全般の活性化によるHPSと血小板特異的免疫応答の活性化によるITPでは病態が大きく異なるが，ともにICIの休薬とステロイドなどの免疫抑制剤の奏効割合は高かったので，早期診断による治療介入の有用性が示された．ITPではICIのrechallengingによる再発が高頻度であったこととICIの抗がん効果が高くなかったことから，他のICIなどへの変更の検討を要する．一方HPSではICIのrechallengingによる再発は少ないようであるが，ICIの抗がん効果は比較的高く，中止のままでの寛解維持も報告されている．今後はICI使用患者の前向き研究などにより，それぞれのirAEのマネージ法，さらにはirAE出現と抗がん効果の関連などの臨床病態の詳細な研究が重要となると考えられる．

第3章　症状に基づくirAEマネジメント

[参考文献]
1) Brahmer JR, Lacchetti C, Schneider BJ, et al. Management of immune-related adverse events in patients treated with immune checkpoint inhibitor therapy: American Society of Clinical Oncology Clinical Practice Guideline. J Clin Oncol. 2018; 36: 1714-68.
2) Delanoy N, Michot JM, Comont T, et al. Haematological immune-related adverse events induced by anti-PD-1 or anti-PD-L1 immunotherapy: a descriptive observational study. Lancet Haematol. 2019; 6: e48-e57.
3) Sui JD, Wang Y, Wan Y, et al. Risk of hematologic toxicities with programmed cell death-1 inhibitors in cancer patients: a meta-analysis of current studies. Drug Des Devel Ther. 2018; 12: 1645-57.
4) Ramos-Casals M, Brito-Zerón P, López-Guillermo A, et al. Adult haemophagocytic syndrome. Lancet. 2014; 383: 1503-16.
5) Michot JM, Pruvost R, Mateus C, et al. Fever reaction and haemophagocytic syndrome induced by immune checkpoint inhibitors. Ann Oncol. 2018; 29: 518-20.
6) Malissen N, Lacotte J, Du-Thanh A, et al. Macrophage activation syndrome: A new complication of checkpoint inhibitors. Eur J Cancer. 2017; 77: 88-9.
7) Sadaat M, Jang S. Hemophagocytic lymphohistiocytosis with immunotherapy: brief review and case report. J Immunother Cancer. 2018; 6: 49.
8) Hantel A, Gabster B, Cheng JX, et al. Severe hemophagocytic lymphohistiocytosis in a melanoma patient treated with ipilimumab + nivolumab. J Immunother Cancer. 2018; 6: 73.
9) Lorenz G, Schul L, Bachmann Q, et al. Hemophagocytic lymphohistiocytosis secondary to pembrolizumab treatment with insufficient response to high-dose steroids. Rheumatology (Oxford). 2019; 58: 1106-9.
10) Satzger I, Ivanyi P, Länger F, et al. Treatment-related hemophagocytic lymphohistiocytosis secondary to checkpoint inhibition with nivolumab plus ipilimumab. Eur J Cancer. 2018; 93: 150-3.
11) Shah D, Shrestha R, Ramlal R, et al. Pembrolizumab associated hemophagocytic lymphohistiocytosis. Ann Oncol. 2017; 28: 1403.
12) Takeshita M, Anai S, Mishima S, et al. Coincidence of immunotherapy-associated hemophagocytic syndrome and rapid tumor regression. Ann Oncol. 2017; 28: 186-9.
13) Sasaki K, Uehara J, Iinuma S, et al. Hemophagocytic lymphohistiocytosis associated with dabrafenib and trametinib combination therapy following pembrolizumab administration for advanced melanoma. Ann Oncol. 2018; 29: 1602-3.
14) Kanameishi S, Otsuka A, Nonomura Y, et al. Idiopathic thrombocytopenic purpura induced by nivolumab in a metastatic melanoma patient with elevated PD-1 expression on B cells. Ann Oncol. 2016; 27: 546-7.
15) Bulbul A, Mustafa A, Chouial S, et al. Idiopathic thrombocytopenic purpura and autoimmune neutropenia induced by prolonged use of nivolumab in Hodgkin's lymphoma. Ann Oncol. 2017; 28: 1675-6.
16) Karakas Y, Yuce D, Kılıckap S. Immune thrombocytopenia induced by nivolumab in a metastatic non-small cell lung cancer patient. Oncol Res Treat. 2017; 40: 621-2.
17) Jotatsu T, Oda K, Yamaguchi Y, et al. Immune-mediated thrombocytopenia and

hypothyroidism in a lung cancer patient treated with nivolumab. Immunotherapy. 2018; 10: 85-91.
18) Le Roy A, Kempf E, Ackermann F, et al. Two cases of immune thrombocytopenia associated with pembrolizumab. Eur J Cancer. 2016; 54: 172-4.
19) Berger M, Amini-Adlé M, Crumbach L, et al. A case of immune thrombocytopaenia induced by pembrolizumab in a metastatic melanoma patient with a history of immune-mediated pure red cell aplasia. Eur J Cancer. 2019; 110: 49-52.
20) Pföhler C, Eichler H, Burgard B, et al. A case of immune thrombocytopenia as a rare side effect of an immunotherapy with PD1-blocking agents for metastatic melanoma. Transfus Med Hemother. 2017; 44: 426-8.
21) Shiuan E, Beckermann KE, Ozgun A, et al. Thrombocytopenia in patients with melanoma receiving immune checkpoint inhibitor therapy. J Immunother Cancer. 2017; 5: 8.
22) Philipp M, Frischhut N, Tschachler A, et al. Pseudoprogression with subsequent complete response and severe thrombocytopenia to checkpoint inhibitor immunotherapy in a patient with advanced mucosal melanoma of the sinonasal cavity. Anticancer Drugs. 2018; 29: 914-8.

〈塚崎邦弘〉

第3章 症状に基づくirAEマネジメント

10 皮疹，痒み

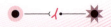

> **KEY MESSAGE**
> - 皮疹は頻度の高い免疫関連有害事象の一つである．
> - 皮疹について，さまざまな病型が報告されている．
> - ほとんどが軽症の経過をたどるが，稀に重症型薬疹の報告もあるため注意が必要である．

はじめに

　現在，免疫チェックポイント阻害薬（ICI）は多くの診療科のがん治療で使用されており，今後も適応症の追加が予想される．ICIによる皮膚障害は数ある免疫関連有害事象（irAE）の中でも頻度が高いものの一つである．さらに，目にみえる体表に皮疹が出現し，瘙痒を伴うことも多いため，患者本人から訴えや質問をしばしば受ける．このような場合には治療に携わるチームの一員として，皮膚科医以外の医療スタッフにも適切な対応が要求される．本項では，ICIによる皮膚障害について知識を深め，どのように対応すべきかについて述べる．

皮膚障害の種類

斑状丘疹状皮疹，瘙痒症

　皮膚障害の多くは紅斑や丘疹を主体とする斑状丘疹状皮疹や瘙痒症の病型を示す（図1）．一般にICIによる皮膚障害は軽症なことが多く，対症療法で症状をコントロールできることが多い．

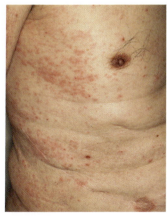
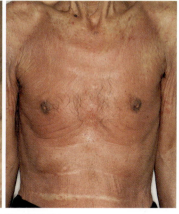

図 1・ICI による皮膚障害（斑状丘疹状皮疹）
腎がんに対しニボルマブ投与中の症例（左図）．体幹に融合傾向のある紅色丘疹を認める．
肺がんに対しペムブロリズマブ投与中の症例（右図）．全身にびまん性の潮紅を示し紅皮症化している．

重症型薬疹（Stevens-Johnson 症候群，中毒性表皮壊死症）

　頻度は低いものの重症型薬疹である Stevens-Johnson 症候群や中毒性表皮壊死症が生じた報告もある[1,2]．重症型薬疹は治療が遅れると死に至ることも珍しくない．よって，診察の際には，重症型薬疹の徴候である発熱，眼・鼻腔・口腔・外陰部の粘膜症状，疼痛を伴い急激に拡大する紅斑，水疱・びらんの有無に十分注意する必要がある．これらの徴候を確認した場合は早急な診断確定と治療開始が必要となることをチームの全員が心得ておく．

その他の皮膚障害

　上記皮膚障害以外にもさまざまな皮疹が報告されている（表 1）．比較的多く報告されているのは，厚い鱗屑を伴う乾癬型や苔癬型の皮疹である（図 2）．乾癬型の皮疹では，尋常性乾癬と同様にヘルパー T17 細胞による炎症性サイトカインの過剰発現が生じていると言われている[3]．その他，類天疱瘡（図 3），皮膚筋炎，Sjögren 症候群，サルコイドーシス，脱毛症など ICI により誘発された自己免疫抑制の解除に伴う皮疹を呈することもある．

表1 • ICI による皮膚障害 (Sibaud V. Am J Clin Dermatol. 2018; 19: 345-61[5] より改変)

頻度の高いもの
・斑状丘疹状皮疹
・瘙痒症
比較的頻度の高いもの
・乾癬
・苔癬様皮疹
・白斑
・類天疱瘡
頻度の低いもの（散発報告）
・結節性紅斑様脂肪織炎
・放射線増感作用
・一時的棘融解性皮膚症（Grover 病）
・好中球性皮膚症（Sweet 病，壊疽性膿皮症）
・皮膚筋炎
・Sjögren 症候群
・壊死性血管炎
・痤瘡様皮疹，酒皶
・環状肉芽腫
・多形紅斑，中毒性表皮壊死融解症，Stevens-Johnson 症候群
・急性汎発性発疹性膿疱症
・薬剤性過敏症症候群（drug-induced hypersensitivity syndrome: DIHS）
・光過敏症
・じんま疹
・脱毛症
・強皮症様反応
・爪甲変化
・ケラトアカントーマ，日光角化症，有棘細胞がん

このような皮疹は多彩であるが，特徴的なことも多い．皮疹から早期に診断・治療ができれば，重症化を防ぐことができる可能性がある．よって，<u>頻度の高い紅斑や丘疹と異なる皮疹（水疱，びらん，潰瘍，結節，厚い鱗屑，粘膜症状など）を認めた場合は，皮膚科医にコンサルトすることが必要である</u>．

☑ 発生頻度

ICI 投与下のがん種による皮疹の発生頻度には差があり，非小細胞肺がんや腎細胞がんと比較して，メラノーマ（悪性黒色腫）における皮疹の発生頻度がやや高いと報告されている[4]．しかしながら，後述する白斑を除けば，実臨床ではがん種間での皮疹発生頻度の差はあまり感じない．

皮疹，痒み

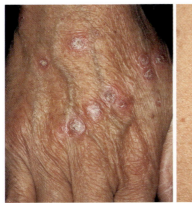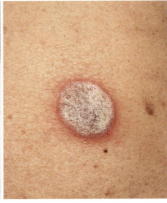

図2・ICI投与下に生じた乾癬型皮疹
胃がんに対し，ニボルマブ投与中の症例．厚い鱗屑を持つ紅色局面を認める．本症例では，瘙痒はごく軽度であり，通常の尋常性乾癬の好発部位である肘頭や膝蓋に皮疹は認めなかった．

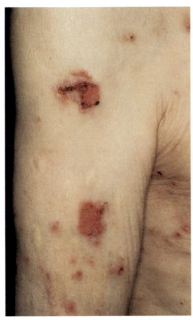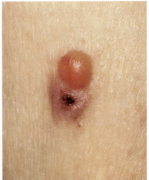

図3・ICI投与下に発症した類天疱瘡
メラノーマに対しペムブロリズマブ投与中の症例．痂皮を伴うびらんや紅斑・丘疹を認める．比較的激しい瘙痒を伴う．びらん形成前は約2 cm大までの大小の緊満性水疱を生じていた（右図）．

メラノーマにおける海外臨床試験のデータでは，皮膚障害（全 grade）の発生頻度は，抗 PD-1 抗体で 34～42％，抗 CTLA-4 抗体で 43.5～58.5％，抗 PD-1 抗体＋抗 CTLA-4 抗体で 58.5～71.5％と報告されている[5]．ICI 投与にておよそ半数の患者に何らかの皮膚障害が生じ，併用療法でより発生頻度が高い．Grade 3 以上の皮膚障害は，抗 PD-1 抗体で≦2％，抗 CTLA-4 抗体で≦3％，抗 PD-L1 抗体＋抗 CTLA-4 抗体で 4～9.5％と報告されている[5]．このように，単剤投与では皮膚障害の重症化は稀である．

一方で，数例ではあるが Stevens-Johnson 症候群，中毒性表皮壊死症が報告されている[1,2]．

✓ 発生時期

皮膚障害の発生時期は既報告を平均すると，投与開始から抗 PD-1 抗体で 5 週間，抗 CTLA-4 抗体で 3～4 週間，抗 PD-1 抗体＋抗 CTLA-4 抗体の併用療法で 2 週間，であり併用療法でより早期に皮疹が出現する傾向にある[5]．このように発生時期は，投与開始してから数回後が多いようであるが，初回投与直後に皮疹が生じた報告もある．また，その因果関係は確定的ではないが，ICI 投与開始から 4～7 カ月後に，Stevens-Johnson 症候群が発生した報告もある[6,7]ため，その他の irAE と同様に ICI 治療中もしくは治療終了後も長期に注意を払わなければならない．

✓ 治療

皮膚障害の重症度評価

皮膚障害に関する治療アルゴリズムが複数提唱されているが，いずれも内容はほぼ同様である[8-10]（図 4）．これらのアルゴリズムでは Common Terminology Criteria for Adverse Events（CTCAE）の重症度により治療を決定しており，最初に重症度を判断することが必要となる．皮膚障害の種類により重症度の定義はやや異なるが，頻度の高い斑状丘疹状皮疹を例にあげると，その重症度は体表面積に占める皮疹面積の割合によって決定される．体表面積 <10％のものを grade 1，10～30％を grade 2，>30％を grade 3 と定義している（CTCAE では斑状丘疹状皮疹に grade 4 の定義はない）．ちなみに，

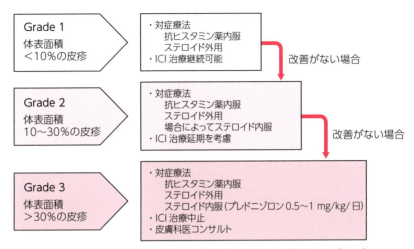

図4 • ICIによる皮膚障害（斑状丘疹状皮疹）における治療アルゴリズム
GradeはCTCAE version 4による．

体表面積1%はてのひら1枚分の面積と同等である（手掌法）．また，成人の場合，頭部・体幹・四肢を9%ごとに区分した「9の法則」は皮疹が出現している体表面積を把握するのに有用である（図5）．

治療アルゴリズム

　多くの軽症例（grade 1〜2）では抗ヒスタミン薬内服とステロイド外用による対症療法でコントロールできる．そのため，軽症例では主治医判断のもと，ベリーストロングクラスのステロイド軟膏外用や第2世代抗ヒスタミン薬（抗アレルギー薬）内服を開始して経過をみてよい．治療抵抗性の場合や重症例（grade 3）ではステロイドの全身投与をはじめとする免疫抑制治療を検討する必要があり，皮膚科医へのコンサルトを要する（図4）．

皮膚科医へのコンサルトの具体例

　緊急で皮膚科専門医へのコンサルトが必要な症状として，Puzanovら[8]は，① 体表面積30%以上の皮疹，② 体表面積1%以上の水疱，③ 粘膜症状を伴う皮疹，④ CTCAEにおけるgrade 3以上の皮疹，⑤ 痛みを伴う皮疹をあげ

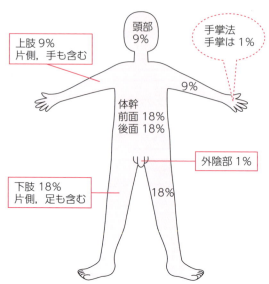

図 5・体表面積の換算法（9 の法則，手掌法）
9 の法則では体表面積を体のパーツごとに 9 を基準とした％で表す．頭部 9％，体幹 18％×2（前後），上肢 9％×2（左右），下肢 18％×2（左右），陰部 1％．簡易な方法として，手掌法があり，てのひら 1 枚分を体表面積の 1％として換算する．

ている．

　緊急は要さないが皮膚科医のコンサルトが必要な症状として，① 診断がよくわからない皮疹，② 悪化傾向を示す grade 2 以上の皮疹，③（重症薬疹へ移行する可能性を持つ）多形紅斑，④ 水疱，⑤ 外用治療に対する反応が乏しい乾癬や苔癬型の皮疹をあげている．

　このように，皮疹の面積だけでなく個々の皮疹を観察し，前述したような重症化や特殊な皮疹を察知することが大切である．

臨床的バイオマーカーとしての白斑

　白斑とは，皮膚の色が白く抜けた脱色素斑のことである．皮膚の表皮基底層に分布するメラノサイトが減少ないし消失するために脱色素斑を生じる後天性の疾患を尋常性白斑と呼称する．その原因は未だ解明されていないが，抗メラ

皮疹，痒み

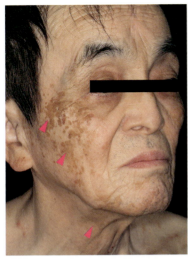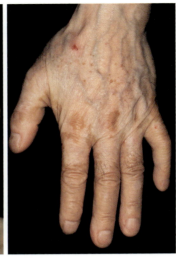

図6・ICI 投与下に生じた白斑
メラノーマに対しペムブロリズマブ投与中の症例．奏効とともに数カ月で急速に全身に拡大した．顔面から頸部（左図），手背（右図）に不整形で境界明瞭な脱色素斑を認める．頬の色素斑様にみえる部分（左図：赤色矢印），指先（右図）が，本来の皮膚の色調である．

ノサイト抗体産生やメラノサイト傷害性 T 細胞の浸潤など自己免疫的機序の他，酸化ストレスによるメラニン産生の障害などが考えられている．生体内でメラノサイトは，メラニンを産生し紫外線から皮膚を防御している．メラノサイトががん化するとメラノーマとなる．

　進行期メラノーマに対し，抗 PD-1 抗体を投与した際に白斑の出現を経験する（図6）．その頻度は，7.5〜8.3％と報告されており[5]，一般人口における尋常性白斑の発生頻度 0.5〜1％[11] に比較して明らかに高い．さらに，肺がんや腎がんなどその他のがん種よりもメラノーマにおいて ICI 投与中の白斑の発生頻度は高い[12]．これは，メラノーマ細胞および正常メラノサイトの共通抗原に対する免疫反応が ICI により活性化されるためと推測されている[13]．興味深いことに，メラノーマにおける抗 PD-1 抗体投与下での白斑の出現は，抗 PD-1 抗体の奏効と相関があることが報告されている[14, 15]．実際に，ICI による治療経過中に白斑の拡大が持続する症例，治療途中で拡大が止まる症

例，さらには色素が再生し白斑が縮小する症例など，さまざまな白斑の動態を経験する．なかでも，メラノーマの多発転移に対し抗 PD-1 抗体投与開始から 1 カ月で白斑が出現し，半年後に白斑の拡大とともに転移巣の完全奏効を得たものの，その後に白斑の再色素化と同時期にメラノーマの再発を生じた例を経験している[16]．これは，抗 PD-1 抗体投与における白斑の動態が抗 PD-1 抗体の臨床効果を表すバイオマーカーとしての可能性を示している．

☑ おわりに

皮膚障害は，重症度は低いものの頻度の高い有害事象であり，患者の QOL を妨げるものである．稀ではあるが重症例も報告されているため，治療チーム個々のスタッフの適切な判断と対応が望まれる．

[参考文献]

1) Vivar KL, Deschaine M, Messina J, et al. Epidermal programmed cell death-ligand 1 expression in TEN associated with nivolumab therapy. J Cutan Pathol. 2017; 44: 381-4.
2) Saw S, Lee HY, Ng QS. Pembrolizumab-induced Stevens-Johnson syndrome in non-melanoma patients. Eur J Cancer. 2017; 81: 237-9.
3) Tanaka R, Okiyama N, Okune M, et al. Serum level of interleukin-6 is increased in nivolumab-associated psoriasiform dermatitis and tumor necrosis factor-alpha is a biomarker of nivolumab recativity. J Dermatol Sci. 2017; 86: 71-3.
4) Khoja L, Day D, Wei-Wu Chen T, et al, Tumour- and class-specific patterns of immune-related adverse events of immune checkpoint inhibitors: a systematic review. Ann Oncol. 2017; 28: 2377-85.
5) Sibaud V. Dermatologic reactions to immune checkpoint inhibitors: skin toxicities and immunotherapy. Am J Clin Dermatol. 2018; 19: 345-61.
6) Hwang A, Iskandar A, Dasanu CA. Stevens-Johnson syndrome manifesting late in the course of pembrolizumab therapy. J Oncol Pharm Pract. 2019; 25: 1520-2.
7) Dasanu CA. Late-onset Stevens-Johnson syndrome due to nivolumab use for hepatocellular carcinoma. J Oncol Pharm Prac. 2019. doi: 10.1177/1078155219830166.
8) Puzanov I, Diab A, Abdallah K, et al. Managing toxicities associated with immune checkpoint inhibitors: consensus recommendations from the Society for Immunotherapy of Cancer (SITC) Toxicity Management Working Group. J Immunother Cancer. 2017; 5: 95.
9) Spain L, Diem S, Larkin J. Management of toxicities of immune checkpoint inhibitors. Cancer Treat Rev. 2016; 44: 51-60.
10) Belum VR, Benhuri B, Postow MA, et al. Characterisation and management of dermatologic adverse events to agents targeting the PD-1 receptor. Eur J Cancer.

2016; 60: 12-25.
11) 鈴木民夫, 金田眞理, 種村 篤, 他. 日本皮膚科学会ガイドライン　尋常性白斑診療ガイドライン. 日本皮膚科学会雑誌. 2012; 122: 1725-40.
12) Sibaud V, Meyer N, Lamant L, et al. Dermatologic complications of anti-PD-1/PD-L1 immune checkpoint antibodies. Curr Opin Oncol. 2016; 28: 254-63.
13) Rosenberg SA, White DE. Vitiligo in patients with melanoma: normal tissue antigens can be targets for cancer immunotherapy. J Immunother Emphasis Tumor Immunol. 1996; 19: 81-4.
14) Nakamura Y, Tanaka R, Asami Y, et al. Correlation between vitiligo occurrence and clinical benefit in advanced melanoma patients treated with nivolumab: a multi-institutional retrospective study. J Dermatol. 2017; 44: 117-22.
15) Hua C, Boussemart L, Mateus C, et al. Association of vitiligo with tumor response in patients with metastatic melanoma treated with pembrolizumab. JAMA dermatol. 2016; 152: 45-51.
16) Nakamura Y, Teramoto Y, Asami Y, et al. Nivolumab therapy for treatment-related vitiligo in a patient with relapsed metastatic melanoma. JAMA dermatol. 2017; 153: 942-4.

〈寺本由紀子〉

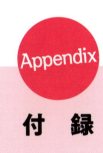

付 録

付録 1 • 埼玉医科大学国際医療センター irAE 対応チャート

臨床症状	irAE として鑑別すべき病態	対応診療科	検査項目	コンサルトの基準となる所見
食欲不振	肝機能障害	消化器内科	検血, 生化学 (TB, DB, AST, ALT, ALP, γGTP, LDH, ChE)	AST>150 or ALT>150, or T.Bil>4.5
	副腎不全／下垂体炎	糖尿病内分泌代謝内科	ACTH, Cortisol, Na, K, Cl, 検血 (好酸球)	ACTH<5.0 pg/mL, Cortisol<2.5μg/dL, Na<130 mEq/L
	リンパ球性胃炎	消化器内科	上部消化管内視鏡, CT, 血中好酸球数	嘔気・嘔吐, 腹痛など上部消化器症状, CT 異常
倦怠感	肝機能障害	消化器内科	検血, 生化学 (TB, DB, AST, ALT, ALP, γGTP, LDH, ChE)	AST>150 or ALT>150, or T.Bil>4.5
	甲状腺機能低下症	糖尿病内分泌代謝内科	TSH, FT_3, FT_4	TSH>10μIU/mL or FT_3<2.15 pg/mL or FT_4<1.00 ng/dL
	甲状腺機能亢進症	糖尿病内分泌代謝内科	TSH, FT_3, FT_4	TSH<0.4μIU/mL or FT_3>4.24 pg/mL or FT_4>1.70 ng/dL
	副腎不全／下垂体炎	糖尿病内分泌代謝内科	ACTH, Cortisol, Na, K, Cl, 検血 (好酸球)	ACTH<5.0 pg/mL, Cortisol<2.5μg/dL, Na<130 mEq/L
脱力感／運動機能障害	自己免疫性筋炎・重症筋無力症	支持医療科	CK, アルドラーゼ	脱力感, 筋痛を自覚した際
	ギランバレー症候群	脳卒中・神経内科		
	脳炎	脳卒中・神経内科	頭部 MRI	
口渇／多飲／多尿	糖尿病 (劇症型 I 型糖尿病)	糖尿病内分泌代謝内科	血糖, 尿糖, 尿ケトン, HbA1c, 動脈血液ガス分析, C-ペプチド	血糖 200 mg/dL, 尿ケトン体陽性, HbA1c 6.5% 以上
	腎機能障害	腎臓内科	尿定性, 定量 (蛋白, Cre), 沈渣, S-Cre, eGFR, シスタチン C, BUN, UA, Na, K, Cl	S-Cr 0.3 mg/dL 以上上昇, eGFR 30% 以上低下, UPCR 1.0 g/gCr 以上, 顕微鏡的血尿出現
労作時呼吸苦	心筋炎	心臓内科	CK, CK-MB, LDH, トロポニン I, 心電図, 心エコー, 胸部 X 線	CK, CK-MB 当院検査室の基準値以上, 心電図異常 (機械読影)
	間質性肺炎	呼吸器内科	胸部 CT, 動脈血液ガス分析, KL-6, SP-D, CRP	CT で新たな肺異常影を指摘された場合, 低酸素時 (SpO_2<93% or PaO_2 70 torr 以下)
	貧血 (消化管出血・溶血性貧血)	消化器内科・造血器腫瘍科	検血, 網赤血球, Fe, 直接・間接ビリルビン, LDH, UIBC, フェリチン, ハプトグロビン	溶血性貧血を疑う所見 (造血器腫瘍科)

臨床症状	irAEとして鑑別すべき病態	対応診療科	検査項目	コンサルトの基準となる所見
咳	間質性肺疾患(肺障害)	呼吸器内科	胸部CT, 動脈血液ガス分析, KL-6, SP-D, CRP	CTで新たな肺異常影を指摘された場合, 低酸素時 (SpO_2<93% or PaO_2 70 torr以下)
	気管支喘息	呼吸器内科	検血（白血球分画）, IgE, 呼吸機能検査	胸部聴診で喘鳴を聴取する場合, 好酸球数 1500/μL以上
	感染性肺炎	呼吸器内科	胸部CT, 喀痰培養（一般菌/抗酸菌）, マイコプラズマ抗体, 尿中肺炎球菌抗原, T-spot	CTで新たな肺異常影を指摘された場合, 低酸素時 (SpO_2<93% or PaO_2 70 torr以下)
むくみ	心筋炎	心臓内科	CK, CK-MB, LDH, トロポニンI, 心電図, 心エコー, 胸部X線	CK, CK-MB当院検査室の基準値以上, 心電図異常（機械読影）
	甲状腺機能低下症	糖尿病内分泌代謝内科	TSH, FT_3, FT_4	TSH>10μIU/mL or FT_3<2.15 pg/mL or FT_4<1.00 ng/dL
	腎機能障害	腎臓内科	尿定性, 定量（蛋白, Cre）, 沈査, S-Cre, eGFR, シスタチンC, BUN, UA, Na, K, Cl	S-Cr 0.3 mg/dl以上上昇, eGFR 30％以上低下, UPCR 1.0 g/gCr以上, 顕微鏡的血尿出現
腹痛	リンパ球性胃炎	消化器内科	上部消化管内視鏡	嘔気・嘔吐, 腹痛など上部消化器症状, CT異常
	大腸炎	消化器内科	下部消化管内視鏡, 便潜血	grade 2以上の下痢, grade 2以上の大腸炎
	自己免疫性膵炎	消化器内科	Amy, 尿Amy, lipase, Ca, 腹部画像検査（腹部エコー/腹部CT/腹部MRI）	腹部画像検査で膵炎と診断された場合
関節痛	リウマチ	支持医療科	抗核抗体, RF, 抗CCP抗体, 検血, CRP	関節痛, ひどい口渇感
発熱	血球貪食症候群	造血器腫瘍科	検血, 網赤血球, Fe, UIBC, フェリチン, トリグリセリド, 骨髄像	続く発熱
出血傾向	免疫性血小板減少性紫斑病	造血器腫瘍科	検血, 網赤血球, Fe, UIBC, フェリチン, PAIgG, 網血小板数, 骨髄像	血小板数減少
下痢/血便	大腸炎	消化器内科	血算, 血沈, CRP, TP, ALB, 便培養, CDトキシン, CMV抗原, CT検査, 下部消化管内視鏡	grade 2以上の下痢, grade 2以上の大腸炎

付録2・クリニカルパスの例

登録番号：
患者氏名：
生年月日：

呼吸器腫瘍の免疫療法

☐ オプジーボ　　☐ キイトルーダ
☐ テセントリク　☐ イミフィンジ

経過		入院日
月／日		
日数		1
達成目標		入院生活について理解できる 治療の内容・注意事項を理解できる 患者日誌の記載の仕方がわかる
治療 処置 検査		採血、尿・便検査、動脈血液ガス検査、レントゲン、心電図があります
安静度		病院内自由です（診察や説明などがある場合がありますので、病棟を離れる際には看護師までご連絡ください）
清潔		シャワー浴できます
排泄等		制限ありません
看護計画	観察	身長、体重、体温、血圧、脈拍、酸素飽和度を測定します 痛みの有無と程度を毎日確認します 治療に対する疑問・不安なことがないかを確認します 1日の排尿・排便回数を毎日確認します
	ケア	治療の説明に対して不明点・確認事項に対応します
	教育・指導	入院中の生活について説明します （手指衛生・転倒予防・床ずれ予防・疼痛評価について） 息苦しさ、だるさなどがある場合は看護師にお知らせください
リハビリ		退院時まで予定していません
栄養・食事		制限はありません 症状や既往歴により治療食や食止めになる場合があります 必要時NST（栄養サポートチーム）が介入する場合があります
説明・指導		医師より治療についての説明があります 治療薬の副作用に関するDVDを視聴し、薬剤師より薬剤についての説明があります 薬剤師より患者日誌記載の説明があります
特記事項		この計画はおよその経過をお知らせするものです 患者様に応じて内容が変更することがありますが、その際はお知らせいたしますのでご了承ください 患者確認のため患者識別バンド（IDバンド）を装着します。確認の際、フルネーム・生年月日をお答えください 薬剤師より薬歴調査があります。持参薬がある場合はお伝えください 不明な点は遠慮なく質問してください

を受ける患者さんへ

診療科　　　　　
主治医　　　　　
担当看護師　　　　　
病名　　　　　

薬剤投与日	退院日
1	1
不安なく治療を受けることができる アレルギー症状など異常の出現時、スタッフに報告できる	副作用を理解し報告できる 日常生活の注意点を理解できる
治療薬を点滴します	
点滴中は病棟内でお過ごしください	病院内自由です （病棟を離れる際には看護師までご連絡ください）
体温、血圧、脈拍、酸素飽和度を測定します アレルギー症状（点滴部位の痛み・腫れ・息苦しさ ・胸の痛み・動悸・ほてり・湿疹など）を観察します	退院後の日常生活について 疑問・不安なことがないか確認します
点滴治療が予定通りに行えるよう管理します 治療薬初回投与開始時は10分間付き添います アレルギー症状が出現した際は それに応じた対応をします アレルギー症状がありましたら、看護師にお知らせください	点滴の針を抜きます 退院後の日常生活についての不明点に対応します 看護師が退院後の注意事項と連絡方法 について説明します 必要に応じて外来看護相談があります
	薬剤師が退院服薬指導を行ないます

索 引

あ行

悪性黒色腫	64, 66
アテゾリズマブ	11, 32
アベルマブ	11, 32
医師・薬剤師の連携	90
イピリムマブ	11, 32, 64
イミフィンジ®	11
医薬品情報管理	97
エフェクターフェーズ	63
炎症性腸疾患	215
横紋筋融解症	172, 176
オプジーボ®	10, 32, 64, 213

か行

潰瘍性大腸炎	215
外来薬剤師	86
化学放射線療法	41
下垂体性副腎機能低下症	161, 163
がん化学療法看護専門外来	137
がん関連静脈血栓症	209
眼瞼下垂	168
がん抗原	3
間質性肺疾患	154, 189
患者カード	122, 127
患者教育	88, 130, 144
患者指導	120
緩徐進行1型糖尿病	186

関節痛・関節炎	221
関節リウマチ	221
乾癬型皮疹	245
感染症	107
がん相談支援センター	137
がん免疫サイクル	4, 63
がん免疫編集	6
キイトルーダ®	10, 32
急性発症1型糖尿病	185
共通事後検査セット	140
共通事前検査セット	140
拒絶相	6
筋炎	170, 176
筋力低下	170
クリーゼ	177
クリニカルパス	95, 126
劇症1型糖尿病	184
血管内膠質浸透圧	202
血管内静水圧	202
血球貪食症候群	28, 232, 233
血清クレアチニンキナーゼ	168
血栓症	203
抗AChR抗体	169
抗MuSK抗体	169
抗核抗体	222, 225
口渇	180
抗環状シトルリン化ペプチド抗体	222

索　引

抗原提示細胞	4
抗原提示の増加	52
膠原病	222
甲状腺機能障害	163, 164
甲状腺機能低下症	161, 204
甲状腺中毒症	161
呼吸困難	190
骨髄由来免疫抑制細胞	51
骨粗鬆症	109
コミュニケーション	77, 89
コンサルテーション	59
コンセンサス	76

さ行

細胞傷害性 T 細胞	5
細胞傷害性 T リンパ球	216
地固め療法	42
自己抗原	22
自己抗体	22
自己免疫性溶血性貧血	232
脂質異常症	110
重症筋無力症	167, 176, 177
重症筋無力症の診断基準	171
重症度の評価	26
手掌法	248
腫瘍随伴関節炎	223
主要組織適合抗原	4
腫瘍特異抗原の放出	50
消化管障害	112
消化器症状	213
症状からの irAE 対応チャート	78
症状評価	86
情報共有	146
情報収集	157

静脈血栓症	204
食欲不振	162
心筋炎	202, 206
心筋炎対策	141
心筋トロポニン	206
腎細胞がん	65, 70
心不全	206
診療の補助と日常生活援助	118
ステロイド	26, 98, 100, 228
ステロイド難治性 irAE	27
ステロイドの副作用	102, 105
制御性 T 細胞	8, 216
セルフケア	132
全身倦怠感	163
全身性ステロイド	59
瘙痒症	242

た行

タイプ 1 型ヘルパー CD4$^+$T 細胞	6
多職種カンファレンス	94
多尿	181, 182
多発性筋炎	170
多発性筋炎の診断基準	173
チームイミュニティ	118, 126
チーム医療	29, 76
チームオンコロジー	76
地域連携	146
地固め療法	42
致死的副作用	71
中枢性尿崩症	183
中毒性表皮壊死症	243
腸管関連リンパ組織	215
腸管壁肥厚の評価基準	219
腸管免疫	215

259

索 引

治療日誌	122, 127
通院治療センター看護相談	136
低血糖	187
適応外使用薬剤	98
テセントリク®	11, 32
デュルバルマブ	11
糖尿病	108
糖尿病ケトアシドーシス	185
逃避相	6
動脈硬化	110
特発性（免疫学的）血小板減少性紫斑病	232
特発性血小板減少性紫斑病　診断基準と分類	238
トリアージ	145
トリアージセンター	144

な行

ニボルマブ	10, 32, 64
入院時アナムネーゼ	119

は行

肺臓炎	44
破壊性甲状腺炎	161
白斑	248, 249
バックアップ体制	145
バベンチオ®	11, 32
斑状丘疹状皮疹	242
皮膚筋炎	170
皮膚障害	244
皮膚障害の重症度評価	246
皮膚障害の治療アルゴリズム	247
病棟薬剤業務	93
病棟薬剤師	86
副腎クリーゼ	165
副腎皮質刺激ホルモン	162
副腎不全	111, 152, 153
プライミングフェーズ	63
平衡相	6
ペムブロリズマブ	10, 32
放射線肺臓炎	44
保険薬局薬剤師	91

ま行

メラノーマ	64, 66
免疫学的血小板減少性紫斑病	237
免疫原性細胞死	41
免疫チェックポイント阻害薬　有害事象対策会議	78, 158
免疫抑制剤	59
免疫抑制療法	208
モニタリング	86, 164, 165
モニタリング検査	154, 156
問診票	87, 135

や行

ヤーボイ®	11, 32, 64
薬剤師外来	84
薬剤師の役割	82
薬剤性肺障害	191
薬剤誘発性心毒性	208
薬物間相互作用	103

ら行

リウマチ性多発筋痛症	224
リウマトイド因子	222, 225
類天疱瘡	245

索引

数字

1型糖尿病	184
9の法則	248

A

ACPA（anti-cyclic citrullinated peptide antibody; anti-CCP）	222
AIHA（autoimmune hemolytic anemia）	232
ANA（anti-nuclear antibody）	222
ASCO（American Society of Clinical Oncology）	197
ASCOガイドライン	197, 228

C

CAT（cancer-associated venous thromboembolic disease）	209
CD4$^+$T細胞	5, 22
CD4$^+$T細胞ヘルプ	6
CD8$^+$T細胞	5, 22
CheckMate-016試験	71
CheckMate-017試験	33
CheckMate-025試験	13, 38, 70
CheckMate-057試験	11, 33, 38
CheckMate-067試験	33, 64, 66, 71
CheckMate-141試験	13
CheckMate-214試験	65, 70, 71
CK（creatine kinase）	168
Crohn病	215
CTCAEによるgrade分類	217
CTL（cytotoxic T lymphocyte）	5
CT画像パターン	195
CUS（concerned, uncomfortable, safety issue）	134

D

DADパターン	196

G

GALT（gut-associated lymphoid tissue）	215

H

HLA（human leukocyte antigen）	22
HLH-2004ガイドライン	233
HMGB1タンパク	40
HPS（hemophagocytic syndrome）	28, 231

I

IBD（inflammatory bowel disease）	215
ICD（immunogenic cell death）	41
ICIサポートチーム	77
ICIと化学療法の併用治療	51
ICI有害事象対策会議	78, 158
ILD（interstitial lung disease）	154, 189
ILD発症頻度	192
IMpower-150試験	17, 52
irAE-MG	173
irAEの鑑別診断	25
ITP（idiopathic thrombocytopenic purpura）	232

索引

J

JAVELIN Merkel 200 試験	36

K

KEYNOTE-006 試験	14, 36
KEYNOTE-010 試験	15
KEYNOTE-024 試験	36
KEYNOTE-045 試験	16
KEYNOTE-054 試験	15
KEYNOTE-158 試験	17
KEYNOTE-164 試験	17
KEYNOTE-189 試験	15, 52
KEYNOTE-407 試験	16, 53
KL-6	47, 191

L

LDH	47

M

MDSC (myeloid-derived suppressor cell)	51
MG (myasthenia gravis)	167
MHC class Ⅰ 拘束性抗原	5
MHC class Ⅱ 拘束性抗原	5
MHC (major histocompotibility complex)	4
MSI (microsatellite instability)	4

O

OAK 試験	17, 36
onco-cardiology	208
onco-cardiology チーム	79
OP パターン	196

P

PACIFIC 試験	18, 41
PDCA サイクル	128

R

RA (rheumatoid arthritis)	221
RF (rheumatoid factor)	222, 225

S

SP-D	47, 191
Stevens-Johnson 症候群	243

T

Team STEPPS®	134
Th1	6
T 細胞レセプター	3
T 細胞疲弊	7

チームで取り組む
免疫チェックポイント阻害薬治療　ⓒ

発　行　2019年10月25日　1版1刷
　　　　2019年11月15日　1版2刷

監修者　各務　博
編著者　山口　央
　　　　藤堂　真紀
　　　　玉木　秀子

発行者　株式会社　中外医学社
　　　　代表取締役　青木　滋
　　　　〒162-0805　東京都新宿区矢来町62
　　　　電　話　　(03) 3268-2701（代）
　　　　振替口座　00190-1-98814番

印刷・製本/横山印刷㈱　　〈MS・AK〉
ISBN978-4-498-10610-9　　Printed in Japan

|JCOPY|　＜(社)出版者著作権管理機構 委託出版物＞

本書の無断複製は著作権法上での例外を除き禁じられています．
複製される場合は，そのつど事前に，(社)出版者著作権管理機構
(電話 03-5244-5088，FAX 03-5244-5089，e-mail: info@jcopy.
or.jp) の許諾を得てください．